FRAKTUREN UND LUXATIONEN

LEHRBUCH FÜR STUDIERENDE UND ÄRZTE

VON

PROFESSOR DR. ARTHUR HÜBNER
BERLIN

MIT 133 ABBILDUNGEN

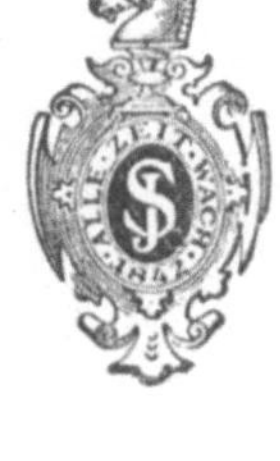

BERLIN · GÖTTINGEN · HEIDELBERG
SPRINGER-VERLAG
1948

ARTHUR HÜBNER
BERNAU B. BERLIN, 29. VIII. 1887

ISBN-13: 978-3-642-86767-5   e-ISBN-13: 978-3-642-86766-8
DOI: 10.1007/978-3-642-86766-8

Vorwort.

Das vorliegende Buch soll dem Studierenden und Arzte den heutigen Stand unserer Kenntnisse der Frakturenlehre vermitteln. Für die Abfassung war neben der praktischen Bedeutung dieses wichtigsten Zweiges der Verletzungschirurgie die Erkenntnis maßgebend, daß gerade in den letzten Jahren verschiedene Behandlungsverfahren eine außerordentliche Bereicherung erfahren haben. Es war ferner zu berücksichtigen, daß seit Erscheinen der Standardwerke (MATTI, BÖHLER), deren Studium für den Facharzt unentbehrlich ist, strittige Fragen gelöst wurden, nicht zuletzt durch die kriegschirurgischen Erfahrungen.

Die allgemeine Frakturenlehre, die die Grundlage für das Verständnis der einzelnen Verletzungsfolgen bildet, ist der Betrachtung vorangestellt. Bei der Diagnostik wurde der Röntgenuntersuchung der gebührende Platz eingeräumt. Die Behandlungsmethoden werden bei den verschiedenen Frakturformen behandelt; hierbei wurde der Grundsatz befolgt, einer kritiklosen Anwendung entgegenzuwirken durch Ausarbeitung der Indikationsbreite (z. B. bei Schenkelhalsnagelung, Reposition bei Wirbelfraktur). Bei einzelnen Frakturformen, die früher zu wenig beachtet wurden, wie z. B. die Verletzungen der Handwurzelknochen, wurde den anerkannten Forschungsergebnissen Rechnung getragen. Dagegen wurden die Schußfrakturen nicht abgegrenzt, da ja ein grundsätzlicher Unterschied in der Behandlung der durch Unfall oder Schußverletzung entstandenen Knochenbrüche nicht besteht.

Die Auswahl der Abbildungen wurde von dem Bestreben geleitet, das Verständnis für die anatomische Betrachtungsweise zu fördern. Der Umfang wurde nach dem Ziele gestaltet, dem Lernenden wie auch dem praktizierenden Arzt ein nützliches Hilfsmittel in handlicher Form zu geben.

Dem Verlag gebührt besonderer Dank für die musterhafte Ausstattung trotz aller Zeitschwierigkeiten und das großzügige Entgegenkommen hinsichtlich des Abbildungsmaterials.

Berlin, im Juni 1948.

ARTHUR HÜBNER.

Inhaltsverzeichnis.

Spezieller Teil.

Allgemeiner Teil.

I. Einleitung.

In der Behandlung der Knochenbrüche wurden in den letzten Jahrzehnten weitgehende und beachtenswerte Fortschritte erzielt. Neu ersonnene konservative und operative Methoden wiesen neue Wege, und es bietet sich die Wahl unter vielen Verfahren, deren Erfolge abhängig sind von der Erfahrung und Geschicklichkeit des Arztes. Ebenso hat auch das diagnostische Rüstzeug weitgehende Vervollkommnung erfahren, insbesondere durch die technischen Fortschritte in der Anwendung des Röntgenverfahrens. Jeder Knochenbruch ist nach seiner Eigenart zu betrachten, und kritische Überlegungen sind bis zur erreichten Heilung anzustellen, um für die Frakturenlehre die Forderung SCHOEMAKERs zu erfüllen: ,,Unsere Wissenschaft hat nur Wert, als sie dienstbar gemacht werden kann an unserer Kunst.''

Die subjektive Einstellung des behandelnden Arztes darf nicht dazu verleiten, dem Verletzungsvorgang an Knochen und Gelenken ausschlaggebende Bedeutung beizumessen, wobei die mannigfachen Nebenverletzungen nicht genügend berücksichtigt werden. Gewalteinwirkungen, die zu Knochenbruch oder Gelenkdeformierung führen, sind je nach Art und Schwere mit Verletzungen der benachbarten Weichteile und allgemeiner Konstitutionseinbuße verknüpft. Es muß naturgemäß die Gesamtheit des traumatischen Schadens dem individuellen Behandlungsplan eingereiht werden, um zu befriedigenden Endergebnissen zu gelangen. *Das klinische Gesamtbild ist maßgebend, nicht der örtliche Befund.* Daneben sind alle Faktoren zu beachten, die bei der Entstehung der Fraktur sowie für den Verlauf von Einfluß sind. Alter, Geschlecht, Konstitution, prädisponierende Erscheinungen spielen eine ebenso wichtige Rolle wie die Sportbetätigung im jugendlichen Alter und allgemein erhöhte Unfallbereitschaft durch Zunahme des Verkehrs.

Wesentlich ist auch eine Klarstellung der Frage über ambulante Behandlung von Frakturen und Luxationen. Es ist nicht zu verkennen, daß der Allgemeinpraktiker bei der Behandlung zurückgedrängt ist. Verschiedene Gesichtspunkte sind hierfür maßgebend, unter denen hervorzuheben sind eine gelegentlich hervortretende Übersteigerung des Spezialistentums und ferner die zunehmende Neigung des Publikums, den Arzt für Mißerfolge verantwortlich zu machen. Wenn aber ein Praktiker unermüdlich an seiner Fortbildung arbeitet, wird ihm die

Entscheidung, was er sich zutrauen könne, nicht schwer fallen, und es wird Glaube und Vertrauen des Kranken zu seinem Arzt wieder gestärkt wie in den früheren Zeiten des bewährten Hausarztes. Es besteht kein Zweifel, daß eine große Anzahl von Knochenbrüchen eine Krankenhausbehandlung nicht benötigt. Die Nachteile einer solchen liegen auf der Hand. Der Verletzte wird seinem häuslichen und beruflichen Kreis entzogen, und gerade bei leichteren Verletzungsformen manifestiert sich eine neurotische Veranlagung leicht im Krankenhaus (,,affektiver Heizstoff" nach KRETSCHMER). Eine streng individuelle Behandlung, wie sie bei ambulanter Durchführung durch den Praktiker gewährleistet ist, wird leichter einer übersteigerten Krankheitsvorstellung entgegenwirken. Für die Krankenhausbehandlung bleibt noch ein weites Tätigkeitsfeld; schwierige Repositions- sowie in überwiegender Zahl die Extensionsbehandlung ist naturgemäß nur hier möglich. Selbstverständlich muß die Durchführung der Röntgenuntersuchung in jedem Falle gewährleistet sein.

Wenn man bedenkt, unter wie schwierigen äußeren Umständen viele praktische Ärzte Geburtshilfe treiben müssen, so kann man ihnen wohl auch zutrauen, die Grenzen ihrer Leistungsfähigkeit bei Behandlung von Frakturen und Luxationen zu erkennen und eine Entscheidung zu treffen, wann chirurgische oder Krankenhausbehandlung angezeigt ist.

II. Vorkommen.

Über die Häufigkeitsverhältnisse der *Frakturen* gibt eine auf großem Zahlenmaterial fundierte Statistik von BRUNS Auskunft. Nach dieser kommen unter allen Verletzungen 15% Knochenbrüche vor; davon entfallen etwa 75% auf die Extremitäten, von denen wieder die Arme doppelt so häufig betroffen sind als die Beine. Die Verteilung der einzelnen Frakturformen ist durch mannigfache äußere Umstände Schwankungen unterworfen. Die Häufigkeit der Frakturen beim männlichen und weiblichen Geschlecht steht nach BRUNS in einem Verhältnis von 4,5 : 1. Die zunehmende Betätigung der Frau im Erwerbsleben ist jedoch geeignet, wesentliche Änderungen in der Frequenzkurve hervorzurufen.

Nach dem Lebensalter erreicht nach einer neueren Untersuchungsreihe von GRAUHAN und SCHULZ beim männlichen Geschlecht das 10.—15. Lebensjahr den ersten und das 25.—30. Lebensjahr den zweiten Gipfel; vom 30. Jahre ab tritt ein gleichmäßiger Abfall der Häufigkeit ein. Das Überwiegen der Frakturen bei Frauen jenseits des 7. Dezenniums wird mit ihrer Überzahl von dieser Altersstufe ab erklärt.

Bei den *Luxationen* ist ein offensichtliches Überwiegen bei industriellen Arbeitern festzustellen. Das zahlenmäßige Verhältnis zur Fraktur besteht nach SOMMER 1 : 6,57. Verrenkungen des Schultergelenks treten am häufigsten auf.

III. Begriffsbestimmung und Entstehung.
1. Frakturen.
a) Traumatische.

Unter traumatischer Fraktur eines gesunden Knochens versteht man eine Zusammenhangstrennung durch äußere Gewalteinwirkung. Prädisponierende Faktoren sind durch Schwankungen der Knochenfestigkeit in verschiedenen Altersstufen gegeben sowie durch die Form des Knochens. So bieten Röhrenknochen die größten Angriffsflächen. — Nach dem Grad

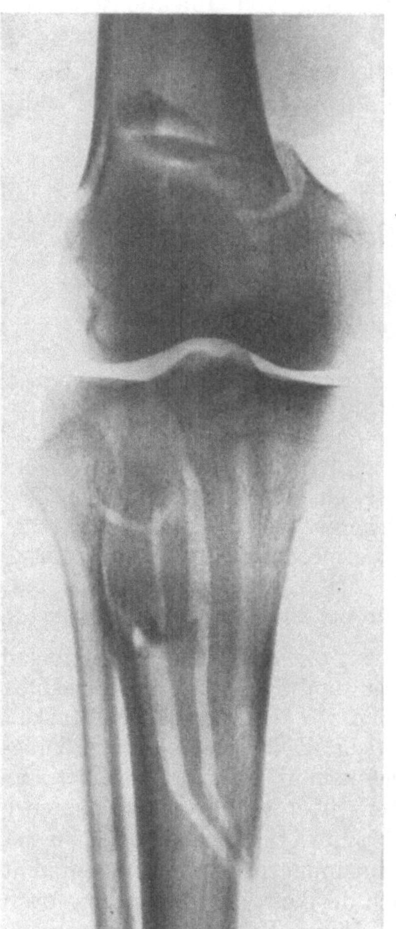

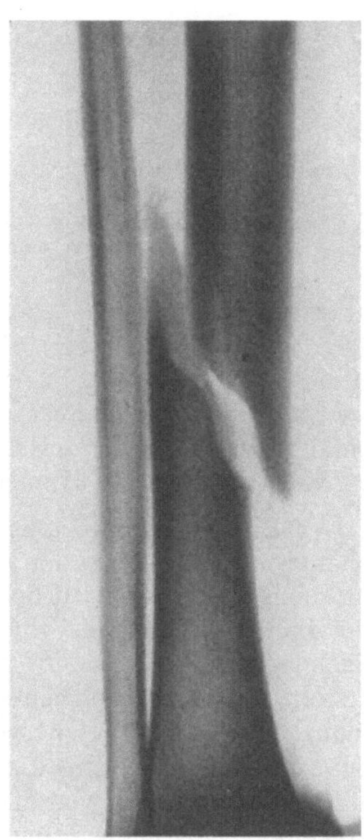

Abb. 1.   Abb. 2.

Abb. 1. Direkte Fraktur. Suprakondyläre Querfraktur des Oberschenkels. Schrägfrakturen des Tibiakopfes. (50jähriger Tierwärter. Fall einer 10 Zentner schweren Falltür auf das rechte Knie.)

Abb. 2. Indirekte Fraktur. Torsionsfraktur der rechten Tibia. (16jähriger Schüler, im Gedränge umgeworfen.)

der Durchtrennung der Knochensubstanz unterscheidet man *vollständige* und *unvollständige* Frakturen; zu letzteren gehört die *Knochenfissur*, wobei ein Spalt den Knochen durchzieht ohne Veränderung seiner Form, die *Infraktion*, bei der nur ein Teil der Knochensubstanz einknickt sowie die *subperiostale Fraktur* („Grünholzbruch"), wobei der Periostschlauch erhalten ist, vorwiegend bei Kindern. Bei den vollständigen Frakturen kann die Verlaufsform der Bruchebene quer, schräg, längs und spiralig gerichtet sein; ebenso können Knochenstückchen abgesprengt sein (Splitterfraktur). Von wesentlicher klinischer Bedeutung ist die Einteilung in *geschlossene* und *offene* (komplizierte) Fraktur; bei letzterer ist durch gleichzeitige Verletzung der Haut und Weichteile die Bruchstelle der Einwirkung von Infektionserregern ausgesetzt.

Nach der Ursache wird eine Knochenverletzung, die an der Stelle der Gewalteinwirkung sich befindet, als *direkte Fraktur* bezeichnet (z. B.

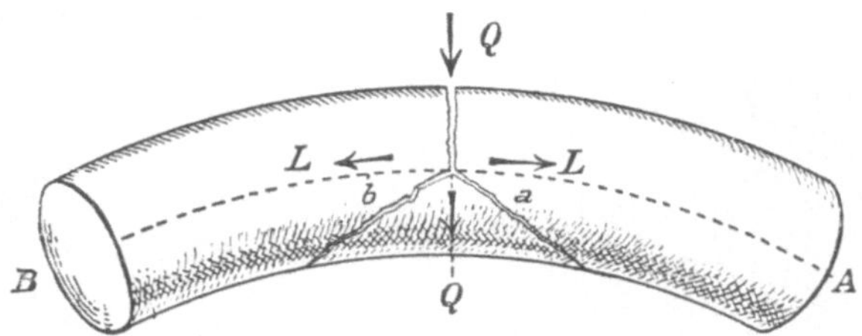

Abb. 3. Schematische Darstellung der Entstehung einer Biegungsfraktur. *Q* querer Frakturspalt; *L* Längsriß in der neutralen Schicht. (Nach MATTI.)

Parierfraktur der Ulna); diese stellt in der Regel eine schwere Verletzungsform dar und verläuft nicht selten mit Splitterung oder Zermalmung (Überfahrung, Auffallen schwerer Lasten). Dieser steht die *indirekte Fraktur* gegenüber, bei der die mechanische Gewalt entfernt von der Angriffsstelle wirksam wird, z. B. Clavicularfraktur bei Fall auf die Schulter oder Humerusfraktur bei Fall auf die Hand.

Der **Entstehungsmechanismus** ist von verschiedenen Bedingungen abhängig, insbesondere der Architektur und Festigkeit des einzelnen Knochens; auch der natürliche Schutz durch die umgebenden Muskel- und Bandmassen spielt eine wesentliche Rolle. Man unterscheidet folgende Formen: 1. Der *Biegungsbruch* kommt am häufigsten vor. Er entsteht durch Biegung eines Knochens über seine Elastizitätsgrenze hinaus. Wie aus Abb. 3 hervorgeht, bricht der Knochen zuerst an der konvexen Seite infolge maximaler Zugspannungen; in der Mitte entsteht eine neutrale Schicht, von der aus nach der konvexen Seite Zug-, nach der konkaven Druckwirkung ausgeht. Durch Teilung des Risses nach der konkaven Seite entsteht hier häufig eine dreieckige Aussprengung. Durch den Biegungsmechanismus entstehen unvollständige und vollständige Frakturen, bei letzteren mit quer oder schräg verlaufender Bruchfläche. Durch Einwirkung auf das freie Ende eines am anderen Ende fixierten Knochens entsteht durch seitlichen Druck eine Abknickungsfraktur.

2. Der *Rißbruch* entsteht durch übermäßigen Zug von Bändern oder durch Wirkung von Muskelkontraktion, und zwar bei plötzlicher

Anspannung infolge unkoordinierter Bewegung, z. B. bei unerwarteten Ausweichbewegungen (Sport!). Die häufigsten Rißfrakturen treten an den Epiphysenansätzen der Sehnen auf (Epicondylus med. humeri). Durch Muskelzug kommt es z. B. zu Abrißfrakturen des Tuber calcanei, der Spina iliaca ant. sup., der Dorn- und Querfortsätze, der Tuberositas tibiae.

3. Der *Torsionsbruch* kommt bei Röhrenknochen zustande durch Drehung eines Knochens, bei Fixierung des einen Endes oder bei feststehendem Körper durch Drehung des peripheren Gliedabschnittes. Am häufigsten ist der erstere Mechanismus, z. B. bei Fußballspielern Drehbewegung des fallenden Körpers bei fixiertem Fuß. Die Bruchebene verläuft spiralförmig, gleichsinnig der Drehrichtung. Es entstehen Längs- oder spitze Schrägfrakturen, wobei letztere nicht selten Weichteile einschließlich der Haut perforieren.

4. *Abscherungsfrakturen* (Schubfrakturen) treten meist am Unterschenkel, Fersenbein und medialen Schenkelhals auf durch Einwirkung von zwei entgegengesetzten Gewalten, die in paralleler Richtung wirken.

5. Die *Kompressionsfraktur* wird insbesondere an Wirbelkörpern, Tibiakopf, Fersenbein sowie an den kurzen Knochen von Hand- und Fußwurzel beobachtet. Sie entsteht durch plötzliches Zusammenpressen, meist durch einen benachbarten festeren Knochen. Die Formveränderung trifft bei Pressung in der Längsrichtung die Mitte des Knochens unter Absprengung peripherer Teile. Dabei kann es zur *Einkeilung* des schmäleren Diaphysenfragments in den spongiösen Epiphysenabschnitt kommen. Bei Jugendlichen treten durch Längskompression Ausbuchtungen des Knochens auf mit Querbruch auf der Höhe derselben (Stauchungsbruch).

Traumatische *Epiphysenlösungen* treten im jugendlichen Alter an der Grenze des Epiphysenknorpels und dem knöchernen Schaft ein. Charakteristisch ist nach MATTI die Periostzerreißung entfernt von der Trennungslinie, weil das Periost an der Epiphyse und Knorpelscheibe fester haftet als an der Diaphyse.

b) Pathologische Fraktur.

Unter dieser Bezeichnung werden Frakturen zusammengefaßt, die am pathologisch veränderten Knochen entstehen. Charakteristisch ist die Entstehung durch eine unbedeutende Gewalteinwirkung. Bei der symptomatischen Knochenbrüchigkeit ist die Rückbildung der Kalksubstanz des Knochens maßgebend. Von großer praktischer Bedeutung ist daher die durch Rachitis und Osteomalacie ausgelöste Disposition. Ferner treten pathologische Frakturen auf bei Osteopsathyrose, Osteogenesis imperfecta. Die Inaktivitätsatrophie bietet ebenfalls eine Grundlage; dagegen ist die senile Knochenatrophie nicht hierher zu rechnen, da die im Alter auftretende Verringerung der Knochensubstanz (Osteoporose) einen physiologischen Vorgang darstellt.

Als Disposition spielen ferner Geschwulstbildungen eine wesentliche Rolle. Primäre Knochentumoren (Enchondrom, Myelom, Sarkom) geben den Anlaß, noch häufiger metastatische (bei epithelialen Geschwülsten der Mamma und Prostata). Ferner kommen in Betracht entzündliche Erkrankungen (Osteomyelitis, Tuberkulose, Syphilis), ebenso Ostitis fibrosa und neurogene Atrophien (Tabes, Syringomyelie). Die sog. Hungerosteopathie ist vorwiegend an der unteren Femur- und oberen Tibiametaphyse lokalisiert (MATTI).

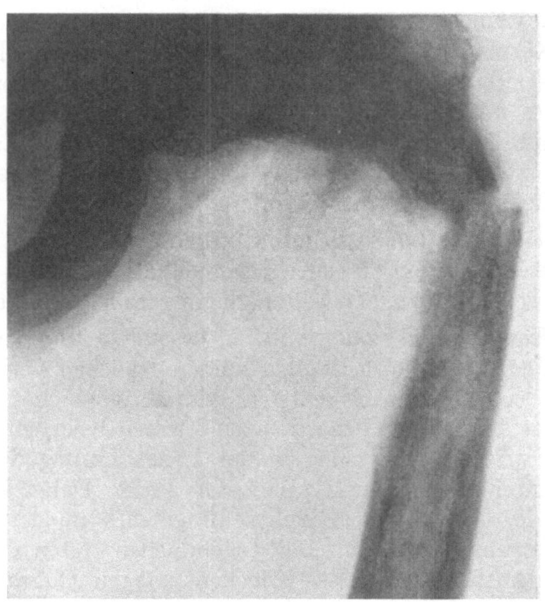

Abb. 4.   Pathologische Fraktur bei zerstörendem Knochenprozeß im oberen Drittel des Oberschenkels (Ca-Metastase).

c) Schleichende Fraktur.

Die unter der Bezeichnung „schleichende Fraktur" (Ermüdungs-, Marsch-, Pseudofraktur) bekannte Form wurde zuerst 1855 von BREITHAUPT beschrieben. Sie unterscheidet sich von der pathologischen Fraktur dadurch, daß durch eine Summierung mechanischer Reize eine Knochenstörung eintritt, ohne daß ein akutes Trauma nachweisbar ist (LOOSERsche Umbauzonen). Röntgenologisch finden sich Spaltbildungen, die den Knochen durchziehen, es können aber auch feine Fissuren erst nach einigen Wochen durch Resorption erkennbar werden. Das bekannteste Beispiel ist die Lokalisation an den Mittelfußknochen, deren Erscheinungsform früher als „Fußgeschwulst" gedeutet wurde. Die Heilung erfolgt durch periostale Callusbildung. Es liegen zahlreiche Beobachtungen vor, nach denen die Ermüdungsfraktur auch am Dornfortsatz, Schien-, Wadenbein, Schenkelhals, Scham- und Sitzbein, Kreuzbein, Fersenbein, Oberschenkelschaft sowie an den Rippen festgestellt wurde.

Die Pathogenese ist noch nicht vollständig geklärt. Nach der mechanischen Theorie von HENSCHEN handelt es sich um Ermüdungs-

und Übernutzungserscheinungen, die zu molekularer Umlagerung und kleinsten Kontinuitätstrennungen führen. Fortdauer der Überbeanspruchung kann zu so weitgehenden Sprüngen führen, daß es allmählich zu einem Durchbruch kommen kann („Dauerbruch"). Dagegen nimmt MORITSCH, gestützt auf die Tatsache, daß die Erkrankung auch bei strengster Bettruhe entstehen oder fortschreiten kann, als Ursache eine Art ischämischer Nekrose durch Gefäßstörungen an (vasculäre Theorie). Nach SALZER ergänzen sich beide Theorien, indem die vasculäre die endogene Komponente darstellt, während die exogene in der dauernden Belastung zu erblicken ist.

2. Luxationen.

Die Verschiebung eines Gelenkteils um volle Gelenkbreite tritt ein, wenn die durch Muskel-, Bänder- und Knochenhemmung umschriebene Bewegungsgrenze überwunden wird. Die Benennung richtet sich nach dem Vorschlage von MALGAIGNE nach dem peripheren Skeletteil und der Richtung, die er genommen hat, z. B. Luxatio antebrachii posterior. Man unterscheidet traumatische, pathologische und angeborene Luxationen. Letztere entstehen intrauterin und kommen überwiegend am Hüftgelenk vor.

Die **pathologische Luxation** entsteht bei schwerer, zerstörender Gelenkveränderung tuberkulösen oder neurogenen Ursprungs (Destruktionsluxation) oder durch übermäßige Kapseldehnung infolge Erguß (Distensionsluxation).

Unter den **traumatischen Luxationen** unterscheidet man, je nachdem die Gelenkflächen ganz oder teilweise ihren Kontakt verloren haben, vollständige und unvollständige (Subluxation). Ihre Entstehung erfolgt selten durch direkte starke Gewalteinwirkung, z. B. Herausschlagen des Oberarmkopfes durch Stoß gegen die Schulter. Am häufigsten ist die *indirekte Entstehungsweise* durch Bewegung über die physiologische Grenze hinaus unter Hebelwirkung. Die einwirkende Gewalt gewinnt ein Hypomochlion am Pfannenrand, einem Knochenvorsprung oder dem Kapselbandapparat, und das luxierende Gelenkende tritt durch den meist an der schwächsten Stelle der Kapsel entstehenden Einriß hindurch. Durch die Knochenform und umgebenden Weichteile kommt die typische Luxationsform zustande.

Selten ist die Entstehung durch aktive Muskelwirkung bei heftigen Bewegungen, besonders bei Krampfanfällen (Epilepsie, Eklampsie, Tetanus). Am Schultergelenk wurden Verrenkungen beobachtet beim Werfen, Peitschenknallen, und am Kiefergelenk kann forciertes Gähnen die Ursache sein. Dieses hat im übrigen eine sehr dehnungsfähige Kapsel, so daß hierbei als einzige Ausnahme die Luxation ohne Riß derselben erfolgt.

Unter **rezidivierender Luxation** versteht man die Wiederholung einer Verrenkung durch erneute Gewalteinwirkung, während die *habituelle Luxation* auf Gelenkverletzung oder Veränderungen am Gelenkapparat beruht und bei geringfügigen Anlässen eintritt; sie kann sich aus einer traumatischen Luxation entwickeln. Am häufigsten wird habituelle Schultergelenk- und Patellarluxation beobachtet. Zwischen den Begriffen „rezidivierend" und „habituell" besteht nach BLUMENSAAT nur ein Gradunterschied, ein Abweichen in zeitlicher Hinsicht. Die Formen, die in gewissen Zeitintervallen immer wieder auftreten, sind daher in strengerem Sinne als rezidivierend zu bezeichnen, während als habituell eine Luxation verstanden wird, bei der z. B. die Patella in Streckstellung des Gelenks an normaler Stelle liegt und bei Beugung herausluxiert.

IV. Erscheinungsformen und Diagnostik bei Frakturen.

1. Allgemeinerscheinungen.

Wie in der Einleitung hervorgehoben, soll die Untersuchung eines Verletzten darauf hinzielen, zunächst einen Gesamteindruck zu gewinnen und erst dann die unmittelbare traumatische Einwirkung zu klären. Sofern nicht Bewußtlosigkeit vorliegt, besteht in der Regel ein mehr oder weniger starker *Schockzustand* infolge reflektorischer Vasomotorenlähmung. Die Pulsfrequenz ist verlangsamt, der Blutdruck herabgesetzt, und die Atmung ist oberflächlich. In schweren Fällen bestehen Cyanose, kalter Schweiß, Singultus, Erbrechen, kaum fühlbarer, unregelmäßiger Puls, unregelmäßige Atmung und mangelnde Pupillenreaktion. Prognostisch ungünstig ist neben der Pulsverschlechterung eine Temperatursenkung.

Die Schockerscheinungen pflegen im Verlauf einiger Stunden abzuklingen. Verschlechtert sich jedoch der Zustand, so liegt die Möglichkeit einer inneren Blutung, Peritonitis, Commotio oder Embolie vor.

2. Bluterguß.

Das sog. „Frakturhämatom" tritt in wechselnder Stärke auf und wird bei tief gelegenen Frakturen an der Oberfläche erst nach einigen Tagen sichtbar, nach Durchwanderung des Weichteilmantels. Es wird hervorgerufen durch Zerreißung von Mark- und Periostgefäßen sowie der Bruchstelle benachbarten Gefäßen. Der Bluterguß breitet sich zwischen den Fragmentenden, unter dem Periost und in den Bindegewebsräumen, aus und kann bei stärkerem Ausmaße auch zu einer Muskelüberdehnung führen.

Der Bluterguß ist von großer diagnostischer Bedeutung. Je stärker er auftritt, desto wahrscheinlicher ist das Vorliegen einer Fraktur. Auch aus dem Aussehen lassen sich besonders im Anfangsstadium bestimmte Schlüsse ableiten. Die an der Oberfläche erscheinende Blutung ist umschrieben und zeigt hellrote, gelbe oder grünliche Farbtöne im Gegensatz zu dem diffusen, dunkelblau erscheinenden Bluterguß infolge äußerer Quetschung. Steht das Hämatom unter starker Spannung, so zeigen sich Blasenbildungen an der Haut. Dabei kann die palpatorische Untersuchung der Fraktur erschwert werden. Bei Gelenkfrakturen besteht zugleich ein Gelenkerguß.

3. Abnorme Beweglichkeit und Crepitation.

Das wichtigste Symptom eines Knochenbruchs ist die abnorme Beweglichkeit an der Bruchstelle. Sie fehlt bei unvollständigen und eingekeilten Frakturen. Bei anderen Formen, z. B. kurzen Knochen, Rippen, Wirbelknochen ist der Nachweis nicht möglich. Die Feststellung muß ohne Gewaltanwendung erfolgen. Der Untersuchende fixiert mit der einen Hand den zentralen Gliedabschnitt nahe der vermuteten Bruchstelle und bewegt mit der anderen den peripheren Abschnitt. Ist der Nachweis besonders schwierig, so ist es nützlich, wenn der Untersuchende für die Bruchgegend und seine linke palpierende Hand eine feste Stütze am eigenen Körper schafft, z. B. an seinem Oberschenkel, und dann den Bewegungsversuch mit der rechten Hand ausführt (HELFERICH). Bei der Prüfung kann Verwechslung entstehen durch Bewegung im benachbarten Gelenk.

Bei Vorliegen abnormer Beweglichkeit läßt sich oft gleichzeitig Reibegeräusch *(Crepitation)* nachweisen. Wenn die Bruchflächen gegeneinander verschoben werden, tritt durch Reibung ein hörbares, knarrendes Geräusch ein. Es kann auch mit dem Stethoskop wahrgenommen werden, z. B. bei Rippenfraktur. Die Crepitation tritt nicht auf, wenn die Bruchflächen sich nicht berühren wegen starker Verschiebung oder Weichteilinterposition. Das Reibegeräusch kann vorgetäuscht werden durch arthritische Gelenkveränderung, Hautemphysem, Sehnenscheidenentzündung, ferner Pleuritis und Perikarditis.

4. Deformität.

Die Verlagerung der Fragmente, die nach erfolgter Kontinuitätstrennung des Knochens auftritt, ist in der Regel augenfällig und für Prognose und Behandlung von größter Wichtigkeit. Sie fehlt bei unvollständigen und bisweilen bei eingekeilten Frakturen. Die Ursache der Dislokation kann primär die fortwirkende Gewalt sein, die Richtung und Form bestimmt, z. B. bei der Radiusfraktur am typischen Ort. Überwiegend tritt jedoch die Formveränderung durch *sekundäre Dislokation* ein. Diese erfolgt durch neue mechanische Einwirkung (bei Aufstehen, ungeeigneter Lagerung, unzweckmäßigem Verband). Ferner kommt in Betracht das Schwergewicht des wirksamen Körperteils (z. B. Gewicht des Arms bei Clavicularfraktur, Außenrotation des Fußes bei Oberschenkelbruch). Von größter praktischer Wichtigkeit ist die Dislokation durch Muskelzug, der auf das eine oder beide Fragmente einwirkt. Durch Muskelretraktion kommt Verkürzung, seitliche und winklige Abknickung und Fragmentdiastase zustande.

Man unterscheidet folgende Formen der Verschiebung, die meist kombiniert auftreten:

a) *Längsverschiebung* (Dislocatio ad longitudinem).

Diese ist durch Messung und Vergleich mit der unverletzten Extremität festzustellen. Sie kann mit Verlängerung (Diastase, Distraktion) einhergehen, z. B. bei Olecranon-, Patellarfraktur; oder es tritt Verkürzung (Kontraktion) ein, wenn die Fragmente seitlich aneinander verschoben sind, z. B. bei Diaphysenfraktur.

b) *Seitenverschiebung* (Dislocatio ad latus).

c) *Winklige Verschiebung* (Dislocatio ad axin).

Diese tritt am häufigsten ein infolge des Biegungsmechanismus und ist meist stumpfwinklig.

d) *Drehverschiebung* (Dislocatio ad peripheriam).

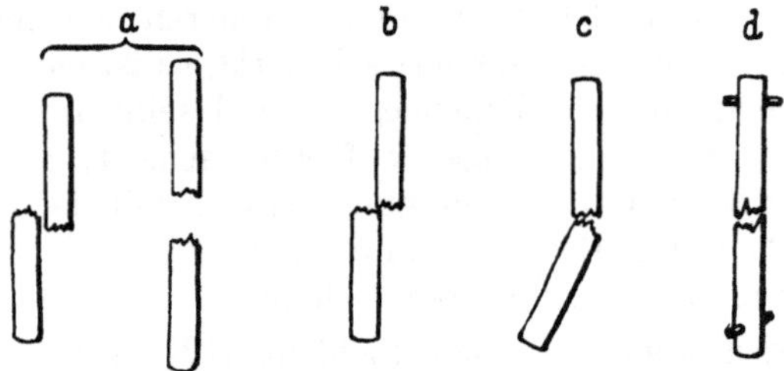

Abb. 5. Schematische Darstellung der verschiedenen Dislokationsformen. a ad longitudinem cum contractione und ad longitud. c distractione, b dislocatio ad latus, c ad axin, d ad peripheriam.

Hier beikommt es zur Drehung eines oder beider Fragmente um die Längsachse. Diese ist besonders ausgeprägt bei Frakturen des Oberschenkels und Schenkelhalses.

Eine Kombination der Längs- und winkligen Verschiebung wird als „Reiten der Fragmente" bezeichnet (s. S. 76 u. 167). Eine Drehung um die Querachse wird z. B. bei Oberarmkopffraktur beobachtet.

5. Bruchschmerz.

Dieser ist subjektiver Natur und nicht von ausschlaggebender Bedeutung, da er bei Kontusion und Luxation in gleicher Weise bestehen kann. Wichtig kann der umschriebene Druckschmerz bei der Palpation sein, ebenso bei indirekten Frakturen als Stauchungs- oder Stoßschmerz. Dieser wird durch Zusammenpressen des Knochens in der Längsachse an der Bruchstelle ausgelöst und gibt wertvollen Hinweis bei subperiostalen und eingekeilten Frakturen.

6. Funktionsstörung.

Die Functio laesa für aktive Bewegungen ist ausgeprägt bei vollständigen Diaphysenfrakturen. Sie kann fehlen bei unvollständigen und eingekeilten Frakturen sowie bei isoliertem Bruch eines Knochens, für den eine mechanische Beanspruchung nicht wesentlich ist (z. B. Fibula-, Ulna-, Metakarpalfraktur). Die Funktionsstörung besteht naturgemäß auch bei Luxationen.

7. Klinische Untersuchung.

Diese muß sorgfältig und unter Schonung des Verletzten durchgeführt werden. Die klinische Diagnose ist die Voraussetzung für eine zielbewußte Behandlung und einen günstigen Heilerfolg. Der Arzt, der sich zu sehr oder ganz auf den Röntgenbefund verläßt, handelt nicht folgerichtig. Aus der Anamnese lassen sich wichtige Schlüsse über den Entstehungsmechanismus ableiten. Ebenso gibt die Inspektion im Vergleich mit der unverletzten Seite Anhaltspunkte über eingetretene Schwellung und Dislokation. Handelt es sich um geringe Unterschiede, die mit dem Augenmaß nicht wahrzunehmen sind, so stellt die Messung ein wichtiges Hilfsmittel dar. Diese erfordert jedoch ausreichende Übung, um Fehlerquellen (scheinbare Verlängerung oder Verkürzung) auszuschalten. Danach wird die Funktionsprüfung durchgeführt.

Erst dann folgt die palpatorische Untersuchung auf Druckschmerz, abnorme Beweglichkeit und Grad der Dislokation. Auch auf das Vorhandensein begleitender Nebenverletzung muß gründlich untersucht werden.

Für die Stellung einer richtigen Diagnose bildet die Kenntnis der anatomischen Beziehungen die Grundlage. Sie darf sich nicht mit der Feststellung der Fraktur begnügen, sondern muß auch die besonderen Einzelheiten genau aufklären. Es ist nachgewiesen[1], daß Fehldiagnosen bei Frakturen weitaus in der Überzahl stehen gegenüber allen anderen Erkrankungs- und Verletzungsformen. Die Ursache ist meist in fehlendem Frakturverdacht infolge geringfügiger klinischer Erscheinungen zu erblicken, oder in dem Übersehen des Knochenbruchs beim Vorliegen anderer Verletzungsfolgen. Bei pathologischen Frakturen liegt es in der Natur des Leidens, daß diese häufig verkannt werden.

Differentialdiagnostisch sind Verwechslungen mit Distorsionen auszuschalten, z. B. an der Hand gegenüber Radius- und Karpalfraktur. Kompressionsfrakturen der Wirbelkörper werden häufig als Stauchung oder Quetschung angesehen. Ebenso sind Fehldiagnosen als Luxation, z. B. bei Oberarmkopffraktur, zu vermeiden.

8. Röntgendiagnose.

Die Röntgenuntersuchung ist von ausschlaggebender Bedeutung. Sie bezweckt *Sicherung der Diagnose und Umgrenzung der Unfallfolgen*. Auch bei geringfügigen Verletzungen ist eine Röntgenaufnahme unerläßlich; es wird dadurch viel Schaden vermieden, wenn man bedenkt, daß bei nicht erkannten Knochenbrüchen sich durch vorzeitige Belastung sekundäre Verschiebungen einstellen können. Die Frage, ob bei einwandfrei gestellter klinischer Diagnose eine sofortige Röntgenaufnahme erforderlich ist, muß bejaht werden; ohne diese können Einzelheiten, wie Ausdehnungen der Frakturlinien, Absprengungen, Splitterverschiebungen, besonders bei Vorliegen eines ausgedehnten Frakturhämatoms, nicht sicher geklärt werden. Von der Kenntnis aller

---

[1] HÜBNER-WARNEYER. Haftpflichtfälle aus der ärztlichen Praxis in juristischer Beleuchtung. Berlin: Springer 1939.

Eigentümlichkeiten eines Bruches hängt aber seine zweckmäßigste Behandlung ab. Es ist ferner auch von dokumentarischem Wert, in jedem Fall das Verletzungsbild vor Anwendung irgendwelcher Maßnahmen festzuhalten, nicht zuletzt wegen der gesteigerten Ansprüche an die ärztliche Leistung und zur Abwehr unberechtigter Ansprüche. Es ergibt sich demnach die Forderung, das Anzeigegebiet für Röntgenaufnahmen zu erweitern: bei Knochenbrüchen vor und nach der Einrichtung, Kontrollaufnahmen in gewissen Zeitabständen, besonders bei Abnahme feststellender Verbände und Entlassung aus der Behandlung; bei Verrenkungen vor und nach der Reposition.

Für die Ärzte erwächst daraus die Pflicht, diesen Zweig der Diagnostik auf ein Höchstmaß von Übung und Erfahrung zu stellen. Die technisch besten Aufnahmen erfüllen nicht ihren Zweck, wenn der Arzt nicht zu einer einwandfreien Beurteilung und Ausschaltung von Fehlerquellen (z. B. Skeletvarietäten) imstande ist. Kontrollaufnahmen des nicht verletzten Gliedes in gleicher Projektion ergeben häufig wertvolle Aufschlüsse, z. B. bei natürlichen Spaltbildungen. Röntgenbilder in ungünstiger Projektion lassen keine eindeutige Beurteilung des ursprünglichen Zustandes zu. Verzeichnung und Überschneidung von Knochenflächen kann zu verhängnisvollen Trugschlüssen führen. In Fällen, bei denen schon früher bestandene Verletzungsfolgen an Gelenken durch neues Trauma kompliziert werden, kann naturgemäß die röntgenologische Diagnostik sehr schwierig sein.

Auch bei negativem Ausfall der Röntgenaufnahme ist vielfach eine Wiederholung angezeigt. Kleine Frakturspalte sind häufig bei bester Technik nicht darzustellen, nach einigen Wochen treten sie infolge Nachlassens der zusammenpressenden Muskelspasmen oder als Ausdruck callöser Heilungsvorgänge deutlich hervor, z. B. an Mittelfußknochen und Phalangen. Ebenso sind geringfügige Abrißfrakturen an Muskelansätzen anfangs schwer nachweisbar.

Es muß zur Regel dienen, *Röntgenaufnahmen stets in zwei, gegebenenfalls mehreren Projektionsrichtungen vorzunehmen.* Die Fälle, bei denen die Fraktur nur in axialer Strahlenrichtung auf dem Bilde erkennbar ist, kommen häufig vor. Günstig ist die Anwendung stereoskopischer Röntgenaufnahmen, besonders auch bei schwierig zu diagnostizierenden Luxationsformen. Bei einigen Frakturformen, wie z. B. am Schädel und an der Halswirbelsäule, ist es zweckmäßig, Spezialaufnahmen hinzuziehen.

V. Symptomatologie und Diagnose bei Luxationen.

Die Erscheinungen einer frischen traumatischen Luxation sind im allgemeinen augenfällig, so daß die klinische Diagnose einfach sein kann. Schwierigkeiten können auftreten bei Verrenkung kleiner Gelenke, ferner bei nicht typischer Form sowie muskelstarken oder fetten Menschen und bei Vorliegen eines starken Blutergusses. Es ergibt sich demnach entsprechend den Ausführungen im vorstehenden Abschnitt die Notwendigkeit, bei allen Quetschungen und Zerrungen eines Gelenkes eine ausreichende röntgenologische Untersuchung vorzunehmen. Es ist ferner eine Erfahrungstatsache, daß bei gleichzeitigem Vorkommen von Verletzungen, die mehr in die Augen fallen, die Luxation leicht übersehen wird, z. B. eine Hüftluxation bei Oberschenkel- oder Beckenfraktur, Sprungbeinverrenkung bei Knöchelbruch oder Schulterluxation bei ausgedehnter Weichteilverletzung.

Als wichtigstes Symptom tritt die *atypische Gelenkform* hervor. Das Gelenkende fehlt an normaler Stelle und verursacht durch den abnormen Sitz eine sichtbare Auftreibung. Die Beweglichkeit ist durch die eingetretene Zwangsstellung gestört, die Achse des verrenkten Knochens verläuft nicht in die Gelenkhöhle. Je nach dem Stand des Gelenkendes ist die luxierte Gliedmaße verlängert oder verkürzt. Durch den Einfluß der Gelenkbänder tritt in der Regel bei den einzelnen Luxationsformen eine typische Stellung ein.

Bei passiven Bewegungsversuchen zeigt sich die *federnde Fixation*, d. h. durch Druck und Zug ist ein Stellungsausgleich möglich; aber infolge Spannung der Weichteile federt das Glied in die pathologische Haltung zurück. Dieses Symptom stellt das wichtigste differentialdiagnostische Merkmal gegenüber Fraktur dar. Es fehlt bei Luxationsfraktur.

Neben der Funktionsstörung besteht auch bei der Luxation Schmerz, Weichteilschwellung und Bluterguß.

Von praktischer Wichtigkeit sind die bei Luxationen vorkommenden *Nebenverletzungen*. Außer Knorpelschädigung und Knochenabsprengungen an den Gelenkenden können ausgedehnte Zerstörungen am Kapsel- und Bandapparat zustande kommen. Schwere Weichteilzerreißungen, die von außen oder durch Perforation der Gelenkflächen wirksam werden, führen in selteneren Fällen zur *offenen (komplizierten) Luxation*. Bei dieser bestehen ungünstige Heilungsbedingungen, da die Gelenkhöhle für pathogene Keime besonders disponiert ist.

Eine Verletzung benachbarter *Gefäßstämme* wird relativ selten beobachtet, gelegentlich besonders am Schultergelenk (A. thoracoacromialis) und Kniegelenk; auch bei Ellbogenluxation nach hinten führte gelegentlich eine Zerreißung zur Unterbindung der Speichen- und Ellengefäße.

Nervenschädigungen durch Quetschung oder Zerreißung werden etwas häufiger beobachtet, besonders bei Schulterluxation am Plexus brachialis oder N. axillaris. Es ist wichtig, vor der Reposition eine genaue Prüfung auf Ausfallserscheinungen durchzuführen, um späteren Anschuldigungen vorzubeugen.

Bei unterlassener Reposition kommt es zum Zustandsbild der *veralteten Luxation* mit Nachlassen der Schmerzhaftigkeit und Ausbildung einer Nearthrose aus periostalem und ossifizierendem Gewebe, die aktive Bewegung in geringem Umfange zuläßt.

VI. Komplikationen bei Frakturen.

1. Weichteilverletzungen.

Die bei Frakturen auftretenden Verletzungen umgebender Weichteile werden hervorgerufen durch die traumatische Einwirkung selbst oder durch die Knochenfragmente. Bei allen mit Periostverletzung einhergehenden Frakturen tritt eine *Schädigung der Muskulatur* ein, die je nach der Schwere der Gewalteinwirkung verschiedene Ausmaße zeigt. Quetschung, Zerreißung, blutige Durchtränkung sowie Interposition von Muskelfasern zwischen den Fragmenten rufen zuerst eine Phase des Muskelstupors (REHN) hervor, der aber durch Reize, die von der Bruchstelle ausgehen, bald in einen erhöhten Spannungszustand übergeht. Außerdem tritt eine Verkürzung der Muskulatur ein. Die Muskelverletzung heilt bindegewebig und ist praktisch nicht von erheblicher Bedeutung.

Dagegen ist eine begleitende *Hautverletzung* wegen der dadurch gegebenen Möglichkeit einer Wundinfektion von größter Wichtigkeit. Die sog. offene oder komplizierte Fraktur kann zustande kommen durch die äußere Gewalt oder Durchspießung eines Fragments, besonders an den Stellen, wo die Haut dem Knochen dicht aufliegt (z. B. bei Flötenschnabelbruch). Die Häufigkeit der offenen Frakturen beträgt nach MATTI 6% und nimmt mit vermehrtem Vorkommen indirekter Frakturen ab. Die häufigste Form ist die Schußfraktur.

Neben der scharfen Durchtrennung der Haut kann es durch die Quetschung, Abhebung von der Unterlage, durch subcutanes Hämatom oder sekundär durch Druckwirkung dislozierter Fragmente zu einer Nekrose kommen, die sich auf die Muskulatur ausbreitet. Die Gefahr bei der komplizierten Fraktur liegt in der Ausbildung einer lokalen oder progredienten Phlegmone, Entstehung einer Osteomyelitis sowie Eindringen von Tetanus- oder Gasbranderregern. Bei umschriebener Gewebsnekrose tritt häufig Mischinfektion ein.

Die Infektion eines Frakturhämatoms ohne offene Verletzung kann metastatisch auf dem Blut- oder Lymphweg erfolgen, was jedoch sehr selten beobachtet wird.

2. Fettembolie.

Der Eintritt von Fett in den Blutkreislauf im Anschluß an Frakturen kommt ziemlich häufig vor, besonders bei gefäßreichen Knochen (Rippen, Wirbel, Becken) sowie multiplen Frakturen. Es stammt größtenteils aus zertrümmertem Knochenmark, bisweilen auch aus subcutanem Fettgewebe oder fetthaltigen Gelenkergüssen. Das großtropfige Fett gelangt durch die Venen, seltener Lymphbahnen über den Ductus thoracicus, in das rechte Herz und von dort in die Lungencapillaren *(pulmonale Embolie)*. Bei höheren Graden erfolgt Übertritt in das arterielle Gefäßsystem. Nur in relativ wenigen Fällen treten schwere Erscheinungen auf, so daß die Diagnose häufig nicht gestellt

wird. Erst wenn größere Mengen in die Lungengefäße gelangen, treten
Erscheinungen von Atemnot, Pulsbeschleunigung, Temperatursteigerung
ohne örtlichen Befund, Angstzuständen und motorischer Unruhe hervor. Tödlicher Ausgang tritt nach mehrfachen Nachschüben durch
Erstickung ein.

Von den übrigen Organen werden Gehirn, Herz und Nieren meist
am schwersten befallen. Die *cerebrale Embolie* tritt bei höheren Graden
der pulmonalen Form auf und läßt meist ein freies Intervall erkennen,
das mehrere Stunden oder auch eine Woche andauern kann. Durch die
Verstopfung der Hirncapillaren werden Somnolenz, Koma, Krämpfe
und Lähmungen hervorgerufen. Das klinische Bild ähnelt häufig sehr
dem einer intrakraniellen Blutung, besonders bei Eintritt einer Halbseitenlähmung. Von typischen Hirndrucksymptomen fehlt jedoch
Pupillendifferenz sowie Druckpuls. Dagegen wird Stauungspapille auch
bei cerebraler Fettembolie beobachtet (RAMB). Die Intensität der
Gehirnerscheinungen hängt ab von der anatomischen Ausbreitung und
der Entstehung multipler Erweichungsherde.

Für die *Diagnose* ist bei frischen Fällen die Diskrepanz zwischen
den schweren Allgemeinerscheinungen und dem örtlichen Befund
wesentlich. Die klinischen Erscheinungen hängen von der Menge des
in die Blutbahn geratenen Fettes ab, nie jedoch von der Ausdehnung
der Verletzung (BÖHM). Wichtig sind die zuerst auftretenden Atmungs-
und Kreislaufstörungen; Netzhautveränderungen (weiße Herde) sind
häufig ein diagnostisches Merkmal. Schwierig ist oft die Unterscheidung
vom Verletzungsschock sowie auch von Luftembolie, da die klinischen
Bilder sich völlig gleichen können. Wenn bei Luftembolie Erscheinungen
schwereren Grades vorliegen, so unterscheidet sich allerdings das Schick-
sal in wenigen Minuten.

Prognostisch ist die Fettembolie nicht ungünstig zu beurteilen, da
in den meisten Fällen durch Fettresorption eine Rückbildung der
Symptome eintritt. Es ist jedoch sorgfältige Überwachung des Kranken
erforderlich, um weitere Embolien zu verhüten. Die *Therapie* soll
demnach nicht rein symptomatisch sein (Kreislaufmittel, Narkotica,
Eupaverin, Traubenzucker, Aderlaß, Sauerstoffatmung), sondern vor
allem auch prophylaktisch wirksam sein. Besonders ist die Gefahr
mangelhafter Ruhigstellung des verletzten Gliedabschnittes und des
Transportes zu berücksichtigen. Durch zweckmäßige Ruhigstellung
und Lagerung bei unvermeidbarem Transport können Erschütterungen
des Knochenmarks auf ein Minimum beschränkt werden, die sonst
Ausschwemmungen des Fettes begünstigen (BÖHM). Auch bei später
durchgeführten Repositionen kann es zur sekundären Fettembolie
kommen.

Von der Fettembolie werden vorwiegend Menschen im 2.—5. Dezen-
nium betroffen, bei denen Fettmark vorhanden ist; bei Kindern mit
fettarmem Mark wird diese Komplikation seltener beobachtet. Das
seltenere Vorkommen bei offenen Frakturen hängt mit dem Fehlen des
geschlossenen Frakturhämatoms zusammen, in dem Fettkugeln ent-
halten sind.

Die Neigung des ruhiggestellten Knochens zur Bildung von Fettmark wurde experimentell nachgewiesen (CEELEN). Deshalb ist bei Extremitätenknochen, die längere Zeit durch Gipsverband fixiert wurden, eine Neigung zur Fettembolie etwa bei weiteren Maßnahmen vorauszusetzen.

3. Venenthrombose und Embolie.

Diese Komplikation kommt selten vor, stellt aber einen gefahrdrohenden Zustand dar. Am häufigsten wird sie bei Frakturen des Beins beobachtet, unabhängig von dem Grad der Verletzung. Auslösende Ursachen sind Zirkulationsstörung und lokale Venenschädigung im Bereiche der Bruchstelle, ferner Thrombophlebitis. Disponierend sind höheres Alter, Fettleibigkeit, Kreislaufstörung, Varicen. Von den Unterschenkelvenen kann sich die Thrombose in die Beckenvenen fortsetzen. Die Erscheinungen bestehen in hartnäckiger ödematöser Schwellung an dem verletzten Gliedabschnitt. Bei kleineren Embolien kommt es zur Entstehung eines Lungeninfarktes mit Atmungsstörung, Hustenreiz und blutigem Auswurf sowie meist heftigen Schmerzen. Die Erscheinungen pflegen bald abzuklingen. Der Exitus wird ausgelöst durch Aufhebung der Lungentätigkeit unter den Zeichen schwerster Herzlähmung.

4. Gefäßverletzung.

Verletzungen der Blutgefäße sind selten, außer bei Schußfrakturen. Am häufigsten ist die untere Extremität betroffen (A. poplitea), ferner die A. tibialis post. bei Unterschenkelfraktur; weiterhin sind Verletzungen ausgesetzt die A. cubitalis bei Ellbogen- und A. meningea med. bei Schädelfraktur. Sie können hervorgerufen werden durch vollständige Zerreißung oder Intimarisse mit folgender Thrombose. Hierbei tritt meist neben Entstehung großer Blutergüsse ausgedehnte Gangrän auf. Gefäßschädigung kann ferner durch Kompression erfolgen. Es kann auch zur Ausbildung eines traumatischen Aneurysma kommen (pulsierendes Hämatom).

Sekundäre Blutungen, die nach 2—3 Wochen auftreten können, werden hervorgerufen durch dislozierte Fragmente, Lösung eines Thrombus oder bei Infektion als Arrosionsblutung.

5. Nervenverletzung.

Von Nervenverletzungen ist überwiegend die obere Extremität betroffen, an erster Stelle der N. radialis bei Oberarmfraktur im mittleren oder unteren Drittel, entsprechend seiner exponierten Lage zur Diaphyse; weiterhin kommen vor Verletzungen des N. ulnaris und medianus bei Unterarm- und des Plexus brachialis bei Oberarm- oder Clavicularfraktur. Am Bein ist besonders der N. peroneus infolge seiner Lagebeziehung zum Fibulaköpfchen gefährdet; bei Unterkieferfrakturen kommt es nicht selten zu einer Schädigung des N. alveolaris inf. Ferner sind Verletzungen der Gehirnnerven bei Schädelbruch von besonderer diagnostischer und klinischer Bedeutung.

Die *Ursachen* sind Quetschung des Nervenstammes, teilweise oder vollständige Zerreißung, Fragmenteinklemmung sowie sekundäre Calluskompression.

Der Verlauf ist abhängig von Art und Grad der Schädigung. Über die Ausdehnung der Motilitätsstörung, die früher und ausgedehnter auftritt als die sensible Leitungsunterbrechung, gibt das Verhalten bei der elektrischen Prüfung wichtige Hinweise; Entartungsreaktion, die nach 3—6 Wochen auftritt, spricht im allgemeinen für vollständige Querschnittslähmung durch die Verletzung selbst oder endoneurale Narbenbildung. Auch auf vasomotorische und trophische Ausfallserscheinungen muß sich die Prüfung erstrecken.

Verlagerung eines Nerven aus seinem Bett (Nervenluxation) wird gelegentlich am N. peroneus bei Fraktur des Fibulaköpfchens beobachtet.

6. Traumatisches Emphysem.

Das Eindringen von Luft in das Unterhautzellgewebe kann erfolgen durch Lungenverletzung bei Rippenfraktur sowie Eröffnung eines lufthaltigen Knochens, z. B. Stirnbein bei Fraktur des Nasengerüstes, ferner Nebenhöhle bei Oberkieferfraktur, Bruch des Warzenfortsatzes. Charakteristisch ist die luftkissenartige Weichteilschwellung und das Knistern bei Betastung. Differentialdiagnostisch spricht gegen Gasphlegmone das Fehlen entzündlicher Erscheinungen und das nicht gestörte Allgemeinbefinden. Die Prognose ist günstig; Ausbreitung in das Mediastinum bei Kehlkopf- und Luftröhrenverletzung wird selten beobachtet.

7. Ischämische Muskelkontraktur.

Die zuerst von VOLKMANN beschriebene narbige Umwandlung eines Teils der Beugemuskulatur wird am häufigsten bei suprakondylärer Extensionsfraktur des Oberarms beobachtet und betrifft fast ausschließlich das kindliche Alter. Auch über das Auftreten bei Fraktur beider Vorderarmknochen und Ellbogenluxation liegen Beobachtungen vor. Es handelt sich um eine akut einsetzende Muskelnekrose; die durchziehenden Gefäße obliterieren, und die Nerven degenerieren und werden schließlich bindegewebig umgewandelt. Da die Extensoren weniger beteiligt sind, so entsteht die charakteristische Beugekontraktur von Ellbogen- und Handgelenk sowie Flexionsstellung der Mittel- und Endglieder der Finger.

Die *Ursache* dieser in ihrem Folgezustand schwerwiegenden Komplikation ist noch nicht restlos ergründet. Neben der Unterbrechung der Blutzufuhr zur Muskulatur spielen auch neuromuskuläre Schädigungen bei der Entstehung eine Rolle. Subfascial gelegene Blutergüsse, die unter hoher Spannung stehen, kommen ebenfalls als auslösende

Faktoren in Betracht. Die frühere Ansicht, daß einschnürende Verbände die Ursache seien, ist nicht mehr aufrecht zu erhalten. War es schon auffallend, daß die Erkrankung fast nur am Unterarm vorkommt, so liegen auch zahlreiche Beobachtungen vor über Erkrankungsfälle, wo überhaupt kein Verband angelegt war, sowie über das Auftreten bei Weichteilverletzungen ohne unmittelbare Arterienbeteiligung. BIER hat darauf hingewiesen, daß in Fällen, wo die ESMARCHsche Blutleere über das erlaubte Maß durchgeführt wurde, wohl Lähmungen sämtlicher Nerven, gelegentlich auch Gangrän des Gliedes beobachtet wurden; kaum jemals sei aber eine ischämische Kontraktur vorgekommen. Diese Feststellung hat eine große forensische Bedeutung, weil früher dem Arzt, der einen zirkulären Gipsverband angelegt hatte, bisweilen Fehler oder Unterlassungen in der Behandlung zugesprochen wurden[1].

Die Prognose ist ungünstig, da nach Abklingen der akuten Symptome sich in wenigen Wochen eine irreparable Kontraktur auszubilden pflegt. Trophische Störungen, Decubitalgeschwüre, auch Knochennekrose werden nicht selten beobachtet.

VII. Heilungsvorgang bei Frakturen.

Die Heilung einer frischen Fraktur erfolgt durch Regenerationsvorgänge mit Gewebshyperplasie. Durch Resorption von Gewebselementen an der Bruchstelle und Blutferment entsteht meist Temperatursteigerung („aseptisches Fieber"). In dem Bluterguß tritt eine ausgedehnte Fibringerinnung ein; gleichzeitig kommt es aus Periost und Bindegewebe des Knochens zu Neubildung von Gewebe, das das Hämatom durchwächst und die Knochenfragmente vereinigt. Für die Entstehung dieses *Callus* ist das Periost von großer Bedeutung. Er wandert die Wege, die das Periost vorschreibt (LEXER). Man unterscheidet periostalen Callus, der die Bruchstelle „wie eine Mörtelmasse" umgibt, den Mark- oder inneren Callus, der die Markhöhle schließt, und, beide verbindend, den vom Knochen selbst gebildeten intermediären Callus. In dem bindegewebigen Callus wird die innere Struktur ausgebaut durch osteoides Gewebe, das durch Kalkablagerung zu spongiösem Knochen umgebildet wird. Normalerweise ist nach 8—12 Wochen die Verknöcherung vollzogen. Je stärker Dislokation und Reiz durch funktionelle Beanspruchung, um so stärker ist der Callus. Daher ist er besonders erheblich bei Splitterfrakturen sowie bei Vorliegen ausgedehnter Weichteilquetschung, da das intermuskuläre Bindegewebe sich an der Callusbildung beteiligt (parostaler Callus). Dagegen ist die Callusbildung gering bei subperiostalen Frakturen und solchen mit geringer Periostzerreißung; an den kurzen und platten Knochen tritt die Heilung im allgemeinen durch endostalen Callus ein.

Die *Heilungsdauer* bis zum Eintritt knöcherner Konsolidation ist verschieden und von mannigfachen Faktoren abhängig. Dicke Knochen

---

[1] Aussprache in „Der Chirurg" 1934 und 1935.

heilen langsamer; im Durchschnitt ist z. B. eine Oberschenkelfraktur in etwa 10 Wochen, und Finger- oder Zehenbruch in 2 Wochen knöchern konsolidiert. Es ist erwiesen, daß bei Kindern eine viel größere Heilungstendenz besteht. Der kindliche Knochenbruch heilt jedoch nicht nur bedeutend schneller, sondern es besteht auch, wie aus GANGLERs Nachuntersuchungen hervorgeht, die Möglichkeit einer völligen anatomischen Umbildung; 20—30 Jahre nach der Verletzung bei Fällen, die meist ein schlechtes Heilungsergebnis aufwiesen, wurden Selbstheilungen mit tadellosem funktionellen Resultat festgestellt.

Bei Erwachsenen wird die Heilungsdauer verlängert durch ungünstige konstitutionelle Umstände, schlechte Ernährungsverhältnisse, höheres Alter.

Der Eintritt *knöcherner Konsolidation* wird durch Aufhören der Federung der Bruchenden nachgewiesen. Auch aus dem Röntgenbild ist zu erkennen, ob z. B. bei anscheinend nur geringer Callusbildung die Bruchstelle belastungsfähig ist (Kraftlinienzeichnung nach HÄBLER). Verwechslungen mit sog. *Scheinheilung* sind zu vermeiden; bei dieser erscheint die Bruchstelle zwar klinisch fest, ohne daß die Heilung endgültig ist. Der Frakturspalt ist dabei im Röntgenbild deutlich sichtbar, und es besteht dann die Neigung zur Refraktur. Diese Scheinheilung findet sich nach BODE besonders an doppelknochigen Gliedern (Unterarm und Unterschenkel). Daß Konsolidation nicht gleichbedeutend ist mit Gebrauchsfähigkeit, wird in dem Abschnitt „Nachbehandlung" geschildert.

Die Verwachsung von Callusmassen von zwei benachbarten Knochen (z. B. Radius und Ulna) wird als *Brückencallus* bezeichnet.

Von den Folgeerscheinungen einer Frakturheilung sind als wichtigste die *Inaktivitätsveränderungen* zu erwähnen. Diese zeigen sich zuerst an der Muskulatur des ruhiggestellten Gliedabschnitts; aber es treten auch Rückbildungsvorgänge am subcutanen Fettgewebe ein, ebenso wird die Haut verdünnt.

Von praktischer Wichtigkeit sind die Veränderungen, die sich an den Knochen abspielen. SUDECK hat nachgewiesen, daß die sog. *Knochenatrophie* (Dystrophie) im akuten Stadium eine Entzündungserscheinung ist und zunächst nichts mit Atrophie oder Inaktivität zu tun hat. Erst im späteren Stadium entsteht eine wirkliche Atrophie, wenn die Heilung nicht erfolgt. Entgegen der vielfach verbreiteten Annahme des Einflusses der Immobilisierung vertritt SUDECK die Anschauung, daß diese keine akute Knochenatrophie erzeugt. Durch Ruhigstellung kann ein Nachteil entstehen, indem die entzündeten Gelenke bzw. Gelenkkapseln schrumpfen.

VIII. Störungen der Frakturheilung.
1. Übermäßige Callusbildung.

Heilungsstörungen bei Knochenbrüchen können hervorgerufen werden durch übermäßige Bildung von Callus mit mangelnder Resorptionsfähigkeit (Callus luxurians). Diese kann so hochgradig sein, daß sie einen Geschwulstcharakter hervorruft (Frakturosteom, Enchondrom). Am häufigsten wird diese Form an den Gelenkenden langer Röhrenknochen beobachtet, wodurch eine Einschränkung der Gelenkfunktion entstehen kann (Hüft-, Schulter- und Ellbogengelenk). MATTI führt die Entstehung auf vermehrten und ausgedehnten Bildungsreiz bei Splitterfrakturen und bei Brüchen mit erheblicher Hämatombildung zurück; an Diaphysen wird die Ursache auf ausgedehnte Abhebung des Periosts zurückgeführt, wobei der ganze zwischen Knochenhaut und Knochen liegende Raum von Callusmasse ausgefüllt wird.

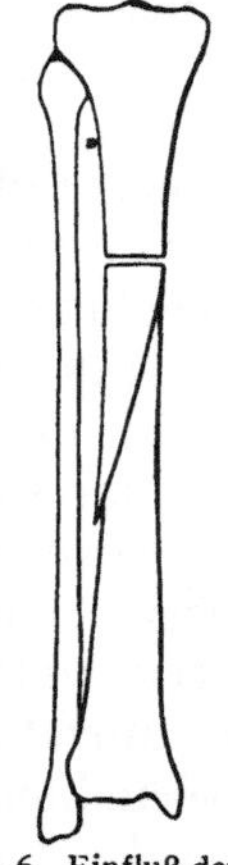

Abb. 6. Einfluß der Belastung auf den Callus. Das mittlere Bruchstück weicht aus; der an sich schwer heilende Querbruch des Schienbeins wird nicht belastet und droht zur Pseudarthrose zu werden. (Nach RABL.)

Bei der metaplastischen Knochenneubildung in bestimmten Muskelabschnitten bestehen enge Beziehungen zur Periostverletzung. Die umschriebene Form der sog. *Myositis ossificans*, die besonders den M. brachialis int. bei Vorderarmluxation und suprakondylärer Extensionsfraktur befällt, ist immer traumatisch bedingt. (s. Abb. 53).

2. Verzögerte Callusbildung.

Gegenüber der verstärkten Callusbildung stellt die Verzögerung derselben die wichtigste Störung der Frakturheilung dar. Es besteht entweder mangelnde Ausbildung von Callusgewebe oder verlangsamte Verknöcherung desselben, so daß nach Ablauf der Zeit, in der erfahrungsgemäß knöcherne Konsolidation eintritt, die Frakturstelle noch beweglich ist. Die *Ursachen* sind allgemeiner und örtlicher Natur. Neben organischen Erkrankungen und konstitutionellen Faktoren werden auch geographische Einflüsse (PFAB, BAUMANN) angeführt. Wesentlich ist die Feststellung, daß auch bei jungen, kräftigen, sonst ganz gesunden Menschen verzögerte Bruchheilung vorkommt (KUNZ). Über den Einfluß der Ernährung liegen zahlreiche Berichte vor; danach kommt dem Fehlen des C-Vitamins in der Nahrung große Bedeutung zu. Über die Bedeutung des Kalk- und Phosphorstoffwechsels, Säurebasengleichgewichts und Schädigungen des retikuloendothelialen Systems besteht noch keine einheitliche Auffassung. Dagegen ist nach Berichten aus Kropfgegenden bekannt, daß Hypothyreose immer imstande ist, Verzögerung der Frakturheilung herbeizuführen. Der gleiche Einfluß ist auch der Thymusdrüse zuzuschreiben, wie experimentelle Untersuchungen am thymektomierten Tier ergaben. Durch Injektion von Thymusextrakten wird die Callusbildung gefördert.

Der ungünstige Einfluß der Schwangerschaft wurde häufig erörtert; wahrscheinlich spielen hierbei Störungen des Kalkstoffwechsels, erhöhter Vitaminbedarf und toxische Faktoren eine wesentliche Rolle. — Eine restlose Klärung der Allgemeinursachen ist bisher noch nicht ermöglicht, besonders im Hinblick auf verzögerte Callusbildung bei jungen, kräftigen Verletzten.

Von den *örtlichen Einflüssen* ist an erster Stelle mangelnde oder zu kurz dauernde Fixation anzuführen. Ferner sind die anatomischen Verhältnisse an der Bruchstelle von größter Bedeutung, hinsichtlich der Bruchform selbst und der Stellung der Fragmente. Es ist bekannt, daß Querbrüche eine ungünstige Heilungstendenz haben, und daß diese auch bei gewissen Lokalisationen besteht (z. B. an der Grenze des mittleren und unteren Drittels am Unterarm und Unterschenkel). Dagegen bedingt Fragmentdislokation einen stärkeren Anreiz zur Callusbildung. Auch forcierte Extension kann sich schädlich auswirken, da das Fehlen der Druckkräfte ungünstige Heilungsbedingungen schafft, während die Zugkräfte hindern. Eine bestehende Diastase der Bruchenden benötigt erheblich längere Zeit zur Konsolidation.

Der Einfluß der Röntgenstrahlen ist bei der Durchführung notwendiger diagnostischer Untersuchungen unerheblich und fällt als heilungshemmender Faktor nicht ins Gewicht.

3. Pseudarthrose.

Von der verlangsamt heilenden Fraktur ist die *Pseudarthrose* scharf zu trennen. Unter dieser Bezeichnung ist die *bewegliche Verbindung in der Knochenkontinuität* zu verstehen, als Folgezustand der ausgebliebenen knöchernen Vereinigung der Fragmente. Wenn diese ein echtes Gelenk nachahmen, wobei sich auch Knorpel und Synovialis entwickeln können, so spricht man von *Nearthrose*. Die Pseudarthrose, die die schwerste Komplikation der Frakturheilung darstellt, wird am häufigsten nach Schußfrakturen beobachtet; hierbei zeigte sich, daß die jetzt nicht mehr übliche primäre Entsplitterung die Frakturheilung hemmt. Auch bei den Friedensverletzungen ist eine Zunahme der Pseudarthrosenbildung in den letzten Jahrzehnten festzustellen; diese hängt teilweise mit den neuzeitlichen Behandlungsmethoden zusammen, besonders seitdem der Heftpflasterzugverband durch die Drahtextension verdrängt wurde, bei der nach BÖHLER ein „Überziehen" der Bruchenden zur Pseudarthrose disponiert.

Pathologisch-anatomisch tritt bei der ausgebildeten Pseudarthrose am häufigsten die fibröse Vereinigung der Fragmente hervor, oder die Zwischenschicht wird von interponierter Muskulatur gebildet. Man unterscheidet die schlaffe, „schlotternde" und die straffe Form. Bei der ersteren treten schwerste Funktionsstörungen auf.

Die Frequenz der Pseudarthrosenbildung beträgt $^1/_2$% aller Frakturen. Am häufigsten ist der Unterschenkel betroffen, danach Oberschenkel, Oberarm, Kahnbein der Handwurzel, Wirbelquerfortsätze.

Es ist in vielen Fällen schwierig, eine Grenze zu ziehen zwischen verzögerter Callusbildung und Pseudarthrose. Letztere liegt vor bei knöchernem Abschluß der Markhöhlen, ausgedehnter Sklerosierung der Bruchenden sowie kalkfreier Zwischenzone. BRANDT bezeichnet die Heilung erst dann als „abwegig", wenn ein auch durch das Periost ziehender Spalt entsteht. Schwierig ist die Entscheidung, welcher besondere Faktor schließlich die knöcherne Überbrückung endgültig verhindert.

Es werden allgemeine und örtliche *Ursachen* angeführt. Störungen des Stoffwechsels, der inneren Sekretion, der Ernährung usw. sind zweifellos von untergeordneter Bedeutung. Entscheidend ist in der überwiegenden Mehrzahl der Fälle die anatomische Ursache. Ausgedehnte Zerstörung des Periosts durch schwere Gewalteinwirkung oder hinzugetretene Entzündung, größerer Substanzverlust („Defektpseudarthrose"), sind wichtige lokale Ursachen. Ferner spielt die ungenügende Auseinanderlegung der Fragmente durch Weichteilinterposition oder Überstreckung eine wesentliche Rolle; letztere kann auch durch Sperrwirkung eines benachbarten Knochens hervorgerufen werden, z. B. am

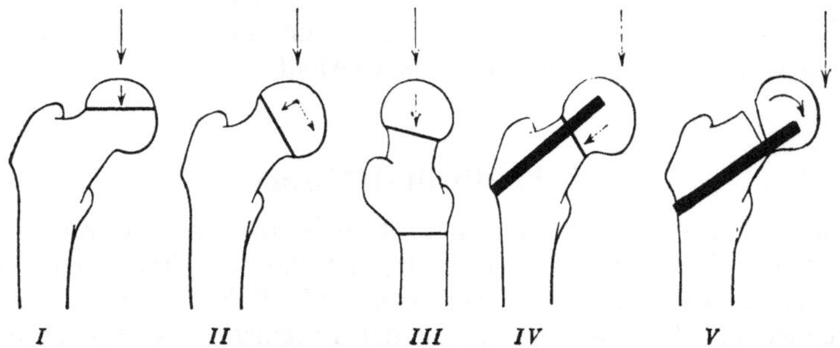

Abb. 7. Verhalten der Bruchfläche zur Hauptbelastungsrichtung. Bei *I, III* und *IV* gute Heilung, bei *II* und *V* Pseudarthrose. (Nach PAUWELS.)

Unterarm und Unterschenkel. Die Knochenatrophie stellt nach BRANDT kein Heilungshindernis dar, dagegen die besonders schwere und die hingeschleppte Infektion. Die letzte Ursache ist in einer fehlerhaften Beanspruchung der Frakturstelle zu erblicken; diese Anschauung wird durch die Tatsache gestützt, daß durch Osteotomie eines Sperrknochens eine Heilung der Pseudarthrose erreicht werden kann, ohne daß an diesem selbst eine therapeutische Maßnahme durchgeführt wird.

IX. Behandlung.

Das oberste Ziel der Behandlung ist die Wiederherstellung der normalen Form und Funktion. Die theoretischen Richtlinien sind durch ein auf unendlich großem Erfahrungsmaterial aufgebautes System geklärt. Ihre Anwendung in der Praxis ist eine Kunst, die an Sorgsamkeit und Übung des Arztes erhebliche Anforderungen stellt. Der Erfolg ist abhängig von der individuellen Anwendungsweise, während eine schematische Behandlung zum Schaden des Verletzten führt. Jedes erprobte Verfahren hat sein bestimmtes Anwendungsgebiet. Um dieses der Frakturform anzupassen unter Berücksichtigung von Alter, Konstitution und den verschiedenartigsten begleitenden Nebenumständen, ist langjährige eingehende Beschäftigung mit diesem Gebiet unerläßlich. *Wichtiger als die Methoden sind das ärztliche Verständnis und die planmäßige Durchführung der Behandlung.* Im Krankenhaus ist endgültige Versorgung sofort nach Einlieferung anzustreben.

Da im speziellen Teil für die einzelnen Verletzungsarten Behandlungsvorschläge aufgenommen sind, werden im Rahmen dieses Abschnittes nur die grundsätzlichen Erkenntnisse abgehandelt.

1. Grundlagen der Frakturbehandlung.

a) Reposition.

Bei allen Frakturen mit Fragmentverschiebung soll die Reposition möglichst frühzeitig erfolgen, da diese wegen der Muskelerschlaffung dann leichter durchführbar ist. Durch Zug und Gegenzug wird das periphere Bruchstück in die Achse des zentralen eingestellt. Bei erheblichen Widerständen, z. B. bei Oberschenkelfraktur, werden Extensionsvorrichtungen oder Schraubenzugapparate zu Hilfe genommen. Einkeilung ist zur Stellungskorrektur in bestimmten Fällen (z. B. Radiusfraktur) zu lösen, während man in anderen davon absieht, um das Heilverfahren abzukürzen (z. B. Schenkelhals- und Oberarmkopffraktur).

Die Einrichtung des Knochenbruchs ist in *Betäubung* vorzunehmen; hierfür genügt vielfach Anwendung der Lokalanästhesie (2% Novocainlösung) sowie Plexus- oder Lumbalanästhesie. In anderen Fällen ist Kurznarkose mit neuzeitlichen Mitteln (Eunarcon, Pernocton) empfehlenswert. Die Beseitigung des Schmerzes ist nicht allein ein Gebot der Menschlichkeit, sondern auch ärztliche Notwendigkeit (KIRSCHNER).

Wenn die primäre Reposition nicht gelingt, kann diese durch vorübergehende Zugbehandlung wirksam vorbereitet werden; stellen sich unüberwindbare Hindernisse ein, z. B. bei Weichteilinterposition, so ist die blutige Reposition am Platze.

b) Retention.

Die nächste Aufgabe liegt in Erhaltung der erreichten Fragmentstellung bis zum Eintritt der knöchernen Konsolidation. Es ist möglichst sofort im Anschluß an die Reposition die Lagerung in entsprechendem Verband durchzuführen. Die Beherrschung der Technik ist für den Enderfolg Voraussetzung; insbesondere müssen Fehlerquellen, die zu Schädigungen führen können, wie z. B. Decubitalgeschwüre, Abschnürungen usw. ausgeschaltet werden bei der Anlage und durch sorgsame Kontrolle.

Bei Frakturen, die keine Neigung zur Fragmentverschiebung aufweisen, kommen Schienenverbände aus Holz oder Metall in Anwendung (CRAMERsche Drahtschiene, VOLKMANNsche und BRAUNsche Schiene sowie am Arm die verschiedenen Formen von Abduktionsschienen). Die Anwendung von Heftpflaster zur Befestigung von Schienen hat den Nachteil einer Reizwirkung auf die Haut (s. S. 64 bei Rippenfraktur)

Von den zirkulären erhärtenden Verbänden steht der modellierbare *Gipsverband* an erster Stelle. Dieser wurde nach MONRO im Jahre 1828 eingeführt und anfänglich in der Form verwendet, daß das gebrochene

Glied in eine Form gelegt und der Zwischenraum mit Gipsbrei ausgefüllt wurde; seit 1852 wurden Gipsbinden eingeführt. Über neue, röntgenstrahlendurchlässige Materialien bestehen für uns noch keine Erfahrungen. Als Polstermaterial eignet sich Zellstoff, da Watte durch Zusammensintern ihre Polstereigenschaft verliert. Völlige Beherrschung der Gipstechnik ist erforderlich, um Druckgefahr zu vermeiden. Nach dem Vorschlag von BÖHLER wird jetzt vielfach zur besseren Erhaltung der reponierten Fragmentstellung der *ungepolsterte Gipsverband* angewendet; bei diesem handelt es sich nicht um einen zirkulären Verband im alten Sinne. Es wird vielmehr zuerst eine Gipsschiene angelegt, und dann erst wird der Verband durch zirkuläre Touren vervollständigt. Die Gipsverbandbehandlung bietet an der unteren Extremität die Möglichkeit, den knochenbildenden Reiz der Druckkräfte auf die Bruchstelle zu steigern. Deshalb hat der *Gehgipsverband* ein weites Anwendungsgebiet erhalten, da er auch zur Verhütung der oft erheblichen Muskelatrophien dient. Die Technik gestaltet sich derart, daß eine Gipslonguette U-förmig um den Fuß herumgelegt und dann durch zirkuläre Gipstouren oder Stärkebinden fixiert wird; je nach der Lokalisation der Fraktur kann man die Ausdehnung des Gehschienenverbandes beliebig gestalten bis zum sog. Beckengehgipsverband. — Der *Drahtzuggipsverband* vereinigt die Vorteile der Extension mit denen des Gipsverbandes, der allein vielfach die Längsverschiebungstendenz nicht wirksam ausgleicht. Bei Behandlung komplizierter Frakturen oder bei gleichzeitigen Weichteilverletzungen bietet der „gefensterte" Gipsverband den Vorteil, die Wundbehandlung durchzuführen.

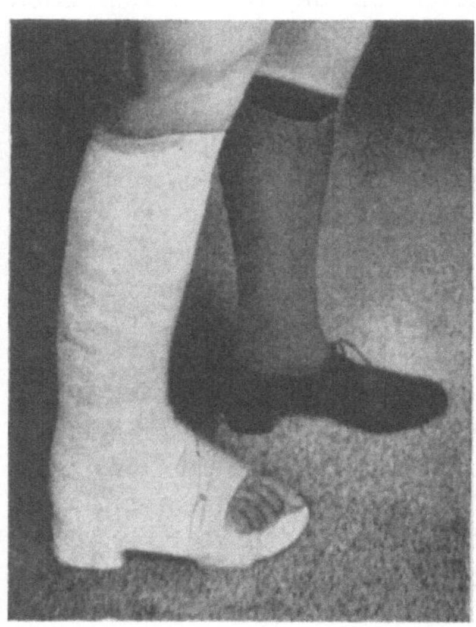

Abb. 8. Unterschenkelgehgips mit Korkabsatz. (Nach ZENKER.)

Gefahren durch den Gipsverband liegen bei frischen Frakturen in dem Auftreten von Schwellungen durch Blutung und entzündliche Infiltration. Zur Vermeidung von Druckschädigung empfiehlt es sich daher, den Gipsverband einschließlich Polsterung sofort aufzuschneiden. Aus diesem Grunde wird in vielen Fällen statt des zirkulären Verbandes die Gipsschienenbehandlung angewendet.

c) Extensionsbehandlung.

Bei Frakturen mit Neigung der Fragmente zur Verschiebung ist die Behandlung mit permanenter Zugwirkung die souveräne Methode. Sie bietet den Vorteil, einer Verkürzung der Gliedmaße sowie durch gleichzeitige Anbringung seitlicher und rotierender Züge einer Deformierung entgegenzuwirken. Für den früher üblichen Heftpflasterextensionsverband (BARDENHEUER) ist das Anwendungsgebiet jetzt auf Behandlung kindlicher Extremitätenfrakturen beschränkt. In der modernen Frakturbehandlung besteht die Methode der Wahl darin, den Zug direkt am Knochen mittels Nagel, Klammer oder Draht angreifen zu lassen. Die Vorzüge liegen in der besseren Einwirkung auf die Bruchstücke. Voraussetzung für günstige Ergebnisse ist die Beherrschung der Technik, die nur in längerem intensivem Umgang mit ihr und durch Beschäftigung mit ihren Problemen erworben werden kann (KLAPP).

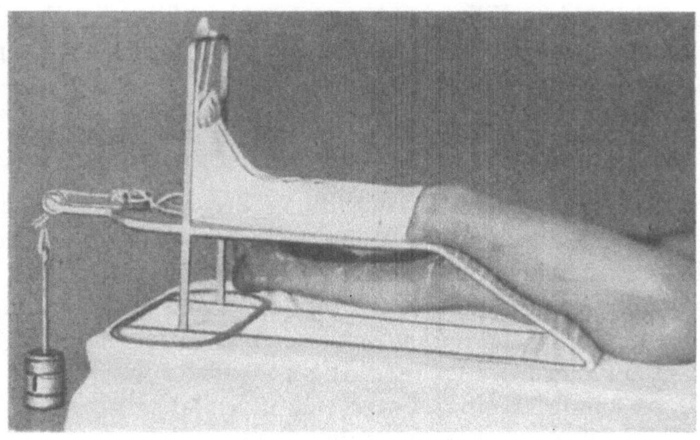

Abb. 9. Kombinierte Extensions- und Gipsverbandbehandlung. Unterschenkelfraktur im BöHLERschen Schraubenzugapparat. Der Gipsverband ist in geringer Länge gespalten, der Unterschenkel auf einer Leerschiene gelagert und der Nagel durch Gewichte (3 kg) belastet. (Nach BöHLER.)

Bei der von STEINMANN ausgebauten Nagelextension wird in Anästhesie der ausgekochte Nagel an der peripheren Metaphyse des gebrochenen Knochens durchgebohrt, wobei Frakturhämatom, Markhöhle, Gelenk und Epiphysenlinie vermieden werden (bei Oberschenkelfraktur im Bereich der Femurkondylen, bei Unterschenkelfraktur Tibiaepiphyse oder Calcaneus); über die vorragenden Nagelspitzen wird ein Anhängebogen gestülpt, an dem der Gewichtszug angebracht wird. Um das Durchtreiben des dicken Stahlstiftes durch den Knochen zu vermeiden, werden auch Extensionsklammern oder -zangen eingeführt (SCHMERZ, REH, HOFMANN u. a.).

Einer der größten Fortschritte in der unblutigen Frakturenbehandlung wurde erzielt durch Einführung der *Drahtextension*, die wir R. KLAPP verdanken. Das Verfahren bestand ursprünglich darin, den Knochen in querer Richtung zu durchbohren und durch den Knochenkanal einen Aluminiumbronzedraht zu ziehen, dessen beide Enden in der Richtung des Zuges herausgeleitet wurden. Die Technik wurde späterhin in mehrfacher Hinsicht verbessert, ohne daß das Verdienst KLAPPs geschmälert werden darf. KIRSCHNERs grundlegende Modifikation besteht darin, daß er einen halbstarren Draht mit Hilfe eines harmonikaartigen Stützapparates unmittelbar durch den Knochen bohrt und durch einen Spannbügel den Draht so stark spannt, daß er sich auch bei starker Belastung nicht durchzubiegen vermag. — Bei der Anwendung ist Überextension zu vermeiden, besonders bei Querfrakturen des Unterarms und Unterschenkels (s. Pseudarthrose); als Nachteil gilt die Gefahr einer Infektion des Bohrkanals (nach BIEBL 0,8%), die aber bei aseptischem Vorgehen auf das äußerste Maß verringert werden kann; außerdem ist zu berücksichtigen, daß durch den dünnen Draht die weitaus geringste Weichteil- und Knochenverletzung hervorgerufen wird gegenüber den anderen Methoden. Die Extensionsdrähte werden an den gleichen Stellen angelegt wie bei der Nagelextension; an der unteren Extremität wird vielfach die Tuberositas tibiae gewählt. Am Ellbogen ist es zweckmäßig, die Durchbohrung wegen Gefahr für das Gelenk nicht am Olecranon, sondern weiter peripher an der Elle vorzunehmen.

d) Behandlung der komplizierten Fraktur.

Oberster Grundsatz ist Umwandlung der offenen Fraktur in eine geschlossene durch operative Wundversorgung innerhalb der ersten 6 Stunden. Primäre Wundexcision und Naht ist bei kleinen Wunden (Durchspießungsfrakturen) die Methode der Wahl. Die Hautwunde wird umschnitten, und Weichteilfetzen werden abgetragen unter häufigem Instrumentenwechsel. Losgelöste Knochensplitter werden nur entfernt, wenn sie verschmutzt sind, Fragmentspitzen abgetragen. Wesentlich ist die Durchführung exakter Ruhigstellung mit gefenstertem Gipsverband oder Drahtextension.

Dislozierte Fragmente werden nach Anfrischung der Weichteile reponiert; dabei ist sekundäre Gewebsschädigung zu vermeiden. Der Knochen wird gerade gerichtet durch direkte Zugwirkung oder Verwendung von Hebeln und Haken zur Verzahnung der Fragmente. Knochennaht ist zu vermeiden, da das Anbohren den Wundverlauf ungünstig beeinflußt. Ebenso wird vielfach die Ansicht vertreten, daß eine Fragmentvereinigung mit metallischem Material den aseptischen Verlauf gefährdet. Demgegenüber steht das Behandlungsergebnis von F. KÖNIG, der nach operativer Einrichtung frischer offener Frakturen in fast 50% exakte Konsolidation und reaktionslose Einheilung rostfreier Platten und Schrauben erzielte. — Bei Gelenkeröffnung wird die Gelenkhöhle außerhalb der Wunde punktiert und die Kapsel genäht.

Bei Zertrümmerungsfrakturen und ausgedehnter Weichteilschädigung sowie bei beginnender Infektion ist unter Incision und Gegenincision, Entfernung von Fremdkörpern und Nekrosen offene Wundbehandlung durchzuführen, gegebenenfalls mit Tamponade und Drainage. Schwere Infektionen werden durch Anwendung antiseptischer Lösungen bekämpft (Rivanol, Wasserstoffsuperoxyd, DAKINsche Lösung, Phenolcampher, Sulfonamid).

Die Frage einer Amputation des verletzten Gliedes ist abhängig von Art und Ausdehnung der Verletzung sowie Schwere der Infektion. Primäre Absetzung wird möglichst nach Abklingen des Wundschocks vorgenommen bei Zermalmungsfraktur oder bei Fällen, bei denen eine spätere Wiederherstellung der Gliedfunktion aussichtslos erscheint. Für sekundäre Amputation ist die Anzeige gegeben bei Gangrän, Gasphlegmone, septischen Erscheinungen. Es erfordert hohes Verantwortungsgefühl des behandelnden Arztes, daß die Operation aus vitaler Indikation rechtzeitig ausgeführt wird.

e) Operative Behandlung.

Die Frage der operativen Frakturbehandlung ist noch in Fluß. Um so mehr ist es Fritz König und seiner Schule als Verdienst anzuerkennen, die Methode an einem großen Beobachtungsmaterial ausgeprobt und den Beweis erbracht zu haben, daß bei richtiger Auswahl des Zeitpunktes der Operation, enger Indikationsgrenze, einwandfreier Technik und Vermeidung von Fehlerquellen die Osteosynthese den besten Weg zum Erfolg darstellen kann. Nicht die Methode als solche ist ausschlaggebend, sondern die Erfahrung des Operateurs (Häbler).

Es gibt Fälle, bei denen nur durch blutige Stellung ein anatomisch und funktionell befriedigendes Ergebnis erreicht wird; hierzu ist auch die Behandlung von Pseudarthrosen und Stellungskorrektur deform geheilter Frakturen zu rechnen. Vorgerücktes Alter ist keine Gegenindikation, wobei für Frakturen an der unteren Extremität Anwendung von Lumbalanästhesie zweckmäßig ist. Bei Kindern ist jedoch von der Anwendung

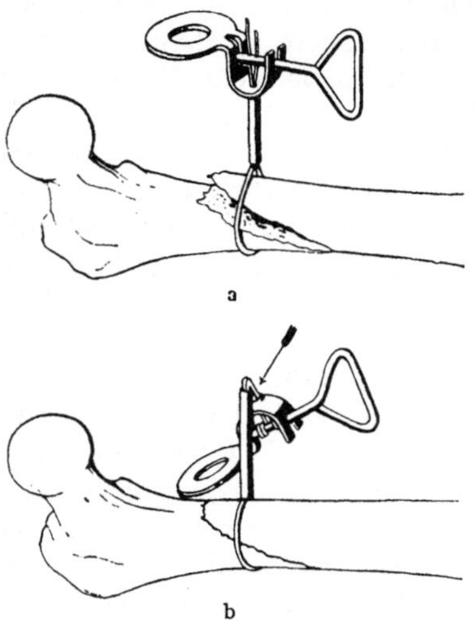

Abb. 10a u. b. Knochennaht nach Magnus. Rostfreier Draht um die Fragmente herumgeführt; Drahtenden durch Stahlröhrchen hindurchgeführt und durch einen Wirbel festgezogen.

mechanischer Fixierungsmittel bei Frakturen im Bereich der Epiphyse abzuraten wegen der Gefahr von Wachstumsstörung.

Hinsichtlich des *Zeitpunktes* der Operation ist die früher vertretene Anschauung, diese erst nach Versagen der konservativen Behandlungsmethoden durchzuführen, abzulehnen. Vielmehr ist ein Hindernis für den operativen Erfolg darin zu sehen, daß die Reparationsvorgänge schon zu weit vorgeschritten sind. F. König empfiehlt, bei epiphysären Brüchen, besonders mit Gelenkbeteiligung, möglichst bald zu operieren, Schaftbrüche in der 2. Woche; späterer Termin, über die 3. Woche hinaus, wird als ungünstig angesehen.

Da, abgesehen von der Gefahr eines nicht aseptischen Verlaufs, mit einer verzögerten Heilungsdauer zu rechnen ist, so ist die *Indikationsstellung* sorgfältig zu treffen. In erster Linie sind die Frakturen auszuwählen, bei denen konservatives Vorgehen unbefriedigende Ergebnisse hat, oder bei denen die unblutige Reposition unmöglich ist, besonders Abriß- und Luxationsfrakturen. Unmittelbare Anzeige besteht bei einer

Reihe von Quer- oder Schrägfrakturen an den Gelenkenden, bei Weichteilinterposition, Schädigung regionärer Nerven und Gefäße; auch Frakturen mit starker Dislokation, ferner bei Gefahr von Brückencallus, können in das Anwendungsgebiet der operativen Behandlung einbezogen werden.

Das *technische* Vorgehen muß je nach Art der Fraktur und Leistungsfähigkeit des Operateurs ausgewählt werden. Eine der ältesten Methoden ist die *Knochenbolzung*, wofür schon DIEFFENBACH die Verwendung von Elfenbeinstiften empfahl. Organisches Material (z. B. aus Rinderknochen) hat den Vorteil besserer Einheilung. Für Verzahnung sind breite Querfrakturen der Diaphyse und Epiphysenbrüche geeignet. Die *Knochennaht* wurde früher am häufigsten angewendet, ist aber jetzt durch andere Verfahren zurückgedrängt worden; als Nahtmaterial kommt in Betracht Silberdraht, rostfreier Stahldraht oder Aluminiumbronzedraht. Nagelung oder Verschraubung ist für die Fixierung kleiner Abrißfragmente, bei suprakondylärer Fraktur sowie beim medialen Schenkelhalsbruch geeignet. Am häufigsten wird die Schienung der Bruchstelle durch ein autoplastisches Periostknochenstück (v. LANGENBECK, v. EISELSBERG, F. KÖNIG, W. MÜLLER) oder angeschraubte Metallplatten (nach LANE, LAMBOTTE) bei Schaftquerbrüchen angewendet.

Zu erwähnen ist ferner die percutane Verschraubung mit dem Fixateur nach LAMBOTTE, und die neuerdings von KÜNTSCHER angegebene *Marknagelung*. Bei letzterem Verfahren wird ein Zweilamellennagel oder Drehspreiznagel aus rostfreiem Stahl von einer fern der Fraktur gelegenen Einschlagstelle in die Markhöhle eingetrieben. Diese „stabile Osteosynthese" ist besonders bei kurzen Schrägbrüchen geeignet und gestattet eine frühzeitige Bewegung des betroffenen Gliedes sowie Übung der Muskulatur. Als Vorteile gegenüber anderen Behandlungsverfahren wird hervorgehoben, daß nach erfolgter knöcherner Heilung des Bruches der Patient wirklich geheilt und arbeitsfähig ist, und keine langwierige medico-mechanische Nachbehandlung einsetzen muß (GRIESSMANN und SCHÜTTEMEYER).

f) Behandlung der Heilungsstörungen.

Bei *verzögerter Callusbildung* ist zunächst zu berücksichtigen, daß vielfach noch knöcherne Konsolidation eintritt, auch wenn die gewöhnliche Heilungsdauer sich übermäßig verlängert. Die Allgemeinbehandlung wirkt sich selten günstig aus; es wird empfohlen Darreichung von Vitamin-, Kalk-, Phosphorpräparaten sowie Lebertran und Thyroxin.

Erfolgreicher sind Verfahren, die die Bruchstelle selbst beeinflussen. Eine Reizwirkung wird ausgelöst durch Injektion von Jodtinktur sowie nach dem Vorschlag von BIER von frischem Eigenblut; es werden 20—30 ccm von 2—3 Stellen aus subperiostal an der Bruchstelle injiziert, was in Abständen von 5—7 Tagen wiederholt werden kann.

Die günstigsten Ergebnisse werden durch percutane Anbohrung des Bruchspaltes nach BECK erzielt. Nach Desinfektion der Haut wird mit dem bei der Drahtextension üblichen Bohrdraht eine erhebliche Zahl von Bohrkanälen in die Bruchstelle angelegt; dadurch wird der Markraum eröffnet, und es entsteht ein neues Frakturhämatom. Außer der Gewebsreizung tritt hierbei auch eine künstliche Verlagerung von Bohrsubstanz ein. Das BECKsche Verfahren sichert die besten Erfolge als Anreiz der Frakturheilung.

Für die Behandlung der ausgebildeten *Pseudarthrose* kommen nur operative Maßnahmen in Betracht. BÖHLER berichtet auch hierbei über günstige Erfahrungen mit der *Beckschen Bohrung*. Von den zahlreichen Operationsverfahren empfiehlt sich zur Überbrückung der Defektpseudarthrose die Einpflanzung eines körpereigenen, periostgedeckten Knochenspans, der gleichzeitig eine Stützfunktion übernimmt (LEXER, GULEKE u. a.). Der Erfolg ist abhängig von aseptischem Verlauf, richtiger Vorbereitung des Aufnahmebettes, zweckmäßiger Spanentnahme durch die ganze Dicke der Corticalis und Ruhigstellung im Gipsverband bis zur völligen Konsolidierung.

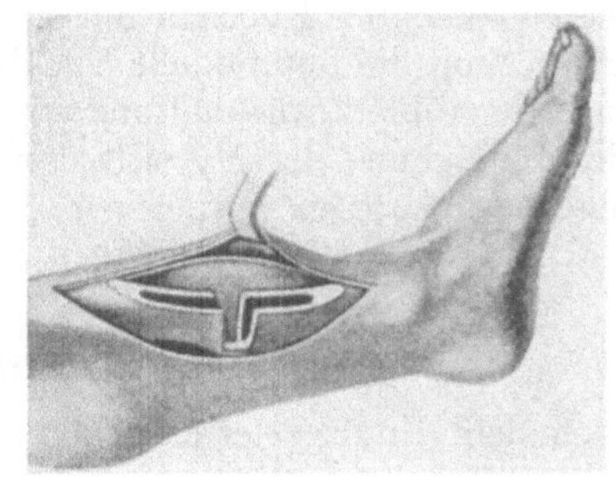

a

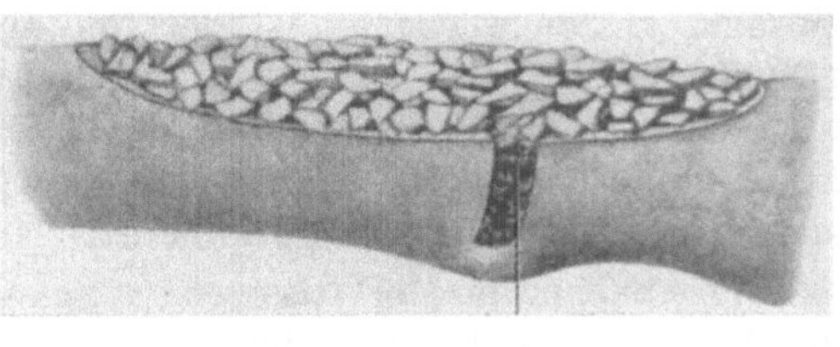

b

Abb. 11a u. b. Pseudarthrosenoperation nach MATTI. a Aufmeißelung in der Längsrichtung; b Füllung der Knochenmulde mit Spongiosa und in kleine Stücke zerspaltenem Knochenmaterial.

Besonders hat sich das *Aufsplitterungsverfahren* nach KIRSCHNER bewährt. Hierbei werden beide Fragmente durch längsgerichtete Meißelschnitte in Ausdehnung von einigen Zentimetern aufgesplittert und nach Entfernung des narbigen Zwischengewebes gegenübergestellt. Nach MATTIs Vorschlag wird die Aufmeißelung und Ausräumung der Markhöhle kombiniert mit freier Überpflanzung von Spongiosa, die dem Trochanter oder Tibiakopf entnommen wird, in die Diaphysenmulde.

Bei Pseudarthrosen infolge Sperrknochen wird in der Regel knöcherne Heilung nach Durchmeißelung des spannenden unverletzten Knochens erzielt.

2. Grundlagen der Luxationsbehandlung.

Jede frische Verrenkung ist möglichst sofort und auf schonende Weise zu reponieren. Der Muskelwiderstand beruht auf reflektorischer Muskelspannung und ist durch örtliche oder Allgemeinbetäubung auszuschalten. Die Einrichtung erfolgt durch Zug und Gegenzug so schonend wie möglich, um Verletzung des Knochens sowie der Gefäße und Nerven zu vermeiden. Mechanische Repositionshindernisse, die durch interponierte Muskulatur oder Teile des Kapselbandapparates hervorgerufen werden, lassen sich durch bestimmte Bewegungen mit dem luxierten Gelenkteil ausschalten. Das Repositionsmanöver ist für jede Luxationsform verschieden und wird im speziellen Teil geschildert.

Komplizierte Luxationen werden nach entsprechender Wundversorgung eingerichtet; bei veralteten Luxationen ist operative Behandlung angezeigt.

Die eingerenkten Knochen müssen 1—2 Tage ruhiggestellt werden, danach beginnt die funktionelle Nachbehandlung. Für Anwendung der Massage ist größte Zurückhaltung am Platze, zumal diese von BÖHLER bei der Entstehung der Myositis ossificans nach Ellbogenluxation als Ursache nachgewiesen wurde.

3. Nachbehandlung.

Nach dem Eintritt fester callöser Heilung der Fraktur setzt die Nachbehandlung ein, die nach Möglichkeit in der Hand des Arztes bleiben soll, der die erste Behandlung durchführte. Je früher diese einsetzt, desto gesicherter ist der funktionelle Erfolg. Über die allgemeine neuzeitliche Methodik der Nachbehandlung Unfallverletzter bestehen keine Meinungsverschiedenheiten mehr. Der Ausbau der Behandlungstechnik muß jedem Arzt vorbehalten bleiben und wird stets durch verschiedenartige äußere Umstände beeinflußt werden.

Die Abkehr von der passiven Gymnastik und die Einschränkung der frühzeitigen Massage, die noch heute vom Laienpublikum überschätzt wird, führten zu intensiver Ausbildung der *aktiven Übungsbehandlung*. Ihre zahlreichen Durchführungsmöglichkeiten geben jedem Arzte die Anregung, sein technisches Können zu entfalten und sichern somit die *individuelle Behandlung*. Die persönliche Einstellung des Arztes zu dem Unfallverletzten ist wichtiger für den Erfolg als die Anwendung umständlicher und kostspieliger Methoden. Die Nachbehandlung stellt zur Vermeidung von Spätschäden ein Gebiet dar, auf dem der Arzt sowohl für die Patienten als auch für die Träger der Versicherung große Werte schaffen kann. SCHNEK weist mit Recht auf die Wichtigkeit jener Bewegungsstörungen hin, die sich fern von der Verletzungsstelle einstellen, z. B. Versteifungen der Finger nach Traumen des Schultergürtels, oder umgekehrt Kontrakturen der Schulter nach Verletzungen an der Peripherie der Extremität. Die Gelenkkontrakturen schließen sich, was vielfach nicht oder zu spät beachtet wird, auch an scheinbar harmlose Verletzungen an. Auch bei fixierenden Verbänden soll eine Übungsbehandlung der gesunden Abschnitte so früh als möglich einsetzen.

Die Nachbehandlung soll niemals an der beanspruchten Zeitdauer, sondern am Endergebnis kritisiert werden. Bekanntlich spielt das Alter des Verletzten eine wesentliche Rolle. Weitere Faktoren sind die psychische Einstellung und der Hintergrund einer Entschädigungspflicht, die die Heilungsdauer beeinflussen.

Wenn wir nun die Kunst der Nachbehandlung letzthin in der individuellen Einwirkung auf den Verletzten und Hebung seines Gesundungswillens erblicken, so drängt sich die Frage auf, ob der mit einer anschließenden Heilstättenbehandlung verbundene Übergang in anderweitige ärztliche Fürsorge vorteilhaft erscheint oder nicht. Es soll keineswegs die Wirkung der Heilbäder bei gewissen Restzuständen, wie z. B. lokalen Kreislaufstörungen, bestritten werden. Die Ausnutzung spezifischer Kurmittel muß aber auf ein bestimmtes Indikationsgebiet beschränkt bleiben. Insbesondere muß gegen die Gefahr einer neurotischen Verankerung von Unfallfolgen Vorsorge getroffen werden. Hier tritt der Wunschcharakter deutlich hervor. In der Mehrzahl der Fälle ist ein Vorteil darin zu sehen, daß die Behandlung in einer Hand bleibt, und daß die lokale Therapie im Vordergrund steht. Es sei z. B. erinnert an die gelegentlich im Spätverlauf auftretenden Reizzustände an Gelenken, deren Behandlung ebenso chirurgische Schulung erfordert wie diejenige der Gliedmaßendystrophie.

Es liegt in der Natur des Heilverfahrens, daß die Unfallverletzten unter Ausnutzung der Dauer ihrer Arbeitsunfähigkeit intensiv behandelt werden, bis behindernde Unfallfolgen nicht mehr bestehen, oder ein weiterer Ausgleich derselben nicht mehr erwartet werden kann; nur bei regelmäßig durchgeführter Behandlung ist es auch möglich, den gelegentlich auftretenden Widerstand versicherter Verletzter zu überwinden.

Die Heilbehandlung umfaßt gelegentlich auch die Ausstattung mit orthopädischen und anderen Hilfsmitteln. Es ist darauf hinzuweisen, daß die Ärzte sich mit den Richtlinien der häufig nicht einfachen Apparatbehandlung vertraut machen müssen. ZUR VERTH, dem wir auf dem Gebiete des Prothesenbaues wesentliche Fortschritte verdanken, hebt mit Recht hervor, daß die Verordnung eines nutzlosen Stützapparates ein Kunstfehler sei. Es sei an die in vielen Fällen sinnlose Verabfolgung von orthopädischen Schuhen erinnert, die nach ihrer Beschaffenheit eine spezifische Wirkung gar nicht ausüben können; es besteht auch hierfür ein bestimmtes Indikationsgebiet. Dagegen muß festgestellt werden, daß von der Anwendung von Einlagen in der Nachbehandlung Fußverletzter noch viel zu wenig Gebrauch gemacht wird. Selbstverständlich kann nur die anatomisch richtig gebaute Einlage wirksam sein. Unsere Aufgabe besteht darin, nach Verletzungen am Fuß die Schwäche des Halte- und Bewegungsapparates zu bekämpfen. Es kommt darauf an, die anatomisch richtige Stellung von Ferse und Vorderfuß festzuhalten, und hierfür ist das *vorübergehende* Tragen von Einlagen dringend zu empfehlen.

Bei der Anwendung des Kunstbeins begnügte man sich früher damit, den Stumpf in die Manschette hineinzupressen, um einen Ersatz für den ausgefallenen Stütz- oder Bewegungsapparat herzustellen. Die Prothesentechnik ist jetzt weitgehend verbessert, und ein Zusammenarbeiten mit dem Hersteller ist dem Arzt dringend anzuraten.

X. Verletzungen des Schädels.

Die Häufigkeit der Schädelfrakturen wird nach einer Statistik, die 43 000 Fälle umfaßt, auf 6,36% angegeben (MATTI). Davon entfallen 3,52% auf den Gehirnschädel und 2,84% auf den Gesichtsschädel. Überwiegend ist das männliche Geschlecht betroffen (nach BRUNS 90%), und zwar besonders im 3.—5. Lebensjahrzehnt. Bei Verkehrsunfällen stehen nach KIRSCHNER die Schädelverletzungen mit 28% aller Verletzungen an erster Stelle.

1. Gehirnschädel.

a) Konvexitätsfraktur.

Die Frakturen des Schädeldaches werden in der Hauptsache durch direkte Gewalteinwirkung hervorgerufen (Sturz und Schlag auf den Kopf, Schußverletzung). Am häufigsten ist das Stirn- und Scheitelbein betroffen; selten sind Verletzungen des Hinterhauptbeins. Aus den elastischen Eigenschaften des Schädels ergibt sich für die Frakturen der Schädelkonvexität die Form des Biegungsbruches. Die Tatsache, daß die innere Corticalisschicht stärker bricht als die äußere, beruht nicht auf größerer Sprödigkeit derselben, sondern ist rein mechanisch durch die Richtung der brechenden Gewalt von außen nach innen zu erklären. Die getroffene Stelle des Schädeldaches erfährt zunächst eine Abplattung, wobei die Teile der Tabula ext. zusammengedrückt, die der Tabula int. auseinandergerückt sind (vermehrte Zugspannung); in letzterer beginnt die Fraktur und dehnt sich weiter aus (Impressionsfraktur).

Der Form nach unterscheidet man Spaltbrüche (Fissuren), Stück- oder Splitterbrüche und Lochbrüche. — Die *Fissuren* durchsetzen den Knochen in Form von Rissen oder Sprüngen. Sie kommen allein oder kombiniert mit Frakturen vor. Bei einer das Schädelgewölbe horizontal umkreisenden Fissur kann dieses abgehoben werden (Deckelfraktur). Beim *Stückbruch* wird ein Schädelstück aus dem Zusammenhang mit dem übrigen Knochen herausgelöst; bei Splitterbrüchen handelt es sich um mehrere Fragmente von verschiedener Gestalt und Größe. Bisweilen strahlen sie von einem gemeinsamen Mittelpunkt radiär aus (Sternfraktur). *Lochbrüche* treten hauptsächlich nach Schuß- oder Stichverletzung auf. Der Substanzverlust ist abhängig von der Größe und Durchschlagskraft des einwirkenden Körpers.

Nach Grad und Ausdehnung unterscheidet man Frakturen mit und ohne Depression. Wenn die ganze von der Bruchlinie umschriebene Knochenpartie eingedrückt ist, spricht man von peripherer Depression; im Gegensatz dazu wird die trichterförmige Impression der Mitte des Fragments als zentrale Depression bezeichnet, wobei in manchen Fällen die Ränder noch haften können. Bei den Depressionsfrakturen ist die

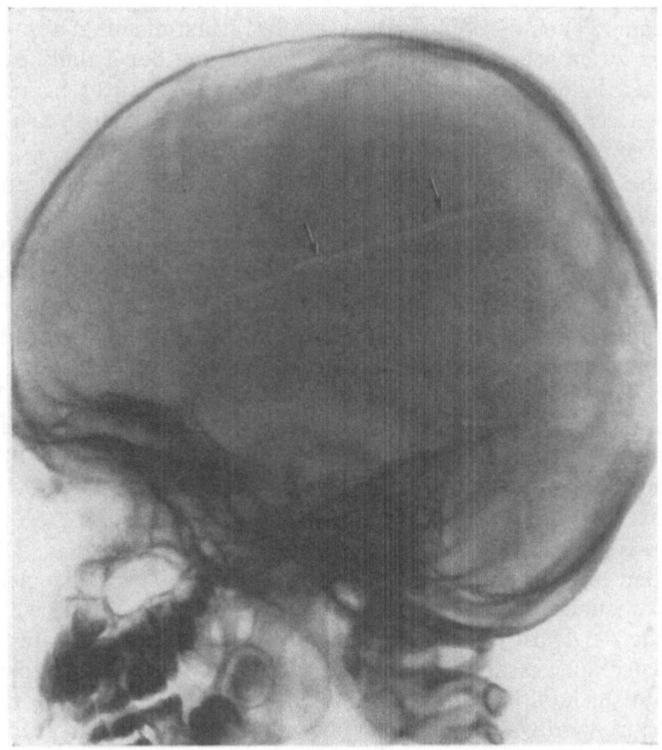

Abb. 12. Fraktur linkes Scheitelbein. (6jähriger Knabe vom Auto überfahren.)

Tabula interna in zahlreiche Fragmente gebrochen, die bisweilen in die Hirnmasse verlagert werden.

Geburtsfrakturen des Neugeborenen treten auf als löffel- oder trichterförmige Impressionen des Schädeldaches und sind auf den Geburtsakt zurückzuführen.

Die *Diagnose* der subcutanen Konvexitätsfraktur ist häufig schwierig. Der umschriebene Druckschmerz ist wegen der Schmerzempfindlichkeit der gleichzeitig verletzten Kopfschwarte nicht eindeutig auszuwerten. Auch bei gleichzeitig bestehender Weichteilwunde ist die Diagnostik erschwert, wenn es sich um eine geschlossene Fraktur handelt. Fissuren werden daher meist nicht erkannt. Handelt es sich um Fissuren mit Dislokation der Bruchstücke gegen die Schädelhöhle oder Splitterbildung, so ergibt die Palpation Crepitation und abnorme Beweglichkeit.

Impressionen sind durch Betastung festzustellen; dabei ist zu beachten, daß das eingedrückte Bruchstück durch intrakraniellen Druck wieder in normale Lage gehoben werden kann. Ferner ist es schwierig, eine Impression von subperiostalem Hämatom zu unterscheiden. Eine Klarheit kann nur durch *Röntgenaufnahme* geschaffen werden; stereoskopische Bilder sind vorzuziehen. Bei der Auswertung sind Gefäßfurchen, Knochennähte und Impressiones digitatae abzugrenzen.

Offene Frakturen sind dagegen leicht zu diagnostizieren, da durch Auseinanderziehen der Wundränder die Frakturstelle offen zutage tritt. Dabei ist zu entscheiden, ob nur eine Verletzung der Tabula ext. oder der ganzen Knochendicke vorliegt. Je enger die Fraktur begrenzt ist, desto sicherer ist eine Splitterung der Tabula int. anzunehmen. Diese ist bei Depressionsfrakturen meist mehrfach gebrochen.

Da die Prognose weitgehendst von Gehirnkomplikationen abhängig ist, so steht die Rücksicht auf diese bei der *Behandlung* im Vordergrund. Subcutane Konvexitätsfrakturen ohne erkennbare Impression werden konservativ behandelt mit längerer absoluter Ruhigstellung entsprechend den für Commotio cerebri maßgeblichen Grundsätzen. — Bei offenen Frakturen des Schädeldaches bildet den Kernpunkt die Verhütung der Infektion, die nur durch operatives Vorgehen zu erreichen ist. Nach Abklingen der Schockwirkung erfolgt unter aseptischen Kautelen Wundrevision aller Schichten: gründliche Excision der Weichteile, Freilegung der Bruchlinien und Entfernung von Knochensplittern. Primärer Wundverschluß kann angeschlossen werden, außer wenn eine Beteiligung des Sinus frontalis und oberen Augenhöhlenrandes vorliegt.

Impressionsfrakturen müssen operativ behandelt werden. Die Elevation der eingedrückten Knochenstücke erfordert bisweilen Anlegung einer Trepanationsöffnung, um das Instrument einzuführen. Durch Eröffnung der Dura nahe der Frakturstelle kann ein subdurales Hämatom sicher ausgeschlossen werden. Blutung aus Duragefäßen wird durch Umstechung gestillt. Ist eine zuverlässige Blutstillung nicht zu erreichen, so wird von primärem Wundschluß abgesehen und Tamponade aufgelegt. Da die Operation der Impressionsfraktur keine dringliche Indikation darstellt, soll sie erst vorgenommen werden, wenn der infolge gesetzter Hirnschädigung vorhandene gesteigerte intrakranielle Druck wieder zur Norm gebracht wurde (MONRO).

b) Schädelbasisfraktur.

Über die Berechtigung, Konvexitätsbrüche von Basisfrakturen abzugrenzen, wurden gelegentlich Zweifel erhoben, weil in einer großen Zahl der Schädelfrakturen Schädeldach und -basis gleichzeitig betroffen sind. Es erscheint aber vom topographischen und klinischen Standpunkt diese Unterscheidung durchaus begründet, besonders im Hinblick auf Verlauf und Prognose. Außerdem stehen bei Konvexitätsfrakturen Läsionen der Hirnrinde und bei Basisfrakturen solche der Hirnnerven im Vordergrund.

Die überwiegende Mehrzahl der Schädelgrundbrüche betrifft die mittlere Schädelgrube. Dabei werden in der Regel zwei quere Verlaufsrichtungen beobachtet: die eine erstreckt sich parallel der Längsachse der Felsenbeinpyramide, die andere befindet sich weiter vorn im großen Keilbeinflügel. Es handelt sich vorwiegend um durch indirekte Gewalteinwirkung entstandene Frakturen, und zwar Berstungsbrüche durch seitliche Kompression des Kopfes, bisweilen kombiniert mit Biegungsbrüchen (Überfahrung, Pufferquetschung, Fall, Schlag, Sturz vom Dach

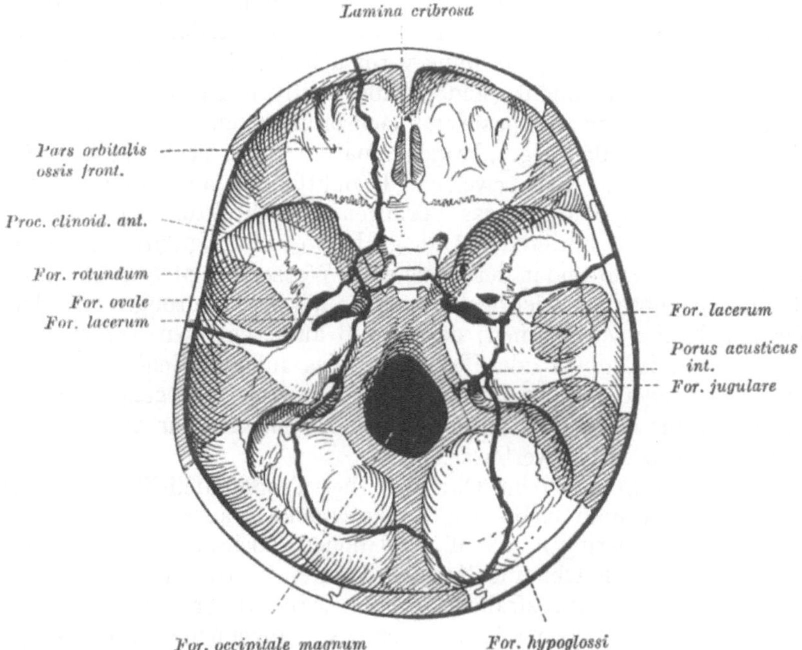

Abb. 13. Darstellung der Schädelbasis mit einigen Frakturlinien. Die schraffiert gezeichneten Bezirke der Schädelbasis sind die sog. festen Teile, die von den Bruchlinien meist nicht getroffen sind. (Ergänzt nach einer Vorlage aus CORNING. Nach ANDREESEN.)

usw.). Auch Verkehrs-, Betriebs- und Sportunfälle stellen eine häufige Entstehungsursache dar. Durch Kompression des Schädels in der Längsrichtung entstehen längs verlaufende Frakturlinien, die in allen 3 Schädelgruben auftreten können. Bei Sturz aus der Höhe kommt es gleichzeitig zu einer Druckwirkung der Wirbelsäule auf die Kondylen des Hinterhauptbeins, wobei die Bruchlinien in das Foramen magnum auslaufen oder dieses umkreisen *(Ringfrakturen)*. Selten ist die Entstehung einer Basisfraktur vom Gesichtsschädel aus. Isolierte unvollständige Berstungs- oder Biegungsbrüche werden besonders in der vorderen Schädelhöhle beobachtet.

Die durchschnittliche Sterblichkeitsziffer bei Schädelbasisfrakturen beträgt nach K. H. BAUER 39,2%. Die meisten Verletzten starben in den ersten 2 Tagen infolge der Hirnverletzung.

Die Erscheinungen der Schädelbasisfraktur sind mittelbar und sehr verschieden nach Sitz und Form der Verletzung. Die *Diagnostik* ist in der Hauptsache aus indirekten Symptomen, besonders Störungen des Schädelinhaltes, auch seitens der Hirnnerven, abzuleiten. Anamnestische Angaben über Unfallhergang sind wegen der meist vorhandenen Bewußtlosigkeit nicht zu erfahren; diese ist nicht unbedingt durch begleitende Commotio, sondern auch durch Schockwirkung zu erklären. Es sind daher besonders die Ergebnisse der klinischen, serologischen und Röntgenuntersuchung zu berücksichtigen.

Das Auftreten eines *Blutergusses* an regionären Haut- und Schleimhautstellen ist nur dann auszuwerten, wenn feststeht, daß er nicht durch unmittelbare Weichteilquetschung verursacht wurde. Für eine Fraktur der vorderen Schädelhöhle sind subkonjunktivale Blutungen dann als Zeichen anzusprechen, wenn sie erst nach Stunden oder Tagen auftreten. Ebenso ist auch das sog. „Brillenhämatom" erst nach einem freien Intervall diagnostisch zu bewerten. Exophthalmus als Ausdruck einer Orbitalblutung spricht für das Vorliegen einer Fraktur. Bei Brüchen der mittleren und hinteren Schädelgrube werden Sugillationen in der Rachenschleimhaut und in der Gegend des Warzenfortsatzes beobachtet. Für die Diagnose am wichtigsten sind anhaltende Blutungen aus dem Ohr, die häufig vorkommen; dabei muß ausgeschlossen werden, daß eine Trommelfellruptur oder Verletzung des äußeren Gehörganges die Ursache ist, oder daß das Blut von außen in den Gehörgang gelangte. Blutungen aus Nase und Mund sind im allgemeinen für die Frakturdiagnose wenig zu verwerten.

Liquorausfluß aus dem Ohr tritt bei Trommelfellriß selten auf. Die Flüssigkeit stammt aus dem Subarachnoidealraum und ist gekennzeichnet durch geringen Eiweiß- und hohen Kochsalzgehalt. Austritt von Hirnmasse aus Ohr und Nase wird selten beobachtet, sichert aber die Diagnose der Basisfraktur. Diese wird weiter gefestigt durch Funktionsausfall einzelner Hirnnerven sowie allgemeine Hirnstörungen (s. Abschnitt c). Den Hirnnervenstörungen ist nach HELLNER die größte Beweiskraft zuzuschreiben.

Die *Röntgendiagnose* ist als diagnostisches Hilfsmittel nicht zu entbehren; sie ist jedoch schwierig und verleitet infolge falscher Wertung der verschiedenen Aufhellungslinien leicht zu Irrtümern; besonders im Bereich der Pyramide muß man vorsichtig mit der Röntgendiagnose sein. Nach HELLNER sind nur 60% der Basisfrakturen röntgenologisch darstellbar. Es bedarf besonderer Aufnahmetechnik, um die oft feinen Sprünge auf dem Röntgenbild festzustellen. Nach K. H. BAUER ist außer den gewöhnlichen Schädelaufnahmen auch eine axiale Basisaufnahme erforderlich. — Es geht daraus hervor, daß die Röntgenaufnahme eine sichere Diagnose auf Schädelbasisfraktur zuläßt, aber bei negativem Befund diese noch nicht ausschließt.

Für die *Behandlung* der Schädelbasisfraktur ist das konservative Vorgehen die Methode der Wahl. Die in den letzten Jahren hervorgetretene radikal operative Richtung, nach der bei Lokalisation in dem Gebiet von Ohr und Nase dem Weiterdringen pathogener Erreger durch

Radikaloperation vorgebeugt werden soll, hat keine allgemeine Anerkennung gefunden. Vielmehr wird die von K. H. BAUER begründete Einstellung von der überwiegenden Zahl der Chirurgen gebilligt, der vor übereifrigem Operieren warnt, dabei aber eine Zusammenarbeit mit dem Nerven-, Augen- und Ohrenarzt als wertvoll anerkennt.

Die konservative Behandlung ist sorgfältig und methodisch durchzuführen; sie besteht in unbedingter Bettruhe. Der Schock, die wichtigste Komplikation bei Schädelverletzungen, wird in den ersten Tagen durch Excitantien bekämpft. Wiederholte Zufuhr kleiner Blutmengen (125—250 ccm) wird von MUNRO empfohlen. Röntgenaufnahmen werden grundsätzlich erst nach einigen Tagen vorgenommen. Ausgenommen sind die Fälle, bei denen eine Verletzung der A. meningea med. oder eine Impressionsfraktur vermutet wird (SCHREDL). Die häufig bestehende motorische Unruhe wird mit Luminal oder Brompräparaten bekämpft; dagegen dürfen Morphiumpräparate bei erhöhtem intrakraniellem Druck nicht angewendet werden. MUNRO weist darauf hin, daß der Tod bei Schädelhirnverletzten infolge Atemlähmung eintritt, und daß Morphium eine dämpfende Wirkung auf die Atmung hat. Anwendung einer suspendierten Eisblase auf den Kopf hat meist einen günstigen Einfluß auf Kopfschmerzen und Gehirndruck. Flüssige und kochsalzfreie Ernährung wird in den ersten 8 Tagen durchgeführt. Bei Blut- oder Liquorausfluß aus dem Ohr darf zur Verhütung einer Infektion nicht getupft oder gar gespült werden, sondern es wird ein aseptischer Schutzverband angelegt.

Die Bekämpfung des *Hirndrucks* steht im Vordergrunde, der an dem Verhalten von Puls, Temperatur und Atmung erkennbar ist. Die dehydrierende Wirkung von hochprozentigen Kochsalz- und Traubenzuckerlösungen ist nach K. H. BAUER nicht sehr groß und betrifft nicht die Hirnschwellung. Dagegen ist die *Lumbalpunktion* wirksam, wodurch häufig auch die Beschwerden gebessert werden. Die frühe und häufige Lumbalpunktion muß als ungefährlich bezeichnet werden; naturgemäß wird der Liquor mikroskopisch und bakteriologisch untersucht, um eine auftretende Meningitis rechtzeitig zu erkennen. Nach LENHARTZ sprechen Eiweißmengen, die $^1/_4$% übersteigen, im allgemeinen für Meningitis. — Die Entlastungstrepanation als letztes Mittel, den Druck im Schädel auszugleichen, hat nach K. H. BAUER eine sehr hohe Mortalität.

Dagegen ist Indikation zur Operation bei *Meningeaverletzung* gegeben. Als Trepanationsstelle wird mit Rücksicht auf die Topographie der A. meningea med. von CUSHING die Schläfengegend empfohlen. — Eine *Meningitis* als Folge einer fortschreitenden Infektion tritt verhältnismäßig selten auf. Im beginnenden Stadium und bei örtlicher Begrenzung können durch breite Eröffnung der Schädelhöhle gelegentlich Erfolge erzielt werden. Für operative Heilung einer ausgesprochenen Infektion bestehen jedoch kaum Aussichten.

Die Behandlungsdauer bei Schädelbasisfraktur richtet sich nach der begleitenden Gehirnschädigung und ihren Spätfolgen.

c) Beteiligung des Gehirns und der Hirnnerven bei Schädelfraktur.

Die Mitbeteiligung des *Gehirns* bei Schädelfraktur erfolgt in verschiedenem Umfange und bestimmt weitgehend die Prognose. Die seit alter Zeit bestehende Unterscheidung in Hirnerschütterung (Commotio), Hirndruck (Compressio) und Hirnquetschung (Contusio) ist zweifellos nach den neueren Forschungsergebnissen problematisch, da in der Mehrzahl der Fälle die Verletzungsformen in wechselnder Kombination auftreten. Nach klinischen Gesichtspunkten ist es häufig unmöglich, eine Hirnerschütterung von einer Hirnquetschung abzugrenzen; es besteht kein prinzipieller, sondern nur ein gradueller Unterschied. Die allgemeine Betrachtungsweise läßt es aber gerechtfertigt erscheinen, die klassische Unterteilung beizubehalten.

Bei der **Commotio cerebri** sind pathologisch-anatomische Veränderungen noch unbekannt. Zahlreiche Erklärungsversuche wurden angestellt, die wieder von anderen Untersuchern als unzulänglich abgewiesen wurden; eine konkrete Beweisführung ist schwer zu erreichen. Man nimmt an, daß es sich um eine molekulare Schädigung des ganzen Gehirns handelt, wahrscheinlich mit schnell ausgleichender Druckschwankung im Blutliquorsystem und unter Bevorzugung der Hirnbasis und des verlängerten Marks. Die klinischen Erscheinungen sind charakteristisch durch akuten Beginn und Flüchtigkeit der Erscheinungen, ferner durch das Fehlen von Herdsymptomen. Es werden in wechselnder Stärke beobachtet: ohne Vorboten eintretende Bewußtlosigkeit, die Minuten oder Stunden andauert, ferner von seiten des vegetativen Nervensystems Übelkeit, Brechreiz, Herabsetzung des Blutdrucks und der Temperatur, Vasolabilität, Augenmuskelstörungen. Späterhin zeigt sich retrograde Amnesie, dagegen bleiben keine Lokalerscheinungen zurück. Bei der Lumbalpunktion zeigt sich eine Erhöhung des Hirndrucks. Ein wichtiges Zeichen ist die *retrograde Amnesie*; diese besteht darin, daß der Verletzte sich an die näheren Umstände in der dem Unfall vorausgegangenen Zeit nicht mehr erinnert. Im weiteren Verlauf können seelische und geistige Störungen auftreten, ferner Charakterumstellung, Störungen des Auffassungs- und Kombinationsvermögens.

Die *Behandlung* ist rein konservativ und besteht in absoluter Ruhigstellung mit Absonderung, Leseverbot, blander Diät, Vermeidung von Alkohol und Nicotin, Stuhlregelung. In der ersten Zeit empfiehlt sich medikamentöse Belebung der Herztätigkeit (Coramin), bei Kongestionserscheinungen wird Eisblase angewandt. Bei Unruhe werden Hypnotica verabfolgt (Luminal, Bellergal) oder Brompräparate. Bei Blutdrucksenkung bewährt sich intravenöse Traubenzuckerapplikation (50 bis 200 ccm). — In der Nachbehandlung ist auf die Vorbeugung von Spätfolgen zu achten; es ist bekannt, daß auch nach leichten Fällen von Gehirnerschütterung sich schwere Folgeerscheinungen ausbilden können, die auf neurologischem Gebiet liegen. Die Häufigkeit hysterischer Überlagerung wird besonders bei Versicherten beobachtet. Es ist daher zweckmäßig, den Neurologen auch schon bei Frühfällen hinzuzuziehen. Im allgemeinen werden Späterscheinungen vermieden, wenn die Schonung der Verletzten nicht zu kurz bemessen wird. Durch Ausdehnung der Bettruhe ist vielfach ein schnellerer Eintritt der Arbeitsfähigkeit zu erzielen; die Dauer derselben muß abhängig gemacht werden von dem Gesamteindruck des Kranken und seinem subjektiven Befinden. Es kommt nicht zum wenigsten auf den seelischen Kontakt zwischen Arzt und Kranken an, der ein einigermaßen sicheres Urteil erlaubt und für die Betreuung solcher Kranken notwendig ist (FLECK und HENZLER).

Wenn der kurzdauernden Bewußtlosigkeit ein Zustand von Verwirrtheit folgt, der tagelang andauert, so ist mit dem Vorliegen eines stärkeren Schädigungsgrades zu rechnen. — Die **Contusio cerebri** ist gekennzeichnet durch anatomisch erkennbare Schädigung des Nervengewebes mit organischen Reiz- und Ausfallsymptomen. Die traumatische Einwirkung ist lokalisiert an der Verletzungsstelle, bisweilen durch Contrecoup an der gegenüberliegenden Seite oder auch multipel. Die Erscheinungen, die nicht durch Hirndruck verursacht werden, verlaufen schwerer als bei der Commotio. Es können auch dauernde Schädigungen der Hirnfunktion zurückbleiben. Die Herdsymptome können fehlen, wenn die Verletzung die sog. „stummen" Gehirnabschnitte betrifft.

Die **Compressio cerebri** wird verursacht durch Steigerung des intrakraniellen Druckes infolge Blutungen, Gehirnödem sowie auch Meningitis. Das klinische Bild ist charakterisiert durch das freie Intervall, das beim akuten Hirndruck mehrere Stunden bis zum Eintritt der Erscheinungen dauern kann, und das ein wichtiges Unterscheidungsmerkmal gegen Commotio und Contusio bildet. Am schnellsten erfolgt neben cerebralem Erbrechen der Verlust des Bewußtseins; dieses kann bei Ausgleich der Zirkulationsstörungen wiederkehren. Bei weiterem Fortschreiten treten Symptome ein, die vom verlängerten Mark und Hirnstamm ausgelöst werden. Der Puls ist im Anfang durch Reizung des Vagus verlangsamt, späterhin durch Lähmung der Nerven beschleunigt. Die Atmung ist im Anfangsstadium beschleunigt; allmählich tritt Verlangsamung ein bis zum Übergang in den CHEYNE-STOKESschen Typus. Stauungspapille, die nach GRÄFE durch venöse Stauung bedingt wird, ist beim akuten Hirndruck nicht konstant im Gegensatz zur chronischen Form. Die Herdsymptome in der motorischen Region zeigen sich anfangs in Reizerscheinungen (Zuckungen und klonische Krämpfe), im vorgeschrittenen Stadium in Lähmungen. Auch an den Augen treten motorische Störungen hervor: im Reizstadium Augenablenkung von dem gestörten Rindenzentrum weg, im Lähmungsstadium Drehung der Augen zum Krankheitsherd. Der Ausgang der Gehirnkompression ist von ihren Ursachen bestimmt. Die Behandlung hat eine Druckverminderung anzustreben durch Lumbal-, Ventrikelpunktion oder Entlastungstrepanation.

Eine weitaus günstigere Prognose haben *Hirnschädelbrüche bei Kindern.* Diese haben trotz gesteigerter Frequenz bei Verkehrsunfällen eine geringere Sterblichkeitsziffer als Erwachsene. Die kommotionellen Erscheinungen sind auffallend gering, und Lähmungen bilden sich weitgehend zurück. Spätschäden werden selten beobachtet (nach SORREL in 2,5% der Fälle). LOMBARD erklärt die günstigen Ausgänge durch die Unversehrtheit des Kreislaufs und Nervensystems. Deshalb kann man bei Schädelbasisfrakturen der Kinder sich abwartend verhalten; bei Pupillenstarre und fehlenden Reflexen verschlechtert sich jedoch die Prognose. Operative Eingriffe sind nur bei umschriebenen Blutungsherden der Dura angezeigt. Nach ANDREESEN muß in manchen Fällen mit der Möglichkeit der Spätepilepsie gerechnet werden, deshalb sind Röntgennachschaubilder erforderlich.

Traumatische Epilepsie im Anschluß an Schädelfrakturen ist im allgemeinen selten; eine Ausnahme bilden die Schädelschußverletzungen, wobei die Frequenz auf etwa 30% angegeben wird. Man unterscheidet Frühepilepsie im unmittelbaren Anschluß an das Trauma und Spätepilepsie, die sich erst nach Monaten oder Jahren einstellen kann. Die Prognose einer Schädelfraktur wird durch die letztere Form ungünstiger, zumal eine spontane Heilung meist nicht zu erwarten ist. Dagegen hat die bei oberflächlicher Zerstörung einer Zentralwindung auftretende Form der Rindenepilepsie (JACKSON) eine Neigung zur Spontanheilung. *Therapeutisch* kommt frühzeitige Trepanation mit Entfernung von Knochensplittern, Narben, Cysten usw. in Frage. Nach MATTI beträgt bei traumatischer Epilepsie selbst bei Friedensverletzungen, bei denen die Gehirnschädigungen sich meist in engeren Grenzen halten, die operative Heilungsziffer annähernd 50%.

Verletzungen der Gehirnnerven bei Schädelfrakturen kommen verhältnismäßig häufig vor und sind von erheblicher diagnostischer Wichtigkeit. Sie können direkt durch Knochensplitter, Schuß- oder Stichverletzung erfolgen; im Vordergrund steht jedoch die indirekte Entstehungsweise (Quetschung an der Austrittsstelle oder im intrakraniellen Abschnitt, Kompression durch Bluterguß, Aneurysma, Callus sowie Entzündung). Die durch Kontinuitätstrennung hervorgerufenen Nervenläsionen treten unmittelbar nach dem Trauma auf und sind meist irreparabel, während die durch andere Ursachen bedingten sog. „Spätlähmungen" oder Paresen allmählich zurückgehen oder ausheilen können. Am häufigsten ist der Facialis betroffen, an zweiter Stelle der Acusticus und Abducens; auch der Opticus ist häufig in Mitleidenschaft gezogen, während Verletzungen der übrigen Nerven seltener beobachtet werden.

d) Gefäßverletzung bei Schädelfraktur.

Den Blutungen aus einem intrakraniellen Gefäß oder Sinus bei geschlossenen Schädelbrüchen kommt wegen der Druckwirkung auf das Gehirn eine große Bedeutung zu. Es handelt sich um fortschreitende Blutungen, die zwischen Dura und Schädelknochen liegen (extra- oder epidurales Hämatom), oder die sich unter der Dura ausbreiten (subdurales Hämatom).

Das am häufigsten vorkommende *extradurale Hämatom* entsteht in der überwiegenden Zahl durch Verletzung der A. meningea media; häufig besteht gleichzeitig Ruptur eines größeren Sinus. Es ist meist in der mittleren Schädelgrube lokalisiert (Haematoma temporoparietale). Weniger häufig ist die Quelle der Blutung der hintere Ast des Meningealgefäßes (Haematoma parieto-occipitale). Nach KRÖNLEIN unterscheidet man das diffuse Hämatom, das die ganze Konvexität der entsprechenden Schädelhälfte betrifft, und das circumscripte.

Die *Symptome* stellen sich mit Zunahme der Blutung und der stärker werdenden Verdrängung des Gehirns unter dem Bilde zunehmenden Hirndruckes dar. Charakteristisch ist ein sog. freies Intervall; dieses fehlt nur, wenn die begleitende Hirnverletzung unmittelbar einen Bewußtseinsverlust verursacht. Das klinische Bild des zunehmenden Hirndruckes zeigt Reizsymptome bis zu den ausgeprägten Lähmungserscheinungen; es treten hervor Halbseitenlähmung, JACKSON-Lähmung und Pupillendifferenz (K. H. BAUER). Die anfänglich bestehende Verwirrtheit des Verletzten geht sukzessive in tiefe Bewußtlosigkeit über.

Die *Diagnose* stützt sich auf Anamnese, positiven Röntgenbefund, Hemiplegie oder Aphasie, Drucksteigerung des Liquor. Häufig treten jedoch diese diagnostischen Merkmale nicht eindeutig hervor, so daß nach MUNRO die exakte Erkennung eines epiduralen Hämatoms die schwierigste Aufgabe bei allen kraniocerebralen Traumen darstellt. Für die Röntgendiagnose sind Stereoaufnahmen wünschenswert; auf dem Seitenbilde lassen sich bisweilen Frakturlinien nachweisen, die den Arterienverlauf kreuzen. Hemiplegien und Krämpfe kommen nur vor, wenn die größte Dicke des Hämatoms über der motorischen Rinde zu liegen kommt, was nicht sehr oft der Fall ist (MUNRO). Von besonderer praktischer Bedeutung ist ferner die von MATTI hervorgehobene Möglichkeit, daß nach kaum angedeuteten initialen Reizsymptomen der ganze mittlere Teil der Symptomenkurve des Hirndruckes übersprungen werden, und der Patient in wenigen Minuten an katastrophal einsetzenden Lähmungssymptomen zugrunde gehen kann.

Die *Prognose* ist stets ernst zu beurteilen im Hinblick auf die hohe Sterblichkeitsziffer (90%).

Die *Behandlung* muß frühzeitig einsetzen und besteht in Trepanation; gegebenenfalls wird der Sitz der Blutung durch Probebohrung sichergestellt. Bei der Operation muß das Hämatom vollständig entfernt und die Rupturstelle unterbunden werden. Eine Eröffnung der Dura empfiehlt sich zur Druckentlastung. Bei negativem Befund auf der einen Seite wird die operative Freilegung auf der anderen Seite durchgeführt (K. H. BAUER). In der Nachbehandlung wird Bluttransfusion vorgenommen; postoperatives Ödem ist wirksam durch Lumbalpunktion zu bekämpfen.

Das *subdurale Hämatom* entsteht durch Verletzung des Sinus, meist des Sinus longitudinalis sup., häufiger der Arachnoidal- bzw. Piagefäße. Es ist in der Regel an der Konvexität nahe der Falx cerebri meist diffus ausgebreitet. Druckerscheinungen treten erst allmählich auf, so daß das freie Intervall mehrere Wochen andauern kann, da in dem vorgebildeten Raum sich größere Blutungen ausdehnen können. Die ausgeprägten Drucksymptome sind mit den Erscheinungen bei extraduralem Hämatom weitgehend übereinstimmend. Bei der Trepanation werden nach Ausräumung des Blutergusses verletzte Gefäße unterbunden. Die Versorgung einer Sinusverletzung gestaltet sich häufig schwierig; sie erfolgt nach Freilegung desselben durch seitliche Naht oder durch Tamponade mittels Aufdrückens eines Muskelstückchens. Eine Unterbindung ist am Sinus longitudinalis zu vermeiden, da sie oft sofortigen Kollaps und Lähmungen der basalen Kerngebiete zur Folge hat (HEYMANN).

Während Verletzungen der Carotis int. bei Schädelfrakturen sehr selten sind, wird die Ausbildung eines *Aneurysma arterio-venosum* infolge Verletzung der A. carotis cerebralis häufiger beobachtet, besonders bei Frakturen der mittleren Schädelgrube. Das auffallendste Symptom ist der pulsierende Exophthalmus und das systolische Geräusch. Es besteht ferner Lidödem, Lähmung der motorischen Augennerven, Stauungspapille und später Sehnervenatrophie. Die Prognose ist ungünstig; Spontanheilung durch Thrombosierung tritt selten ein. Bisweilen wird durch fortgesetzte digitale Kompression der Carotis Erfolg erzielt.

2. Gesichtsschädel.

Die Frakturen der Gesichtsknochen betragen etwa 2,5% aller Knochenbrüche, wobei der Unterkieferbruch im Vordergrund steht. Nach den vorliegenden Statistiken ist das 3. Lebensjahrzehnt bevorzugt. Der Entstehung nach handelt es sich vorwiegend um direkte Gewalteinwirkungen und in der überwiegenden Mehrzahl um komplizierte Frakturen, da die Bruchstelle mit Nasen-, Mund- und Nebenhöhle im Zusammenhang steht.

a) Jochbeinfraktur.

Die Brüche des Jochbeins mit dem Jochbogen entstehen durch Fall, Stoß, häufig durch Hufschlag. Es finden sich selten einfache Brüche, am häufigsten ist die Impressionsfraktur in Richtung der von außen einwirkenden Gewalt. Dabei kann der ganze Knochen nach Fraktur seiner Fortsätze aus dem Zusammenhang mit den übrigen Gesichtsknochen gelöst sein. Häufig bricht mit dem Jochbein der Proc. zygomaticus des Oberkiefers ab, wobei die Bruchlinie in den Canalis infraorbitalis verläuft; hierbei kann der II. Ast des Trigeminus verletzt werden. Die Fraktur kann auch auf die Augen- und Oberkieferhöhle übergreifen, bei schweren Formen auf die Schädelbasis.

Die *Diagnose* bietet keine Schwierigkeiten. Nach Abklingen der Weichteilschwellung ist die örtliche Eindellung erkennbar. Durch Palpation von außen und der Mundhöhle her ist abnorme Beweglichkeit des Fragments nachweisbar. Schwieriger ist die Mitverletzung benachbarter Gesichtsknochen festzustellen, zumal das Röntgenbild keinen sicheren Befund bietet. Im allgemeinen ist aus den Blutergüssen unter der mitverletzten Haut auf die Ausdehnung der Verletzung zu schließen. Bei Verletzung des N. infraorbitalis besteht Herabsetzung der Sensibilität an der Wange, Nase und Oberlippe.

Die *Behandlung* der geschlossenen Jochbeinfraktur ist konservativ. Sie heilt im allgemeinen unter geringer Callusbildung in 3—4 Wochen aus. Bei Dislokationen ist zur Vermeidung von entstellenden Abflachungen Reposition des eingebrochenen Abschnitts vorzunehmen. Diese erfolgt zweckmäßig in örtlicher Betäubung durch einen 1 cm langen Hautschnitt, von dem aus der eingebrochene Knochenteil mit Elevatorium herausgehebelt wird. — Bei komplizierten Frakturen besteht die Gefahr infektiöser Entzündungen, die sich zu gefährlichen Phlegmonen und gelegentlich eitriger Meningitis ausbreiten können.

b) Fraktur des Nasengerüstes.

Die Frakturen des Nasenbeins erfolgen fast ausschließlich durch direkte Gewalt und sind meist mit Brüchen oder Verbiegungen der Nasenscheidewand verbunden. Es handelt sich in der Regel um Quer-, seltener Schrägbrüche. Durch Impression nach dem Naseninnern entsteht die charakteristische Abplattung („traumatische Sattelnase"), bei seitlicher Dislokation ein Schiefstand der Nase (Deviationsfraktur). Bei stärkerer Gewalteinwirkung kommt es gleichzeitig zu Frakturen des Siebbeins, Stirnbeins, Oberkiefers sowie der Schädelbasis. Durch Dislokation kann auch eine Verengerung oder Stenosierung des Tränennasenkanals herbeigeführt werden. Die Prognose ist abhängig von der Entstehung einer Infektion des Verletzungsgebietes (Periostitis, Perichondritis, Nekrose), da es sich infolge Schleimhautverletzung fast immer um eine offene Fraktur handelt.

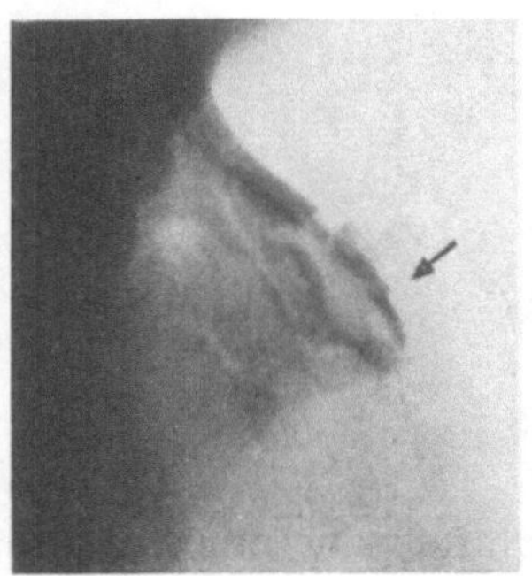

Abb. 14. Nasenbeinfraktur. (32jähriger Mann, Fall auf das Gesicht.)

Bei der *Behandlung* der frischen Nasenbeinfraktur ist die Blutstillung durch Tamponade der Nasenhöhle nur notfalls durchzuführen. Zur Verhütung eines Fortschreitens der Infektion in die Nebenhöhle ist der Tampon häufig zu wechseln und Sekretstauung durch Spülungen zu beseitigen. Extraktion von Knochensplittern ist nicht angezeigt, da diese in weitem Maße einheilen können. LORENZ empfiehlt bei Deviationsfraktur nach Abklingen des Begleitödems gewaltsames Redressieren im Chloräthylrausch durch mittelkräftigen Hammerschlag, wobei sich die Fragmente verzahnen. Bei Impressionsfraktur erfolgt die Einrichtung durch Anhebung des distalen Fragments vom Naseninnern her. — Bei zurückbleibenden Deformierungen des Nasengerüstes kommen spätere plastische Operationen in Betracht.

c) Kieferfraktur.

Bei den Frakturen des *Oberkieferkörpers* unterscheidet man nach LE FORT verschiedene Typen. Durch Gewalten, die von vorn oder seitlich auf den unteren Teil des Oberkiefers einwirken, entsteht die sog. doppelte Transversalfraktur, wobei der harte Gaumen mit den Alveolarfortsätzen und dem unteren Teil der Flügelfortsätze des Keilbeins abgesprengt wird. Häufiger tritt durch Sturz aus erheblicher Höhe oder Hufschlag eine totale Absprengung beider Oberkiefer vom Schädelgrund ein; dabei kann es zur gleichzeitigen Auslösung beider Jochbeine

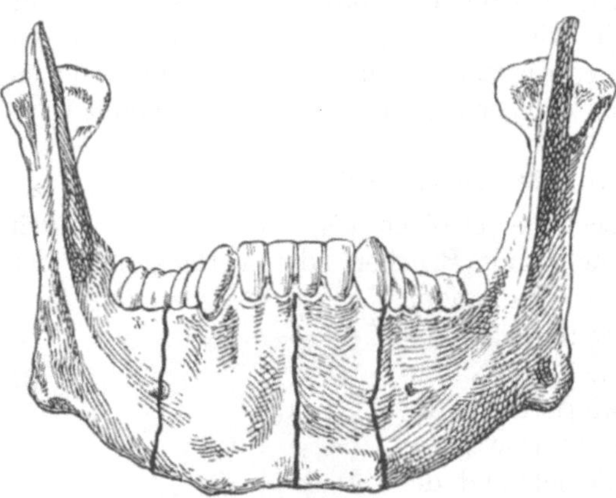

Abb. 15. Typische Frakturlinien im mittleren Abschnitt des Unterkieferbogens. (Nach MATTI.)

kommen. Daneben werden Frakturen durch indirekte Gewalteinwirkung (Fall auf das Kinn, Stoß auf die Nasenwurzel) beobachtet. Hierbei können beide Oberkiefer in der Mittellinie getrennt werden. Abbrüche der *Oberkieferfortsätze* kommen vor bei Stoß gegen die Zähne (Alveolarfortsatz) oder gleichzeitig mit Nasenbeinfraktur (Proc. frontalis). Isolierte Gaumenfortsatzfrakturen werden ausgelöst durch Pfählungsverletzung von der Mundhöhle aus.

Die *Symptome* der Oberkieferfraktur treten meist deutlich hervor. Blutung aus Mund und Nase, Schleimhautrisse, abnorme Beweglichkeit und Verschiebung der Zähne sind diagnostische Merkmale. Bei Druck auf die Zahnreihe des Oberkiefers von unten nach oben besteht starke Schmerzhaftigkeit. Ferner zeigt sich Erschwerung des Mundöffnens sowie des Sprechens und Kauens. Bei Eröffnung des Sinus maxillaris tritt bisweilen Hautemphysem auf. — Die *Prognose* ist günstig, da Infektionen des Wundgebietes selten eintreten.

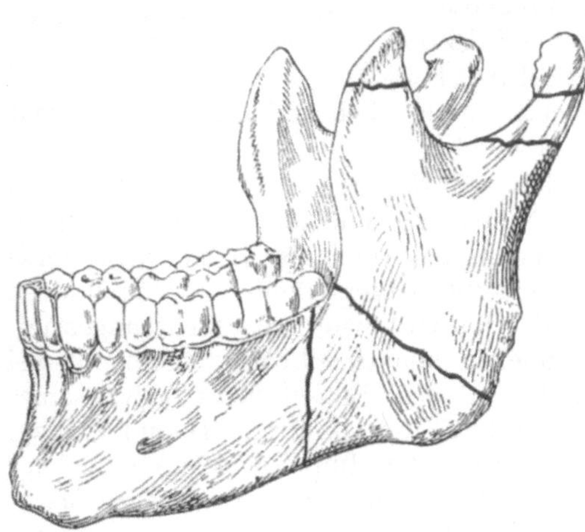

Abb. 16. Typische Frakturlinien im seitlichen und vertikalen Abschnitt des Unterkiefers. (Nach MATTI.)

Die *Behandlung* hat in erster Linie durch Mundpflege gegen Infektion vorzubeugen. Flüssige Ernährung, gegebenenfalls durch Schlundsonde, wird in der ersten Zeit durchgeführt. Bei Dislokationen werden in gemeinsamer Behandlung von Arzt und Zahnarzt Drahtschienen an die Zahnreihen angelegt.

Unterkieferfrakturen sind häufig (etwa 1% aller Frakturen); dabei ist vorwiegend der Unterkieferkörper betroffen. Die Entstehung ist meist auf direkte Gewalteinwirkung zurückzuführen (Hufschlag, Absturz, Autounfall, Schlägerei, Sportverletzung). Unter den einfachen Kieferbrüchen steht der vertikale Biegungsbruch in der Medianlinie im Vordergrund, ferner an der Übergangsstelle des horizontalen zum aufsteigenden Kieferast. Im mittleren Abschnitt des Unterkieferbogens kann durch zwei seitliche Frakturlinien das Mittelstück herausgesprengt werden. Am Alveolarfortsatz ist die Gegend des Eckzahns der häufigste Sitz einer Fraktur. Der Bruch des Gelenkfortsatzes erfolgt meist direkt durch Stoß gegen das Kinn, häufig mit gleichzeitigem Bruch der Gelenkpfanne; Frakturen des Kronenfortsatzes sind selten.

Die *klinischen Erscheinungen* sind durch typische Dislokationen, die durch Muskelzug hervorgerufen werden, augenfällig. Diese sind an der Stellung der Zähne zu erkennen, die stufenförmig gegen die übrige Zahnreihe zurücktreten. Einfache vertikal verlaufende Frakturen zeigen im allgemeinen keine wesentliche Verschiebung; ebenso werden Frakturen in der Gegend der Backenzähne durch die Kaumuskulatur zusammengehalten. Dagegen wird bei Brüchen im Bereich des Eckzahnes das längere Fragment durch die Zungenbeinmuskeln nach unten und rückwärts verlagert, während das obere durch Wirkung der Kaumuskeln nach oben gezogen wird. Bei Doppelfrakturen des Unterkieferkörpers tritt das herausgesprengte Mittelstück durch Muskelzug nach hinten und unten, wobei die Zunge zurücksinkt und die Atmung behindern kann. Bei Abbruch des Gelenkköpfchens wird der Kieferast mit dem Kinn durch Zug des M. pterygoideus int. nach der verletzten Seite verschoben. Es besteht abnorme Beweglichkeit der Fragmente und ein erheblicher Funktionsausfall, besonders hinsichtlich des Kauaktes. Auch Mundöffnen und Sprechen sind erschwert; infolge Schwellung der Mundschleimhaut und Schluckbehinderung tritt meist starker Speichelfluß ein. Die in der Nähe der Bruchstelle befindlichen Zähne sind meist gelockert. Die Diagnose wird durch das Röntgenbild gesichert; die Frakturlinien sind auf den Übersichtsaufnahmen in den Hauptebenen gut erkennbar.

Die *Behandlung* muß durch Mundhygiene einer Infektion des Frakturgebietes vorbeugen. Die neuzeitlichen Schienungsmethoden, die spezielle zahnärztliche Technik erfordern, stellen ein äußerst dankbares therapeutisches Gebiet dar. Wichtig für den Erfolg ist der rechtzeitige Beginn der Schienungsbehandlung. In besonderen Fällen kann vor Übergang in die spezialistische Behandlung eine provisorische intraorale Schienung erforderlich sein; diese erfolgt am einfachsten durch Befestigung von Drahtschlingen an den Prämolaren von Ober- und Unterkiefer mit Fixierung durch weitere Drähte zwischen oberer und unterer Zahnreihe.

d) Unterkieferluxation.

Die häufigste Form ist die *doppelseitige Luxation nach vorn.* Sie kommt zustande bei extremer aktiver Mundöffnung (forciertes Gähnen, Schreien, Erbrechen); eine seltenere Ursache ist Zahnextraktion, Einführung der Schlundsonde. Dabei tritt das Gelenkköpfchen über das

Tuberculum articulare hinweg und wird hier durch Kontraktion der Kaumuskeln bzw. Spannung des Seitenbandes verhakt. Die sehr dehnbare Gelenkkapsel bleibt intakt im Gegensatz zu allen übrigen Luxationen. Einseitige Verrenkung wird durch Schlag gegen die Wange hervorgerufen. Luxationen nach hinten sind sehr selten und werden fast nur bei Frauen beobachtet. Dabei tritt der Gelenkfortsatz unter den äußeren Gehörgang.

Die *Symptome* sind sehr einfach. Der Mund steht weit offen und kann nicht geschlossen werden. Der Unterkiefer überragt den Oberkiefer nach vorn; das luxierte Gelenkköpfchen steht unter dem Jochbogen. — Bei der einseitigen Luxation ist das Kinn nach der gesunden Seite verschoben, und die Zahnreihen des Ober- und Unterkiefers sind übereinander verschoben („Kreuzbiß").

Die *Behandlung* besteht in Reposition, wobei der Unterkiefer durch Druck beider Daumen auf die Alveolarfortsätze desselben nach unten und hinten geschoben wird. Das Gelenkköpfchen tritt dann über das Tuberculum articulare in die Gelenkgrube, was sich durch plötzliches Nachlassen des Widerstandes kenntlich macht. Bei der Luxation nach hinten wird durch Druck gegen den Unterkiefer nach unten und dann nach vorn reponiert; bisweilen genügt auch gewaltsames Öffnen des Mundes mit dem HEISTERschen Mundsperrer.

In der Nachbehandlung wird für 1 Woche ein Kinnschleuderverband angelegt und flüssige Kost verordnet. Es besteht bisweilen die Neigung zur Rezidivierung (habituelle Luxation); diese erfordert nicht selten operative Behandlung.

XI. Verletzungen der Wirbelsäule.

1. Frakturen.

a) Kompressionsfraktur der Wirbelkörper.

Frakturen des Wirbelkörpers stellen die häufigste Form der Wirbelsäulenverletzung dar. Das mittlere Lebensalter ist am häufigsten betroffen. Nach der Lokalisation sind die Stellen größter Beweglichkeit bevorzugt, die der Gewalteinwirkung die besten Angriffsflächen darbieten. Eine Prädilektionsstelle ist die Grenze der Brust- und Lendenwirbelsäule; nach MAGNUS sind in $^2/_3$ aller Fälle der I. Lendenwirbel, XII. Brustwirbel und II. Lendenwirbel betroffen. An zweiter Stelle der Frequenz steht die obere und tiefe Halsregion, insbesondere die Hals-Brustwirbelgrenze.

Die *Entstehung* der Wirbelkörperbrüche ist auf vertikale Kompression zurückzuführen (reine Kompressionsfraktur); am häufigsten wirkt durch *Hyperflexion* die Gewalt auf die wenig widerstandsfähigen Wirbelkörper ein. Eine Hyperextension ist als Entstehungsmechanismus selten. Da die vorderen Teile des Wirbelkörpers bei der Flexion am stärksten dem Druck ausgesetzt sind, entsteht die typische

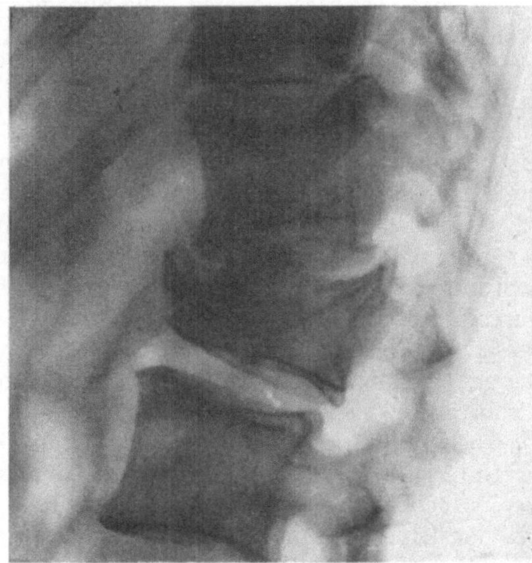

Abb. 17. Kompressionsfraktur des I. Lendenwirbelkörpers. (32jährige Frau, Sprung vom 2. Stockwerk durch das Fenster auf die Straße.)

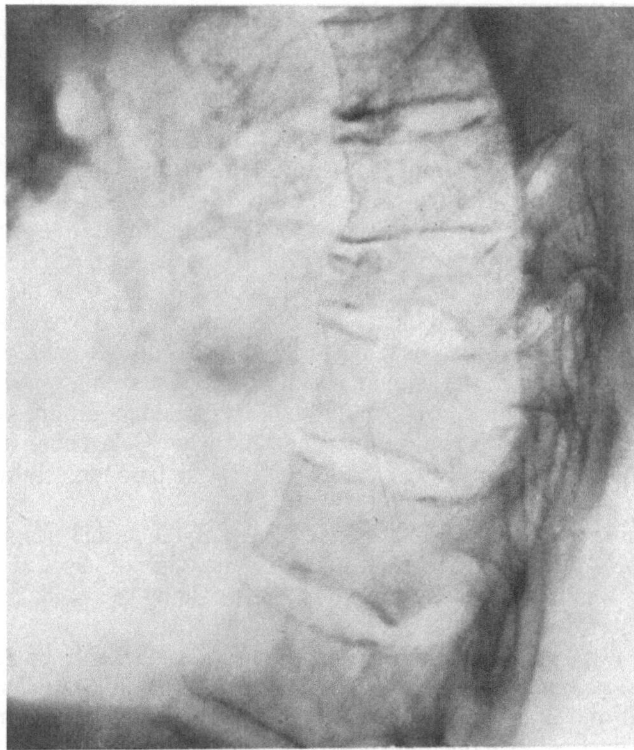

Abb. 18. Kompressionsfraktur des 9. Brustwirbelkörpers. Keilförmige Deformierung des 9. Brustwirbels. Arthrosis def. der Lendenwirbelsäule. (68jähriger Mann, Fall nach rückwärts auf Steinhaufen.)

Keilform mit nach vorn gerichteter Spitze. Die Spongiosa des Wirbelkörpers wird komprimiert, ohne daß die Corticalis sichtbar frakturiert.
Die benachbarten festen und elastischen Bandscheiben halten meist der
starken Gewalteinwirkung stand; gelegentlich treten jedoch auch
isolierte Bandscheibenverletzungen ein, besonders wenn es sich um
Fraktur mehrerer Wirbelkörper handelt. Keilbildung mit seitlicher
Richtung kommt nach MAGNUS dann zustande, wenn die Wirbelsäule
ausnahmsweise stark nach den Seiten gebeugt wird. In der Regel
besteht bei der Kompressionsfraktur eine feste Einkeilung der Fragmente; dabei wird die Höhe des Wirbelkörpers verringert, während der
horizontale Durchmesser sich vergrößert.

Bei herabgesetzter Elastizität kann ein Ausbrechen von einander
getrennten Fragmenten eintreten. Es können Schrägfrakturen durch den
Wirbelkörper erfolgen etwa in der Art, daß ein vorderes oberes Keil-
fragment des Wirbels mit der ganzen oder dem größten Teil der Deck-
platte von der Unterlage abbricht und nach vorn abrutscht (RUGE).
Querbrüche werden beobachtet bei extremer Flexion und gleichzeitiger
Kompression in der Längsrichtung. — Sagittale Längsfrakturen sind
nicht allzu selten; sie sind nach BLUMENSAAT nur möglich, wenn die
Bedingungen zur Überbiegung oder Überstreckung nicht gegeben sind,
und wenn die Kompression sich nur auf eng begrenzte Teile des Wirbelkörpers auswirkt im Sinne der sog. Meißelbruchentstehung.

Die Gelegenheiten zu einer Kompressionsfraktur sind mannigfaltig.
Durch Sturz auf den Kopf entstehen Brüche besonders im Gebiet der
Hals- und oberen Brustwirbel. ROBERTSON berichtete über Halswirbel-
brüche, die beim Tauchen infolge allzu starker Überbiegung der Wirbelsäule nach rückwärts eingetreten waren. Bei Fall auf das Gesäß, z. B.
beim Eislauf oder Sturz vom Baum auf die Füße wurden häufig Lenden-
wirbelfrakturen beobachtet. MAGNUS beschrieb die Wirbelfrakturen im
Bergbau als „alltägliche Verletzung"; dem im Knien oder in Hockstellung arbeitenden Bergmann fällt Kohle oder Gestein ins Genick und
drückt ihn zusammen. Ähnliche Verletzungsbedingungen bieten Verschüttung, Förderungsunglücke, Gebäudeeinsturz, Fall vom beladenen
Erntewagen, Skisprung usw. Neben diesen indirekten Gewalteinwirkungen wird, weitaus seltener, auch direkte Entstehungsweise beobachtet. Schlag in den Rücken durch umstürzenden Baum, Auffallen
rücklings auf eine Treppenstufe und ähnliche Gelegenheitsursachen
können Wirbelfrakturen hervorrufen, die meist besonders schwer verlaufen.

Frakturen des Atlas sind selten. Sie entstehen bei festgestellter
Halswirbelsäule infolge vertikal einwirkender Gewalt, z. B. bei Autounfällen, wenn der Insasse aus sitzender Stellung gegen das Verdeck
geschleudert wird.

Die *Symptome* bestehen in Erscheinungen eines Schocks im Anschluß
an das Trauma. Schmerz an der Verletzungsstelle, Druckschmerzhaftigkeit und Stauchungsschmerz können beträchtlich sein, in manchen
Fällen jedoch so erheblich zurücktreten, daß die Fraktur häufig nicht
erkannt wird. Die auf Kompression der Spinalnerven beruhenden

Gürtelschmerzen sind häufig das einzige subjektive Symptom. Funktionsstörungen treten in verschiedener Stärke auf. Rumpfbewegungen sind eingeschränkt; bisweilen können sich Verletzte aus liegender Stellung nicht aufrichten. Rückwärtsbeugung des Rumpfes ist meist sehr schmerzhaft. Die Tragfähigkeit der Wirbelsäule ist herabgesetzt.

Eine typische Erscheinung ist die traumatische Kyphose an der Frakturstelle. Diese ist bedingt durch die keilförmige Kompression der Fragmente und die Verkürzung der ganzen Wirbelsäule. Der *Gibbus* wird gebildet durch den Dornfortsatz des nächsthöheren Wirbels; je nach dem Grad der Deformierung tritt er als winklige Vorwölbung hervor, bei Fraktur mehrerer Wirbel in einer mehr angerundeten Form. Eine geringgradige Kyphose ist häufig schwer festzustellen, insbesondere an der Lendenwirbelsäule, die normalerweise eine lordotische Form hat. Die Abflachung der normalen Lordose bzw. der Rückenkrümmung ist hierbei für die Diagnose wichtig.

Die *Röntgenuntersuchung* ist für die Diagnose der Kompressionsfraktur entscheidend. Auf der ventrodorsalen Aufnahme sind die Frakturerscheinungen nicht markant; es lassen sich jedoch häufig Verbreiterung und Höhenverminderung des Wirbelkörpers feststellen. Wichtig ist die seitliche Aufnahme zur Darstellung der keilförmigen Deformierung bzw. Verschmälerung eines Intervertebralraumes. Differentialdiagnostisch sind angeborene Schalt- oder Keilwirbel auszuschalten; auch funktionell bedingte Deformitäten können nach W. MÜLLER Formveränderungen an den Wirbelkörpern hervorrufen, die oft weitgehende Ähnlichkeit mit

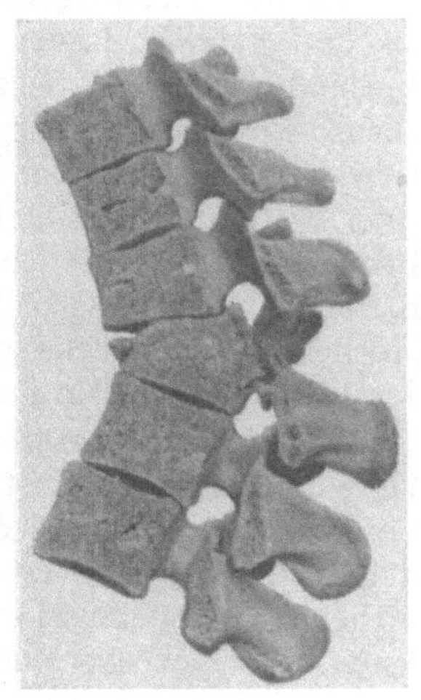

Abb. 19. Biegungsbruch des I. Lendenwirbels (Wirbelsäule in der Ansicht vom Schnitt aus). Verengung des Wirbelkanals durch das Abgleiten des 12. Brustwirbels nach vorn; Verdichtung der Spongiosa durch das Ineinanderstauchen der Knochenbälkchen, Bruch des Wirbelbogens. Das ringförmige obere Bruchstück erscheint nur als kleine abgebrochene vordere Zacke. (Nach BÖHLER.)

echten Frakturen haben. MAGNUS betont daher, daß man niemals aus dem Röntgenbild allein eine Diagnose stellen darf; denn Keilformen kommen bei der juvenilen Kyphose ebenso vor wie bei der senilen osteoporotischen Wirbelsäule.

Die *Heilung* der einfachen Kompressionsfraktur erfolgt durch endostalen Umbau. Periostale Callusbildung erfolgt nicht in dem Maße wie an den Extremitätenknochen (SCHMORL). Es kann Verschmelzung von Wirbeln eintreten, besonders bei Schädigung der anliegenden Intervertebralscheiben, ebenso bilden sich Knochenzacken und -wucherungen, die häufig fälschlich als arthritische Veränderungen gedeutet werden. Während in der überragenden Zahl die isolierten Kompressionsbrüche zu einer vollständigen Heilung gelangen, bleiben in anderen Fällen Restsymptome zurück, die auf sekundärer Deformierung beruhen. Diese ist meist begleitet von lokalen Schmerzen und nervösen Störungen.

Die häufig nach einem freien Intervall auftretende sog. „Spondylitis traumatica" (SCHEDE, KÜMMELL) besteht in fortschreitender Erweichung der Wirbel; sie beruht nach MATTI stets auf einer Wirbelfraktur, wobei zu beachten ist, daß schwere Kompressionsschädigungen der Spongiosa vorliegen können, ohne daß sogleich eine nennenswerte Formveränderung des Wirbelkörpers eintritt.

b) Fraktur der Wirbelbögen und -fortsätze.

Isolierte Wirbelbogenfrakturen sind selten und werden hauptsächlich an der Halswirbelsäule beobachtet; etwas häufiger kommen sie in Verbindung mit Wirbelkörperfraktur vor. Nach SCHMIEDEN sind sie, ebenso wie die Abbrüche der Gelenkfortsätze, fast stets Folgen direkter Gewalteinwirkung. Der Wirbelbogen kann doppelseitig oder nur auf einer Seite einbrechen. Die Gefahr einer Markläsion wird von vielen Beobachtern für erheblich angesehen; BÖHLER leitet dagegen eine Erweiterung des Wirbelkanals ab. Durch Verschiebung des ausgebrochenen Mittelstücks wird die Prognose verschlechtert. Ferner kann durch Calluswucherung eine sekundäre Markkompression eintreten.

Gelenkfortsatzfrakturen sind wegen ihrer geschützten Lage seltene Verletzungen. Das Zustandekommen ist nach KOCH bedingt durch plötzliches Aussetzen jeder muskulären Fixation, so daß die Feststellung durch die Bänder einer im gleichen Augenblick eintretenden seitlichen Gewalteinwirkung nicht standhält. Die Erscheinungen gleichen denen bei einer ein- oder doppelseitigen Luxation. Das auffälligste Zeichen bei einseitigen Gelenkfortsatzfrakturen der Halswirbel ist die Zwangshaltung des Kopfes in Form der Torticóllisstellung (MATTI).

Die **Fraktur des Dens epistrophei** entsteht ebenso wie die Atlasluxation nach vorn durch extreme Beugung des Kopfes. Beide Verletzungen treten demgemäß häufig kombiniert ein. Seltener ist die indirekte Entstehung durch stärkste Spannung des Lig. epistropheo-occipitale. Die klinischen Erscheinungen sind nicht immer charakteristisch. Fehlen von Marksymptomen schließt die Fraktur nicht aus; der Kopf hat die Neigung, vornüberzusinken. Es bestehen Nackenschmerzen, die in Schultern und Arme ausstrahlen.

Die frühere Anschauung, daß es sich um eine meist tödliche Verletzung handelt, besteht nicht zu Recht. Eine knöcherne Konsolidation ist möglich. Es kommen jedoch Fälle vor, bei denen nach primärer Ausheilung der klinischen Symptome und röntgenologisch kontrollierter guter Stellung nach einem Intervall von Monaten oder Jahren durch erneute leichte Gewalteinwirkung Lösung der Fragmente mit schwerer sekundärer Markverletzung und meist plötzlichem Exitus eintritt (RUGE).

Die **Dornfortsatzfraktur** ist nicht allzu selten. Ihre Entstehung durch stumpfe Gewalten erklärt sich durch die exponierte Lage. Stoß oder Schlag sowie rückwärtiges Fallen auf harte Gegenstände können die Verletzung auslösen. Das häufige Vorkommen an der Brustwirbelsäule erklärt sich durch die normale Kyphose dieses Anteils, ferner durch die lange Form der Dornfortsätze und ihre dachziegelartige Anordnung.

Häufiger sind die auf indirekte Weise hervorgerufenen Abrißfrakturen, die sich vorwiegend am VII. Hals- und I. Brustwirbel lokalisieren; nach Ruppauer ist der erstere in 90% der Fälle betroffen gegenüber 50% beim obersten Brustwirbel. Diesen beiden Dornfortsätzen
fällt in besonderer Weise die Aufgabe zu, die Schulterblätter zu halten
(Stamm). Als Ursache der Fraktur ist der Zug der Mm. rhomboideus,
serratus post. sup. und trapezius infolge unkoordinierter Bewegung beim
Heben von Lasten anzusehen. Eine Häufung dieser Verletzungsform
wurde festgestellt bei Ausschachtungsarbeiten, und zwar besonders bei
Leuten, denen die Tätigkeit
ungewohnt war, oder die vorher
längere Zeit pausiert hatten.
Beim Hochwerfen der Erde aus
einer Grube tritt plötzlich blitz-
artiger Schmerz zwischen den
Schulterblättern ein. Ruppauer
berichtet über die gleiche Entstehungsweise bei Schnee-
schauflern, die nur aushilfsweise
beschäftigt wurden. Es wurde
ferner festgestellt, daß die Abrißfraktur besonders beim
Hoch- und Weitschippen eintritt; Lönnerblad schlug daher
die Bezeichnung ,,Schleuder-
bruch" vor. In Deutschland
hat sich die Benennung als
,,Schipperkrankheit" eingebür-
gert; nach Matthes ist in 97%
der Fälle der Abriß beim Schip-
pen entstanden.

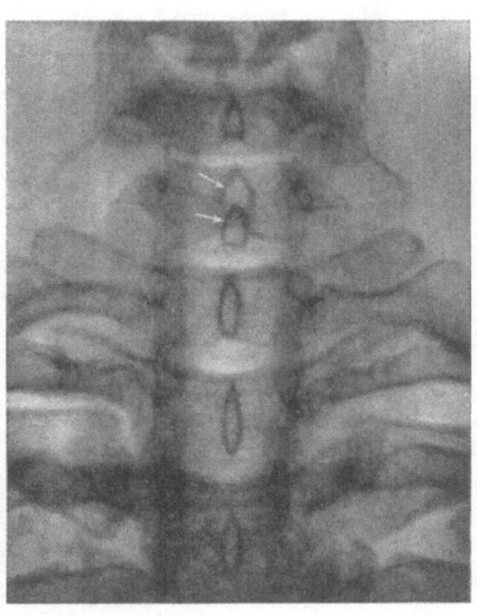

Abb. 20. Dornfortsatzfraktur (frontale Aufnahme).
Oberer Pfeil: Schatten des Dornfortsatzstumpfes
(heller als der Wirbelkörper); unterer Pfeil: disloziertes
Fragment. (Nach Stamm.)

Durch pathologisch-histo-
logische Untersuchungen konnte
nachgewiesen werden, daß der Abrißfraktur der Dornfortsätze *Ermüdungs-
erscheinungen bzw. Insuffizienzschäden der Knochen* zugrunde liegen.
Es handelt sich nach Gerstel um schwere osteoplastische Periostitis,
hochgradige Fibrose des Knochenmarks und Schwunderscheinungen
neben erheblichem Anbau von Spongiosabälkchen im Inneren der Dornfortsätze. Die Ursache ist nicht ein einmaliges Trauma, sondern eine
vorangehende übermäßige Beanspruchung. Die Fraktur entsteht nicht,
wenn der Arbeiter gelegentlich schwer schippt oder hebt, sondern nur,
wenn ungewohnte Arbeit lange Zeit in ermüdendem Rhythmus ausgeübt wurde (Kaspar). Den Abrißfrakturen der Dornfortsätze liegen
demnach dieselben Störungen zugrunde wie bei den übrigen als
,,schleichende Fraktur" bezeichneten pathologischen Knochenbrüchen
(s. S. 6).

Eine einwandfreie traumatische Abrißfraktur wurde in ganz seltenen
Fällen beobachtet, wie z. B. durch Absturz aus großer Höhe auf die

Füße infolge plötzlicher Anspannung der gesamten Körpermuskulatur
(MAGNUS).

Die klinischen *Symptome* zeigen sich in dem nach der Fraktur auftretenden Schmerz, der sich beim Heben der Arme verstärkt. Dieser
wird häufig nicht an der Frakturstelle, sondern tiefer zwischen den
Schulterblättern oder auch in den Schultergelenken verspürt (STAMM).

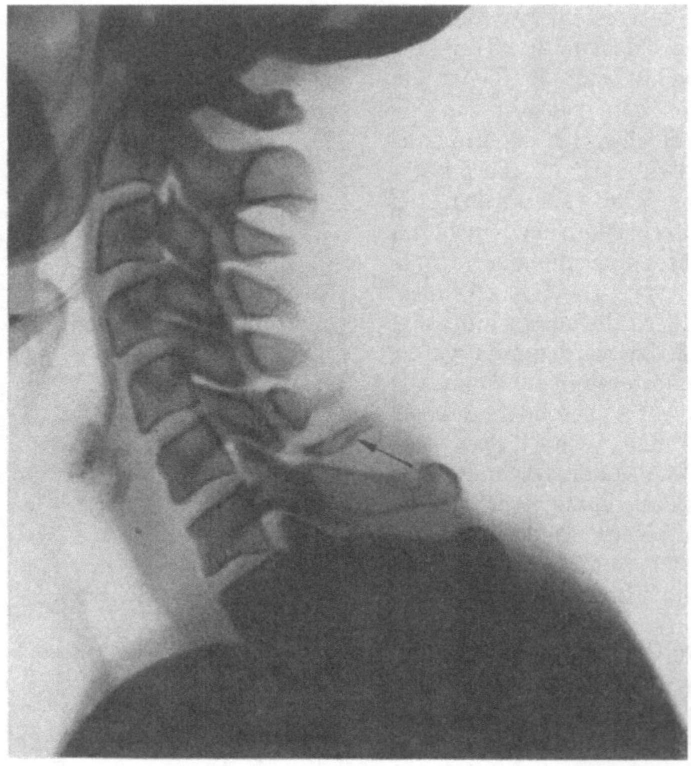

Abb. 21. Überzähliger Dornfortsatz des VI. Halswirbels. Im Bereich des VI. Halswirbels 2 kleinere übereinander gelegene Verdichtungen; die obere stellt dar regulären P. spinosus VI, die darunter gelegene
isolierten Anteil. (Eigene Beobachtung.)

Konstant ist der Druckschmerz über dem verletzten Dornfortsatz, an
dem auch abnorme Beweglichkeit und Crepitation nachzuweisen ist.
Bewegungsbeschränkung zeigt sich beim Erheben der Arme über die
Horizontale; ferner besteht Unvermögen, die Schulter zurückzuziehen
und namentlich Lasten aufzuheben (LUDWIG). Hämatome und
Schwellungen werden bei direkten Frakturen beobachtet. Eine sichere
Diagnose ist nur durch das *Röntgenbild* zu stellen. Die sagittale Auf-
uahme ergibt bisweilen keine einwandfreie Deutung; bei guter Technik
ist der Dornfortsatzschatten nach unten gerückt zu erkennen. Die
seitliche Aufnahme zeigt an den Halswirbeln einwandfrei die Fraktur,
beim 1. und 2. Brustwirbel ist die Darstellung schwierig. Differential-

diagnostisch ist ein Verknöcherungsherd im Verlauf des Nackenbandes auszuschließen. Ebenso kann eine Abrißfraktur vorgetäuscht werden durch einen überzähligen Dornfortsatz, der allerdings sehr selten beobachtet wird (Hübner, Abb. 21).

Querfortsatzfrakturen haben ihren Prädilektionssitz an der Lendenwirbelsäule. Sie kommen isoliert vor oder als begleitende Verletzung bei Wirbelkörperfrakturen; bei letzteren ist der Querfortsatz nicht immer am verletzten Wirbel abgebrochen, sondern mehr oder weniger weit davon entfernt. Während früher die Querfortsatzbrüche für seltene Unfallfolgen gehalten wurden, sind wir in der letzten Zeit durch Statistiken, denen ein großes Beobachtungsmaterial bei Bergwerksarbeitern zugrunde liegt, darüber unterrichtet, daß diese Verletzungsart wesentlich häufiger ist; nach Wiebeck bilden die Querfortsatzfrakturen annähernd die Hälfte aller Wirbelverletzungen. Auch bei Sportunfällen wird über häufiges Vorkommen berichtet, während nach Decoulx und Patoir nur in 6% Frauen betroffen werden.

Am häufigsten tritt die Fraktur am III. Lendenwirbel ein, der die längsten Querfortsätze hat, während der II. und IV. Lendenwirbel zahlenmäßig erst in zweiter Linie stehen. Am seltensten ist infolge seiner geschützten Lage der I. Lendenwirbel sowie der V. Lendenwirbel betroffen. Oft sind mehrere Querfortsätze einer Reihe abgebrochen, wobei ein Querfortsatz übersprungen werden kann; ebenso werden verschiedene Querfortsätze auf beiden Seiten befallen, meist bei gleichzeitigem Vorliegen eines Wirbelbruches.

Der *Entstehungsmechanismus* ist in vielen Fällen der gleiche, der bei Wirbelfrakturen überhaupt in Betracht kommt, z. B. Sturz auf das Gesäß. Leichte Traumen haben sie ebensogut im Gefolge wie die allerschwersten (Ruge, Wiebeck). Direkte Gewalteinwirkung ist eine seltene Ursache, was mit der durch derbes Muskelpolster geschützten Lage erklärt wird. Weitaus häufiger ist die indirekte Entstehungsweise. Bei von außen auftretender Gewalteinwirkung treten in unbewußter Abwehr ruckartige Kontraktionen der Muskelgruppen der Lendengegend ein (Mm. iliopsoas, erector trunci, quadratus lumborum und longissimus dorsi). Die dünnen Ansatzspangen der Querfortsätze können dieser plötzlichen Beanspruchung nicht standhalten und werden abgerissen. Die abgebrochenen Fragmente werden in Richtung des Muskelzuges nach unten und seitlich disloziert. Diese Muskelzugwirkung wurde von Linow bei mehreren Fällen von „Verheben" festgestellt. Für den gleichen Mechanismus sprechen die von Boeminghaus beschriebenen Sportverletzungen (starke Durchbiegung der Wirbelsäule nach hinten beim Kopfsprung sowie lebhafte Bewegung an Turngeräten). Bei Bergleuten, die in Hockstellung arbeiten, erklärt Wiebeck den Vorgang durch ruckartige Drehung des Körpers zur Seite unter schärfster Anspannung der Muskulatur, um der Gefahr herabfallender Kohlemassen zu entgehen.

Die *Symptome* äußern sich in den ersten Tagen in ausgesprochenen Schmerzen im Rücken, die in die Muskulatur des Gesäßes und der Oberschenkel ausstrahlen. Rumpfbewegungen werden von den

Verletzten als schmerzhaft empfunden. Auf der verletzten Seite besteht
Muskelspannung. Die Feststellung lokaler Druckschmerzhaftigkeit über
der Verletzungsstelle ist meist nicht eindeutig; dagegen gibt häufig das
PAYRsche Zeichen einen Anhalt: Schmerzangabe an der Frakturstelle
bei Rumpfbeugen nach der gesunden Seite.

Eine sichere *Diagnose* ist nur auf Grund der Röntgenuntersuchungen
bei wechselnder Projektionsrichtung zu stellen. Der Querfortsatzbruch
zeigt eine deutliche Formveränderung und zackige Bruchlinie. Vor
Verwechslung mit angeborener Spaltbildung im Querfortsatz des
XII. Brustwirbels bzw. I. Lendenwirbels schützt die schmale, gleichmäßige Beschaffenheit des Spalts, das Fehlen einer Richtungsänderung
und doppelseitiges Auftreten. Ferner kann eine Fehldiagnose durch
Vorhandensein einer Lendenrippe, die bisweilen nur einseitig vorkommt,
bedingt sein. Auch der laterale Psoasrand und bindegewebig getrennte
Apophysen können eine Frakturlinie vortäuschen. Schattenbildungen
durch verkalkte Mesenterialdrüsen und Ureterstein sind ebenfalls
differentialdiagnostisch auszuschließen. — Da die klinischen Erscheinungen den bei Dornfortsatzfrakturen auftretenden ähnlich sind, so ist
stets eine Röntgenaufnahme in zwei Ebenen vorzunehmen.

2. Luxationen und Luxationsfrakturen.

Isolierte **Wirbelluxationen** sind außerordentlich selten und kommen
in der überwiegenden Mehrzahl nur an der Halswirbelsäule vor, während
die übrigen Abschnitte nur ausnahmsweise bei Abbruch der Gelenk-
oder Querfortsätze beteiligt sind. Bei totalen Luxationen mit Verletzung der Zwischenwirbelsäule bestehen so zahlreiche Übergänge zur
Luxationsfraktur, daß beide Verletzungsarten in einem Abschnitt
zusammengefaßt behandelt werden sollen.

Eine *Luxation entsteht* dadurch, daß der obere Wirbel sich über den
unteren nach vorn verschiebt, selten nach der Seite, so daß der obere
Gelenkfortsatz mit der hinteren Kante dem vorderen Rande des unteren
aufsitzt oder sich verhakt. Der kopfwärts gelegene Wirbel wird als
luxiert bezeichnet. Die Prädilektionsstelle an den Halswirbeln wird
bedingt durch ihren anatomischen Bau. Die Wirbelkörper haben einen
wesentlich geringeren Durchmesser als die der übrigen Abschnitte, und
die Bandscheiben sind ebenfalls höher. Die Halswirbelsäule ist nach
jeder Richtung biegsamer als Brust- und Lendenwirbelsäule. Man
unterscheidet Beugungs- und Abduktions- bzw. Rotationsluxation.

Die **Flexionsluxation** entsteht durch forcierte Bewegung des Kopfes
gegen den Brustkorb (Stoß oder Fall auf den Kopf oder Nackenschlag).
Sie tritt auch bei doppelseitiger Luxation in Erscheinung. Durch
Klaffen der Wirbel an der Hinterseite zerreißen die Bänder an den
Gelenkfortsätzen, so daß der obere Wirbel nach vorn gleitet. Die
Abduktionsluxation hat durch seitliches Neigen des Kopfes nach der
unverletzt bleibenden Seite eine Hebung des Wirbels auf der luxierten
Seite und Rotation nach vorn zur Folge. Wenn die Spitzen der Gelenk-
fortsätze aufeinanderstehen, liegt eine Subluxation vor. Die Verletzung

wird ausgelöst durch Seitwärtsaufschlagen mit dem Kopf beim Sturz, Kopfsprung.

Die nicht fixierten Luxationen der Halswirbelsäule stellen schwere Verletzungen dar; durch die begleitende Rückenmarkschädigung tritt in kurzer Zeit Lähmung des Atemzentrums ein. Die Sterblichkeitsziffer wurde von SCHMIEDEN auf 75% berechnet. Die Luxation des *Atlas* nach vorn verläuft immer tödlich infolge der Markschädigung am Zahn des Epistropheus. Beim Abbruch desselben wird er mit dem Atlas, an dem er durch das Lig. transversum festgehalten ist, nach vorn verschoben, so daß das Mark in dem entstandenen Raum ausweichen kann.

Die *Symptome* sind häufig charakteristisch. Bei der *Biegungsverrenkung* ist der Kopf nach vorn geneigt. Der Dornfortsatz des luxierten Wirbels ist tiefer zurückgewichen. Es bestehen Schmerzen und Muskelspannung. Bei der *Rotationsverrenkung* sind die Symptome verschieden, je nach dem Grad derselben. Liegt eine vollständige Luxation vor, dann ist der Kopf nach der verrenkten Seite geneigt, und das Kinn nach der gesunden gedreht. Bei Subluxation ist der Kopf nach der gesunden Seite geneigt.

Diagnostisch ist die Palpation eines Vorsprungs an

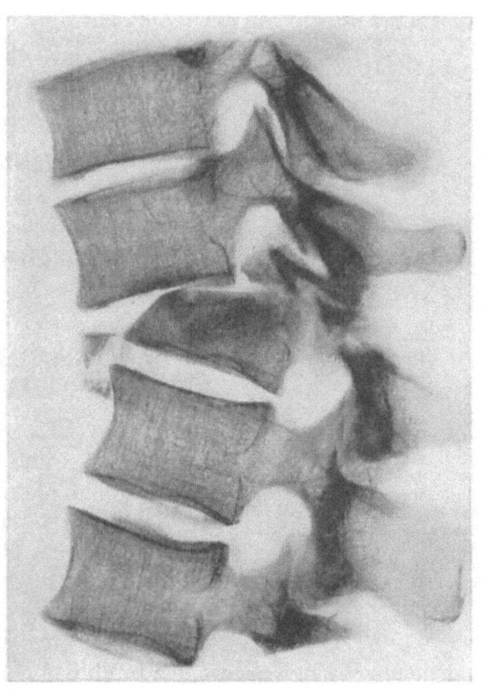

Abb. 22. Luxationskompressionsschrägfaktur des I. Lendenwirbels. (Nach MATTI.)

der hinteren Rachenwand wichtig, wenn es sich um die ersten drei Halswirbel handelt. Die Steifhaltung der Wirbelsäule gibt ein typisches Bild; passive Bewegungen sind schmerzhaft. Schluckbeschwerden infolge Hämatombildung treten bisweilen auf, ebenso neuralgische Schmerzen im Hinterkopf durch Druck auf das Ganglion. Bei Beugungsluxation des häufig betroffenen 5. Halswirbels ist die Beweglichkeit der Halswirbelsäule häufig nicht nennenswert eingeschränkt. Die Röntgenaufnahme erfolgt bei den oberen Halswirbeln durch den geöffneten Mund; bei den unteren ergibt die seitliche Aufnahme wichtige diagnostische Aufschlüsse.

Wenn Seitengelenke und Bandscheibe gleichzeitig betroffen sind, so handelt es sich um *Totalluxation* (HENLE). Dabei gleiten Seitengelenke und Körper des oberen über die entsprechenden Teile des unteren Wirbels. Sie kommen besonders im Bereich der obersten Halswirbel vor. Bei einer

Luxationsfraktur werden gleichzeitig mit der Luxation eines Wirbels ein oder mehrere Wirbelkörper frakturiert. KOCHER hat unter der Bezeichnung *Totalluxationsfraktur* die Verletzungen zusammengefaßt, bei denen die Wirbelkörperfraktur begleitet ist von Luxation beider Seitengelenke. Dabei tritt eine Dislokation erheblicheren Ausmaßes ein mit Raumbeschränkung des Wirbelkanals und Markkompression. Neben der Luxationskompressionsfraktur mit geringer Dislokation entstehen die Schrägfrakturen mit starker Verschiebung. Letztere sind lokalisiert in Abschnitten mit großer Beugungsmöglichkeit, z. B. obere Brustwirbelsäule (MATTI); es ist dabei die hintere Kante der luxierten und die vordere Kante des nächstfolgenden Wirbels betroffen.

Die *Gibbusbildung* ist bei Luxationsfrakturen erheblicher als bei den übrigen Wirbelbrüchen; dabei entspricht der höchste Punkt dem Dorn des frakturierten Wirbels. Das Hauptsymptom ist die Rückenmarkschädigung.

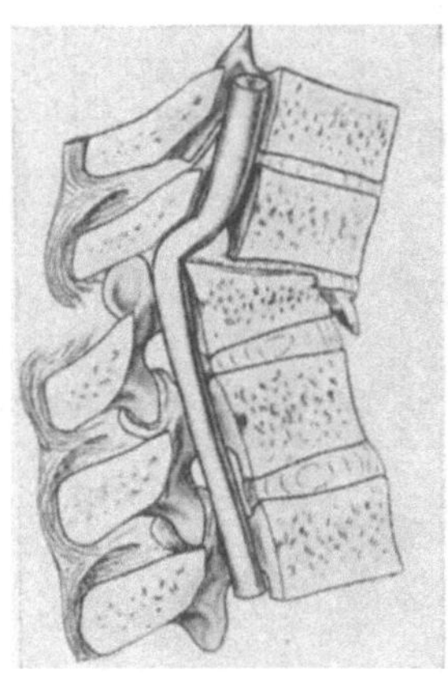

Abb. 23. Durch die Achsenknickung wird das Rückenmark unter Zug gesetzt und über der hinteren oberen Wirbelkörperkante von D 12 geknickt. Durch die Achsenverschiebung des kranialen Anteils des Wirbelrohres nach vorn, wird es außerdem zwischen der Bogenplatte von D 11 und der hinteren oberen Wirbelkörperkante von D 12 gedrückt. (Nach BÖHLER.)

3. Rückenmarksverletzung bei Wirbelfraktur.

Die schwerste Komplikation bei Wirbelfrakturen und -luxationen, die die Prognose in hohem Maße beeinflußt, ist die Verletzung des Rückenmarks. Sie betrifft etwa $^1/_6$ der Fälle, wobei die Halswirbelsäule die stärkste Frequenz zeigt. Sie entsteht durch Verschiebung der Wirbelfragmente oder des oberen Randes des unter dem luxierten Wirbel gelegenen Wirbelkörpers, wodurch das Mark völlig oder teilweise durchquetscht wird. Eine Beteiligung der hinteren Wirbelabschnitte ist maßgebend für die Entstehung der Markschädigung. In den Wirbelkanal eindringende Knochensplitter, die das Mark anspießen oder zerreißen, stammen fast stets von gebrochenen Bogenteilen (RUGE).

Neben den eigentlichen Markverletzungen kann eine Leitungsunterbrechung hervorgerufen werden durch *Kompression* seitens vorgeschobener Fragmente sowie durch subdurale und submeningeale Hämatome (Hämatomyelie). Da letztere sich in kurzer Zeit resorbieren können, so ist die Ausdehnung einer Hemi- oder Paraplegie für den Endausgang nicht entscheidend. Andererseits können bei Kompression nach anfänglich geringfügigen Symptomen infolge aufsteigender Myelitis Verschlimmerungen auftreten.

Es sind partielle und totale Markverletzungen zu unterscheiden. Bei den partiellen ist nur ein Teil des Markquerschnitts betroffen. Es überwiegt dabei die motorische Lähmung, während die sensiblen Ausfälle verhältnismäßig bald sich wieder ausgleichen. Die Sehnenreflexe sind meist gesteigert. Vasomotorische Störungen sind nur geringgradig, Störungen der Blasen- und Mastdarmfunktion fehlen meist oder gehen in kurzer Zeit zurück. Bei der zuweilen auftretenden Halbseitenläsion (BROWN-SÉQUARD), findet sich neben Motilitätslähmung auf der unverletzten Seite eine sensible Lähmung für Schmerz- und Temperaturempfindung (Cyanose) sowie Herabsetzung der Tastempfindung.

Am häufigsten ist die *totale Markläsion*, die das Bild einer vollständigen Querschnittstrennung aufweist. Es besteht eine symmetrische Paraplegie mit dauernder Aufhebung der Sehnenreflexe sowie Lähmung von Blase und Mastdarm. Das BABINSKIsche Phänomen ist meist positiv. Hochgelegene Querläsionen schädigen auch die Darminnervation, so daß sogar paralytischer Ileus entstehen kann. — Bei Verletzung der Cervicalsegmente besteht Paraplegie der Arme und Beine. Lokalisation am 3.—4. Halswirbel verläuft wegen Phrenicus- und Zwerchfellähmung meist tödlich.

Der *Verlauf* bei partiellen Markschädigungen ist in der Regel günstig, besonders wenn nur ein kleiner und tief gelegener Markbezirk betroffen war, oder wenn es sich um Blutung, Ödem und Zirkulationsstörung handelte. Es können aber auch bei vorübergehenden Marksymptomen Störungen an den Extremitäten zurückbleiben. Bei der Querschnittsläsion ist dagegen die Prognose ungünstig, da eine Regeneration des Rückenmarks nicht eintritt. Die Mortalität beträgt durchschnittlich etwa 75% (MATTI). In der Mehrzahl sterben die Verletzten erst nach einigen Wochen oder Monaten an Pneumonie bei aufsteigender Markdegeneration, am häufigsten an den Folgen von Blasenlähmung (Stagnations- oder direkte Infektion durch Katheterismus). Sekundäre Blasensteinbildung wird in der Hälfte der Fälle beobachtet (MAGNUS, HAUMANN). Infolge der Vasomotorenlähmung und trophischer Einflüsse besteht ferner die Gefahr des Decubitus; er verläuft um so schwerer, je früher er eintritt und bildet häufig den Ausgang für Phlegmone und Sepsis.

4. Bandscheibenverletzungen.

Bei Wirbelkörperfrakturen kommt es gelegentlich zu Mitverletzungen der Zwischenwirbelscheiben, ebenso können sie isoliert auftreten durch Stauchung und Überdehnung. Diese Verletzungen wurden durch die Untersuchungen von SCHMORL und JUNGHANNS eingehend gewürdigt. Es treten Zerreißungen der Knorpelplatten ein mit Eindringen von Gewebe der Zwischenwirbelscheibe in die benachbarten Wirbelkörper (SCHMORLsche Knötchen). Ebenso kann es nach Verletzung zu einem Bandscheibenvorfall kommen (Pulposishernie). Nach HART sind diese Prolapse, die eine Raumbeengung des Wirbelkanals hervorrufen, am häufigsten am Lendenabschnitt, am Übergang zum Kreuzbein, lokalisiert; sie können auch ohne Unfallzusammenhang entstehen. Das klinische Bild bietet ausgesprochene Reiz- und Ausfallsymptome. Es treten Schmerzen in wechselnder Stärke auf, Überempfindlichkeit im Lenden- und Gesäßabschnitt ein sowie Taubheitsgefühl an den Beinen und Störungen der Blasen- und Mastdarmfunktion. Durch entsprechende

Röntgentechnik (Myelographie mit Luft, Lipiodol oder Pantopaque) läßt sich die Einengung des Wirbelkanals lokalisieren (HART); die Aufnahme erfolgt im Stehen, weil durch die Belastung der Körperachse der Vorfall deutlicher werden kann.

5. Behandlung.

In der Behandlung der Wirbelfrakturen hat sich in den letzten 20 Jahren ein erheblicher Umschwung der Anschauungen über zweckmäßige Methoden durchgesetzt. Während früher der Grundsatz befolgt wurde, einer nachträglichen Formveränderung des gebrochenen Wirbels und zunehmender Flexionsstellung des oberen Wirbelsäulenteils durch Anlegung eines Stützapparates entgegenzuarbeiten, haben neuere Erkenntnisse zu einer grundlegenden Änderung der Behandlungsverfahren geführt. Es ist das Verdienst von MAGNUS, der, gestützt auf ein großes Beobachtungsmaterial, die Nachteile und unbefriedigenden Heilungsresultate der Gipskorsettbehandlung eingehender Kritik unterzog. Er wies darauf hin, daß die Form der Ruhigstellung zu Knochenatrophie, Gelenkversteifung und Muskelschwund Anlaß gebe, und daß die Verletzten nach einiger Zeit nicht mehr imstande seien, den Stützapparat abzulegen („Korsettkrüppel"). Er führte den Nachweis, daß bei der Kompressionsfraktur die Einkeilung ganz besonders fest ist, und daß eine nachträgliche Lösung oder ein Zusammensinken des gebrochenen Wirbels nicht eintrete. Es wurde der Anschauung Geltung verschafft, daß der unkomplizierte Wirbelbruch keine Sonderstellung einnimmt, sondern wie ein anderer Bruch heilt; die unvermeidbaren anatomischen Veränderungen, die er hinterläßt, haben keine funktionelle Bedeutung. Aus dieser Erkenntnis wurde die Berechtigung einer *konservativ-funktionellen Behandlung* abgeleitet. Diese besteht in flacher Lagerung auf harter Unterlage für 3—4 Wochen; dabei soll der Verletzte Arme und Beine bewegen, während Massage der Körpermuskulatur durchgeführt wird. Nach weiteren 4—6 Wochen wird selbsttätiges Aufsetzen im Bett geübt und nach dieser Zeit Aufstehen und anschließende sportliche Übungen. Die Anwendung von Gipsbett, Korsett sowie Krücken wird nachdrücklich vermieden.

Der konservativen Einstellung bei der Behandlung von Wirbelfrakturen trat BÖHLER (1932) mit seinem Vorschlag der *Reposition* und frühzeitigen Übungsbehandlung im fixierenden Gipsmieder entgegen, der einen lebhaften Meinungsaustausch hervorrief. Das BÖHLERsche Verfahren geht von der Erwägung aus, daß bei Brüchen und Verrenkungen der Wirbel die gleichen Verhältnisse vorliegen wie bei allen anderen derartigen Verletzungsformen. Deshalb muß man auch bei ihnen Dislokationen zum Verschwinden bringen und dann einen geeigneten Verband anlegen, der eine erneute Verschiebung verhindert; gleichzeitig muß man den ganzen Körper üben lassen. BÖHLER faßt die ihn leitenden Gedankengänge folgendermaßen zusammen: „Die möglichst rasche Einrichtung bei Wirbelbrüchen und Verrenkungen ist besonders deshalb dringend notwendig, weil man damit nicht allein die richtige Gestalt der Wirbelsäule und so die Vorbedingungen für die ungestörte Tragfähigkeit und Beweglichkeit wiederherstellt, sondern weil gleichzeitig die Lichtung des Wirbelkanals und der Zwischenwirbellöcher wiederhergestellt und so jeder schädigende Druck auf die noch erhaltenen nervösen Elemente ausgeschaltet wird."

Die Reposition erfolgt durch Überstreckung, wobei sich die Konkavseite der ursprünglichen Biegung verlängert, und dadurch die vorn zusammengepreßten Wirbelkörper aufgerichtet werden. Die Knochenbälkchen entfalten sich dabei, und hinten werden die auseinandergewichenen Teile des Bandapparates, des Bogens und die Gelenk- und Dornfortsätze wieder genähert. Die Technik der Einrichtung gestaltet

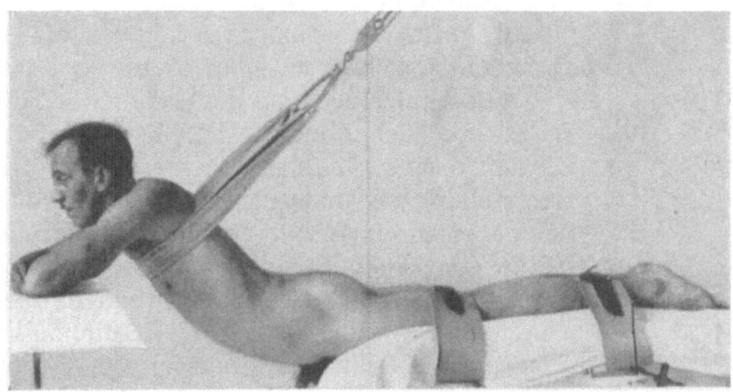

Abb. 24. Durch langsames Anziehen des Flaschenzuges ist der Oberkörper noch weiter gehoben. Die Arme ruhen auf einem Instrumententischchen, damit sie beim Anlegen des Gipsverbandes nicht im Wege sind. Auf diese Weise wird die Lenden- und untere Brustwirbelsäule überstreckt und der Buckel verschwindet. Die keilförmig zusammengepreßten Wirbelkörper entfalten sich wieder, und die verrenkten Gelenkfortsätze gleiten aufeinander. (Nach Böhler.)

sich einfach und wird unter genauester Kontrolle durch seitliche Röntgenaufnahmen durchgeführt. Bei Frakturen und Luxationen an der Brustwirbelsäule wird Rückenlage, an der Lendenwirbelsäule Bauchlage gewählt (s. Abb. 24). Nach örtlicher Betäubung wird der Oberkörper mit einem Flaschenzug in die Höhe gezogen, und durch langsames Anziehen desselben Lenden- und untere Brustwirbelsäule überstreckt, so daß der Gibbus verschwindet. Bei Verletzungen der Halswirbelsäule erfolgt die Reposition in leichter Beugestellung des Kopfes unter Anlegen der Glisson-Schlinge, die mit einem Eisenbügel und einem Flaschenzug verbunden ist, durch gleichmäßigen langsamen Zug. — Nach erfolgter Einrichtung, über die das Röntgenbild Aufschluß gibt, wird die Stellung durch Anlegen eines Gipsmieders (s. Abb. 25) festgehalten, mit dem die Verletzten ohne Lähmungserscheinungen schon am 1. Tage aufstehen und Schulter- und Hüftgelenke bewegen können. Je nach der Schwere der ursprünglichen Verschiebung wird die Ruhigstellung 3—6 Monate bis zur knöchernen Konsolidierung durchgeführt. Das vorübergehend getragene Gipsmieder ist keineswegs mit einem orthopädischen Korsett zu vergleichen, sondern es soll lediglich die Lordosierung der Wirbelsäule bzw. die Form des wieder aufgerichteten Wirbelkörpers aufrechterhalten (Wachs). Über günstige Ergebnisse mit einer Gipsschale von

der Spina scapulae bis zur Gegend der großen Rollhügel mit zwei hand-
breiten Gipsstreifen über den Brustwarzen und oberhalb der Symphyse
wird von KARITZKY berichtet.

Das BÖHLERsche Verfahren gewann in letzter Zeit immer mehr An-
hänger, insbesondere durch den Nachweis, daß Lähmungserscheinungen
beseitigt werden können, wenn diese ursächlich nicht durch Markläsion,
sondern durch Einengung bedingt sind. Die Notwendigkeit, bei Lähmungen zu reponieren, ergibt sich daraus, daß anfangs die Ursache
derselben nicht zu erkennen ist; auch das Röntgenbild läßt hierbei im Stich. Knöcherne Heilung
des aufgerichteten Wirbelkörpers konnte durch Ob-
duktionsbefunde bewiesen werden.

Allgemeine Richtlinien über die Frage, *welche
Behandlungsmethode die günstigsten Aussichten bietet*,
sind abzulehnen, weil sie die Gefahr des Schemati-
sierens mit sich bringen. Vielmehr ist bei jedem
Einzelfall eine wohldurchdachte logische Indikationsstellung zugrundezulegen. In einer großen Zahl
von Fällen wird man mit der einfachen funktionellen
Methode auskommen, die für den Verletzten zu-
träglich und gefahrlos ist. Bei schwer deformierenden
Verletzungen und solchen mit Lähmungserscheinungen verspricht die primäre Einrichtung sehr
günstige Behandlungserfolge; ist das Rückenmark
zerstört, was anfangs nicht sicher zu entscheiden ist,
so ist durch das aktive Vorgehen kein Schaden
entstanden.

Da durch die Methode der unblutigen Einrichtung die Wiederherstellung des Wirbelkanals in
vielen Fällen gelingt, so wird jetzt die Anzeige, den
schädigenden Druck verschobener Fragmente auf
operativem Wege zu beseitigen, erheblich eingeengt.
Neben der Entfernung von Splittern wird als
wichtigste Operation die Laminektomie zur Ent-

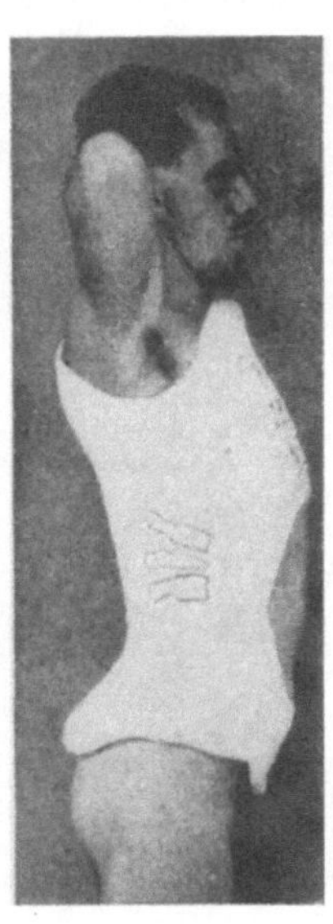

Abb. 25. Gipsmieder bei
einem Kompressions-
bruch des I. Lenden-
wirbels. Starke Lordo-
sierung der Lenden- und
Streckung der Brust-
wirbelsäule.
(Nach BÖHLER.)

lastung des Rückenmarks ausgeführt. SCHMIEDEN beschränkte die
Indikation für operatives Vorgehen auf die späteren Lähmungsfälle,
d. h. nach Ablauf von 3—6 Wochen. Nach seiner Statistik wurden bei
Spätoperationen 19% Heilungen erzielt, bei einer Mortalität von 33%.
FOERSTER empfiehlt dagegen vom neurologischen Standpunkt aus den
operativen Eingriff auch im Frühstadium im Hinblick auf die schwierige
Entscheidung, ob eine frische traumatische Rückenmarkslähmung auf
endgültiger Markzerstörung oder Druckwirkung beruht. BOEHLER lehnt
die operative Entfernung abgebrochener Bogenteile und Splitter als
gefährlich ab, ebenso die Laminektomie, da mit dieser die Sichtung
des Wirbelkanals und der Zwischenwirbellöcher nicht einwandfrei hergestellt werden kann. Dagegen empfiehlt er bei Fällen, wo die Einrichtung wegen Verhakung der verrenkten Gelenkfortsätze nicht gelingt,
Resektion derselben.

Die versteifenden Operationen (ALBEE, HENLE) verfolgen das Ziel, durch Spanverpflanzung ein späteres Zusammensinken der gebrochenen Wirbel zu verhindern. Da dies jedoch sehr selten vorkommt, und die dauernde Herabsetzung der Beweglichkeit der Wirbelsäule sich nachteilig auswirkt, so ist man von dieser Methode immer mehr abgekommen.

Bei den Frakturen der *Dorn- und Querfortsätze* handelt es sich um harmlose Verletzungen, die mit kurzdauernder Ruhigstellung und Heißluftanwendung ausheilen, erfahrungsgemäß um so schneller, je weniger Aufhebens man davon macht. Der Laie neigt jedoch dazu, die Bedeutung dieser Verletzungen zu überschätzen in der Vorstellung einer längeren Arbeitsunfähigkeit. Für den Arzt entsteht daher die Aufgabe, eine psychische Belastung des Verletzten zu vermeiden. Zur Vermeidung ungünstiger Folgeerscheinungen wird daher vielfach empfohlen, die Diagnose nicht mitzuteilen, zumal dies auch für die Behandlung und den Verlauf unwesentlich ist. OSTERMANN kommt auf Grund einer Selbstbeobachtung zu dem Ergebnis, daß die Art der Behandlung gleichgültig ist; dagegen sei es wichtig, daß der Patient nicht erfährt, daß eine Knochenverletzung vorgelegen hat. BÖHLER hebt die ,,Gefahren der Diagnose" hervor und verweist auf einen Ausspruch von HIPPOKRATES über die Vielgeschäftigkeit bei Wirbelbrüchen: ,,Nichtsdestoweniger ist es in jeder Kunst und nicht zum wenigsten in der ärztlichen Kunst schimpflich, viele Umstände, viel Aufsehen und viel Rederei zu machen und hinterher nichts damit auszurichten."

XII. Frakturen am Brustkorb.
1. Rippenfraktur.

Rippenbrüche sind häufige Verletzungen (etwa 12% aller Frakturen). In der Hauptsache ist das 3.—6. Lebensjahrzehnt betroffen, während bei Kindern infolge der sehr erheblichen Elastizität des Brustkorbs eine Rippenfraktur äußerst selten vorkommt. Am häufigsten betroffen sind die 4.—7. Rippe, während die oberen durch ihre Lage geschützt sind, und die unteren beweglichen Rippen Gewalteinwirkungen ausweichen können; das mittlere seitliche Drittel der Rippen ist der häufigste Sitz der Fraktur.

Die *Entstehung* erfolgt durch direkte und indirekte Gewalt sowie durch Muskelzug. Auf *direktem* Wege kommt es zur Rippenfraktur durch Stoß oder Schlag gegen einen umschriebenen Abschnitt des Thorax sowie durch Auffallen auf harten Gegenstand. Nach dem Entstehungsmechanismus handelt es sich in der Regel um Biegungsfrakturen. Die Bruchebene verläuft meist quer, bisweilen schräg oder spiralig; an der Innenseite klaffen die Fragmente stärker auseinander. *Indirekte Rippenbrüche* entstehen durch Kompression des Thorax im queren oder sagittalen Durchmesser. Entsprechend der Biegung nach außen klafft die Fraktur an der äußeren Rippenfläche hochgradiger (MATTI). Vorwiegend ist der vordere Rippenabschnitt betroffen, da

der hintere durch den solideren Bau und die starke Rückenmuskulatur
gestützt wird. — Kommt es zu einer Fraktur mehrerer Rippen, so
handelt es sich meist um eine gleichzeitige direkte und indirekte Einwirkung; die Bruchstellen liegen häufig in einer Linie übereinander.

Rippenfrakturen, die durch *Wirkung eines Muskelzuges* entstehen,
sind selten und in der Regel auf heftige Exspirationsbewegungen
zurückzuführen (Husten, Niesen, Erbrechen usw.). Am meisten sind
die unteren Rippen der linken Seite betroffen (nach BAEHR Schutz
durch die Leber). Die auslösende Muskelkontraktion erfolgt durch das
Zwerchfell, sowie Mm. transversus und Rectus abdominis sowie Obliqui.
Pathologische Frakturen können entstehen bei Tumormetastase sowie
bei Geisteskranken.

Eine besondere Stellung nimmt die *I. Rippe* ein. Diese ist zwar
durch ihre Kürze, Befestigungen sowie durch das Schlüsselbein geschützt.
Es werden jedoch, wenn auch in seltenen Fällen, isolierte Frakturen
der I. Rippe beobachtet, sowohl durch von der Clavicula oder Scapula
übertragene direkte Gewalt (Scherung oder Biegung) als auch indirekt
durch Muskelzug, wobei eine Pleura- oder Plexusschädigung eintreten
kann. — Nach neuzeitlichen Ergebnissen kommen auch *Ermüdungs-*
brüche (schleichende Frakturen) an der I. Rippe als Folge von Über-
belastung vor. In einer Übersicht über 26 Fälle von isoliertem Bruch
der I. Rippe weist HUBER darauf hin, daß bei 10 Fällen die Fraktur
nur als Zufallsbefund erhoben wurde; ebenso wurde eine beiderseitige
Fraktur der I. Rippe ohne vorausgehenden Unfall von WERTHMANN
und SCHOLZ beobachtet. Es ist erwiesen, daß bei einem gleichförmig
sich wiederholenden Arbeitsvorgang, der mit Erheben des Arms über
die Horizontale hinaus verbunden ist (z. B. Tragen von Lasten auf der
Schulter, Heben schwerer Gewichte), die I. Rippe durch den Zug der
Mm. subclavius und serratus ant. im Sinne einer Biegung beansprucht
wird (KASPAR). Diese dauernde Beanspruchung führt allmählich zu
einem Überlastungsschaden ebenso wie es bei Dornfortsatzbrüchen des
Schippers bekannt ist. Als charakteristisch für diese Genese wird von
KASPAR der Röntgenbefund hervorgehoben; der quer verlaufende
Bruchspalt ist völlig glatt, wie abgeschliffen begrenzt mit zartem
sklerosiertem Saum. Auch an der II. und III. Rippe werden Ermüdungs-
brüche bei vorher völlig gesunden Menschen infolge Überlastung des
Schultergürtels durch Muskelzug beobachtet (MATTHES und THELEN).

Für die *klinischen Erscheinungen* der Rippenfraktur ist wesentlich,
ob es sich um einfache oder durch Nebenverletzungen komplizierte
handelt. Dislokationen der Fragmente kommen meist nicht zustande,
weil die benachbarten unverletzten Rippen eine natürliche Schienung
ausüben. Bei multiplen Frakturen kann die Verschiebung in der Seiten-
und Längsrichtung erfolgen. Besonders wird bei Brüchen an der
Knorpelknochengrenze bisweilen eine erhebliche Dislokation beobachtet.

Von den begleitenden Verletzungen ist die Beteiligung der *Thorax-*
organe am wichtigsten. Hämato- oder Pneumothorax deuten auf eine
Verletzung der Lunge hin (s. Abb. 26). Diese kann primär durch die
Gewalteinwirkung oder durch Fragmente hervorgerufen werden; auch

nach längerer Zeit kann es durch ein nach innen gekehrtes Bruchende zu einer Lungenschädigung kommen. Bluthusten ist im allgemeinen keine bedrohliche Erscheinung. Stärkere Blutungen in den Pleuraraum sind in der Regel durch Verletzung der Intercostalgefäße bedingt. — Nicht selten wird die Ausbildung eines *Hautemphysems* beobachtet. Die Luft tritt aus den Alveolen des verletzten Lungenbezirkes in den Pleuraraum, aus dem sie unter die Haut vordringen kann, besonders bei Verklebung der Pleurablätter an der Verletzungsstelle. In der Regel kommt es in wenigen Tagen zur Resorption der Luft. In seltenen Fällen wird die Ausbildung eines universellen Hautemphysems mit dem charakteristischen aufgedunsenen Gesicht beobachtet; durch Ausbreitung in das Mediastinum können schwere Atmungsstörungen hervorgerufen werden. — Bei Brüchen der unteren Rippen sind komplizierende Verletzungen des Zwerchfells, der Leber, Milz, Nieren und des Magendarmkanals selten. Ebenso tritt die Ausbildung sekundärer Lungenhernien bei starkem Hustenreiz und ausbleibender knöcherner Heilung des Rippenbruches nur in seltenen Fällen ein. Sie sind erkennbar durch eine runde Vorwölbung, die beim Husten und Pressen aus dem Thoraxdefekt hervortritt.

Die knöcherne Heilung eines Rippenbruches erfolgt in der Regel in 3—4 Wochen mit mäßiger Callusbildung. Eine

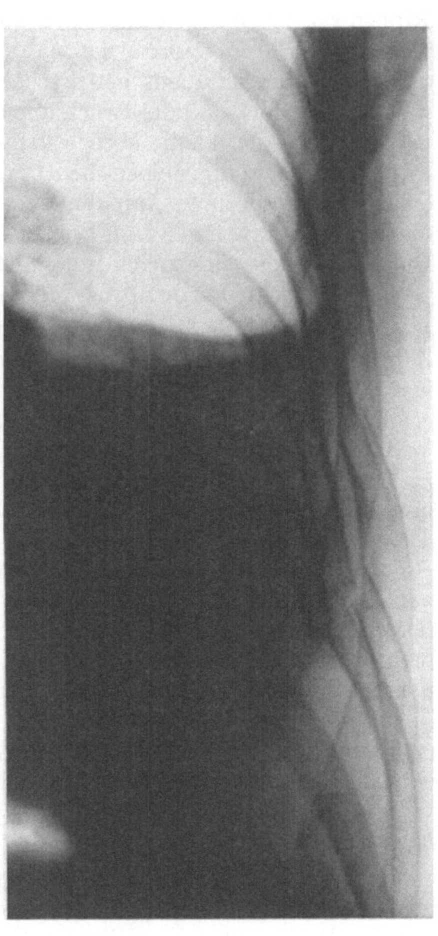

Abb. 26. Laterale Querfrakturen der 5.—9. Rippe mit Hämatothorax. (69jähriger Mann, Fall auf Glatteis.)

stärkere Callusbildung kann Intercostalneuralgie verursachen; diese kann jedoch auch nach einfachen Infraktionen entstehen infolge entzündlicher Veränderungen (MOST). Bei ausbleibender callöser Heilung kann es zur Bildung einer Pseudarthrose kommen; ebenso kann der Bruchspalt bestehen bleiben und zu einer Nearthrosenhöhle umgestaltet werden. — In Ausnahmefällen kann nach anfangs fieberfreiem Heilungsverlauf eine Infektion der Bruchstelle eintreten, deren Entstehung auf hämatogenem

Wege entsprechend der Infektionsart bei der Osteomyelitis zu erklären ist (SCHAJOWICZ).

Die *Diagnose* stützt sich auf die umschriebene Druckschmerzhaftigkeit der Frakturstelle und den indirekten Biegungsschmerz bei Thoraxkompression. Charakteristisch ist die flache Atmung der Verletzten, da tiefe Atmungsbewegungen Schmerzen auslösen. Bei multipler Rippenfraktur ist Crepitation und abnorme Beweglichkeit meist nachweisbar. — Die *Röntgendiagnostik* des knöchernen Brustkorbes gestaltet sich infolge der anatomischen Verhältnisse vielfach schwierig. LOSSEN weist darauf hin, daß die Bruchlinie durch Blut und Gewebsflüssigkeit verwischt werden kann; ebenso kann sich die Bruchlinie bei schräger Projektion der röntgenologischen Darstellung entziehen. Es ergibt sich daraus die Forderung, Aufnahmen in zwei Ebenen durchzuführen, für die hinteren Rippenteile in Rücken-, für die vorderen in Bauchlage. Die Feststellung einer nach innen gelagerten Knochenspange ist röntgenologisch nicht möglich, was für Begutachtungsfragen wesentlich ist.

Die Behandlung ist bei einfachen Rippenbrüchen symptomatisch. Zur Herabsetzung der Schmerzen bei den Atembewegungen und Husten wird für 10 Tage eine Ruhigstellung des Thorax durchgeführt. Diese erfolgt durch dachziegelartig angelegte breite Elastoplaststreifen, dem Verlauf der Rippen entsprechend. Diese erstrecken sich von der medianen Sternallinie bis handbreit über die Wirbelsäule unter Freilassen der Brustwarze; das Anlegen wird in Exspirationsstellung des Thorax vorgenommen. Es eignen sich für diesen Verband auch elastische Binden, die mit Mastisol befestigt werden. Dagegen ist vor der Benutzung von Leukoplast zu warnen wegen der häufig eintretenden Hautreaktion (Dermatitis toxica nach ROST), die bei längerem Kontakt des im Handel befindlichen Heftpflasters mit der Haut auftreten und in ein Ekzem übergehen kann. — Daneben bewährt sich Wärmeanwendung, ferner gegen Hustenreiz Verabreichung von Codein oder Dolantin. Bettruhe ist bei Frakturen ohne Komplikationen nicht am Platze. Im allgemeinen ist nach 4—6 Wochen die Arbeitsfähigkeit wiederhergestellt.

Bei alten Leuten mit Emphysem oder chronischer Bronchitis sind prophylaktische Maßnahmen gegen sekundäre Pneumonie durchzuführen. — Das Hautemphysem wird meist in wenigen Tagen resorbiert; bei zunehmendem Mediastinalemphysem ist operatives Vorgehen angezeigt. Bei parasternalem Sitz der Fraktur wird man an der Bruchstelle eingehen, während in allen anderen Fällen Eröffnung des Mediastinalraumes vom Jugulum her geboten ist (MATTI). — Der Pneumothorax erfordert in der Regel keine besonderen Maßnahmen. Bei zunehmenden Druckerscheinungen ist Punktion und Aspiration mit dem POTAINschen Apparat zweckmäßig; in schweren Fällen ist Thorakotomie und Naht der Lungenwunde angezeigt. Bei hartnäckigem Hämatothorax wird ebenfalls Punktion vorgenommen.

Offene Rippenfrakturen werden mit Anfrischung der Weichteilwunde, Splitterentfernung und primärer Naht behandelt. Bei Infektion wird Tamponade bzw. Drainage durchgeführt.

Frakturen der Rippenknorpel entstehen durch direktes Trauma an der Ansatzstelle an den Rippen oder im Knorpel selbst. Sie können ausheilen oder zur Nekrose Anlaß geben. Es entstehen dann Fisteleiterungen, die eine operative Entfernung des befallenen Knorpelabschnittes erforderlich machen.

Luxationen der Rippen sind außerordentlich selten und treten meist am Sternalende der Rippenknorpel ein.

2. Brustbeinfraktur.

Brüche des Brustbeins sind sehr seltene Verletzungen und werden vor dem 20. Lebensjahre wegen der großen Elastizität des Brustkorbs kaum beobachtet. Die *Entstehung* ist in der Regel auf direkte Gewalteinwirkung zurückzuführen (Stoß, Hufschlag, Pufferquetschung, Verschüttung). Indirekte Frakturen können durch Überstreckung der Wirbelsäule hervorgerufen werden, ferner bei gewaltsamer Beugung des Rumpfes, meist kombiniert mit Wirbelfraktur. Auch durch Aufschlagen des Kinns kann es zu einer Fraktur des Manubrium sterni kommen. — Rißbrüche werden durch reinen Muskelzug hervorgerufen (Mm. recti und sternocleidomastoidei). Von KAZDA wurde dieser Entstehungsmechanismus als typische Turnerverletzung beschrieben, wenn der Turner mit stärkster Muskelanspannung in den Stütz geht, wobei es zu einer Lordose der Hals- und Brustwirbelsäule kommt. Ebenso sind die Brüche, die beim Geburtsakt, beim Husten und Niesen hervorgerufen werden, auf Muskelzug zurückzuführen.

Es handelt sich meist um Querbrüche, die vorwiegend zwischen Manubrium und Corpus lokalisiert sind, am seltensten zwischen Corpus und Proc. ensiformis. Schräg- und Längsbrüche sind äußerst selten; letztere können durch kongenitale Fissur des Brustbeins vorgetäuscht werden. Häufig sind die Sternalfrakturen kombiniert mit Wirbel-, Clavicular-, Scapular- oder Rippenfraktur.

Die *Symptome* bestehen in Schmerzhaftigkeit, umschriebenem Druckschmerz an der Frakturstelle und häufig Hämatom; oft tritt Erbrechen ein. Bei bestehender Fragmentverschiebung ist meist Abweichung des distalen nach vorn und kranialwärts zu beobachten. Dabei ist eine quer verlaufende Vorwölbung sicht- und tastbar, während das Manubrium eingesunken erscheint.

Der Verlauf ist abhängig von Nebenverletzungen, insbesondere der Lungen (Hämoptoe, Hämato- und Pneumothorax). Gefährlich kann bei Ruptur der A. mammaria int. der Bluterguß sich infolge Kompression des Herzens und der großen Gefäße auswirken.

Die *Diagnose* ist im allgemeinen nicht schwierig. Sie ergibt sich aus der Nachgiebigkeit des distalen Bruchstückes bei der Palpation und Crepitation sowie dem lokalisierten Druckschmerz. Die Röntgenaufnahme läßt besonders bei seitlicher Projektion die Fragmentdislokation deutlich erkennen.

Die *Prognose* ist bei einfachen Sternalfrakturen günstig, bei offenen und bei Mitverletzung der Thoraxorgane jedoch ernst; bei Infektion besteht die Gefahr eines Durchbruches in das Mediastinum.

Die *Behandlung* einfacher Brustbeinbrüche besteht in Ruhigstellung in horizontaler Lage mit Kissen unter dem Rücken, kalten Umschlägen und Bekämpfung des Hustenreizes durch Morphiumgaben. Der Ausgleich einer vorhandenen Fragmentverschiebung wird durch allmählich wirkende Überstreckung der Wirbelsäule vorgenommen; dies kann durch Unterpolsterung mit Kissen erreicht werden. Gelingt die Reposition in dieser Weise nicht, so muß bei Kompressionserscheinungen operiert werden. Das vorstehende Fragment wird reponiert oder abgetragen. — Offene Frakturen werden nach den allgemeinen chirurgischen Grundsätzen behandelt. Bei diesen ist für ausgiebige Freilegung und Ableitung wegen der Gefahr einer Mediastinitis zu sorgen.

XIII. Beckenfrakturen.

Frakturen der Beckenknochen treten häufiger auf, als früher angenommen wurde. Zweifellos wurden Frakturen infolge unzureichender Röntgenuntersuchung oder solche ohne funktionelle Störungen (Rißbrüche, Infraktionen) nicht erkannt. Eine Erhöhung der Frequenz ist aber auch auf Zunahme des Verkehrs zurückzuführen. Die Entstehung erfolgt in der Regel durch bedeutende Gewalteinwirkungen, was durch die ziemlich erhebliche Elastizität des knöchernen Beckens bedingt wird. Diese wird erhöht durch die Einlagerung von straffen Bandmassen sowie Knorpelfugen an der Symphyse und dem Ileosacralgelenk; diese Elastizität erklärt auch das seltene Vorkommen der Kontinuitätstrennungen im jugendlichen Alter. Nach dem Verlauf der Bruchlinien unterscheidet man Beckenrandbrüche, die einzelne Beckenteile (Darmbeinschaufel, Kreuz- und Steißbein sowie Sitzbeinhöcker) betreffen. Die andere Gruppe umfaßt die Frakturen des Beckenringes, die weitaus wichtiger sind, und dazu treten noch die Brüche des Acetabulum. Reine Luxationen einer Beckenhälfte sind äußerst selten; diese treten meist mit gleichzeitigem Beckenrand- oder Beckenringbruch auf (Luxationsfrakturen).

Nach dem *Entstehungsmechanismus* kommen Beckenfrakturen durch direkte und indirekte Gewalteinwirkung zustande; außerdem entstehen auch isolierte Frakturen durch Muskelzug. Die direkten Frakturen betreffen insbesondere den vorderen Beckenteil. Die größte praktische Bedeutung haben die auf indirektem Wege entstehenden Frakturen, die durch Kompression zu einer Trennung des elastischen Beckenringes führen. Statt der Frakturen des vorderen Abschnittes des Beckenringes kann auch eine Symphysenruptur erfolgen.

1. Beckenrandfrakturen.

Isolierte **Brüche am Schambogen** entstehen meist durch Fall rittlings mit gespreizten Beinen auf einen harten Gegenstand; der absteigende Schenkel ist häufiger betroffen als der horizontale. Bei letzterem Sitz handelt es sich vorwiegend um Rißbrüche durch Muskelzug (M. pectineus und obturator int.). In der Regel tritt keine Dislokation der Fragmente ein, bei stärkerer Einwirkung eine Verschiebung des Bruchstückes einwärts. — Die klinischen Erscheinungen bestehen in lokalem Bluterguß und Druckschmerz, der auch durch digitale Palpation vom Rectum aus festzustellen ist. Durch Kompression des Beckens im queren Durchmesser kann bisweilen ein Stauchungsschmerz ausgelöst werden. Eine erhebliche Funktionsstörung besteht im allgemeinen nicht; jedoch ist in den ersten Tagen das Erheben des betreffenden Beines aus horizontaler Lage eingeschränkt.

Frakturen der Darmbeinschaufel entstehen meist direkt; dabei kommt es zur Absprengung der Crista oss. ilei, oder die Bruchlinie verläuft nahe der Linea arcuata. Die Richtung der Fraktur kann vertikal oder schräg verlaufen. Von praktischer Bedeutung ist die Querfraktur oberhalb des Acetabulum (DUVERNEYsche Fraktur). Bei dieser tritt durch Verschiebung des oberen Bruchstückes nach aufwärts und außen die Spina iliaca ant. sup. höher, so daß eine scheinbare Verlängerung des Beines besteht; die Entfernung zwischen Trochanter und Malleolus ext. ändert sich jedoch nicht. Neben lokalem Druckschmerz und Hämatom ist häufig abnorme Beweglichkeit des abgebrochenen Darmbeinschaufelteils festzustellen.

Die **isolierte Abrißfraktur der Spina iliaca ant. sup.** ist eine typische Sportverletzung, die im späten Jünglingsalter beobachtet wird. Die Disposition der Altersklasse zwischen dem 15. und 25. Lebensjahr erklärt sich dadurch, daß es sich stets um eine traumatische Epiphysenlösung handelt; die Altersbegrenzung fällt demnach mit Entstehung und Verwachsung des Epiphysenkerns zusammen. Durch plötzliche und unkoordinierte Bewegungen (z. B. Abstoppen im raschen Lauf, Anlauf zum Weitsprung, Ausfallsstellungen mit starker Spreizung des gestreckten Beins, Bremsen beim Skilauf usw.) tritt eine Überspannung des M. sartorius und tensor fasciae latae ein. Diese Muskeln geben der ruckartigen Gewalteinwirkung nicht nach, sondern lösen an ihrem Ursprungsort die Epiphysenzone ab. Von anatomischer Seite wurde auf die Wichtigkeit des M. sartorius für die gesamte Motorik des Beins hingewiesen (BANKI); dieser hat eine regulatorische Funktion, indem er sich bei der kleinsten Bewegung des Beines blitzartig einstellt (PASSARGE). Das abgerissene Bruchstück ist nach unten und außen verschoben und durch Betastung nachweisbar. — Charakteristisch ist der plötzlich einsetzende intensive Schmerz und die Gehbehinderung; das betreffende Bein wird geschont und in leichter Beugestellung und Abduktion, der Rumpf nach vorn und schräg nach der verletzten Seite gehalten (SIEBNER). Beugefähigkeit des gestreckten Beines ist eingeschränkt. Das Röntgenbild zeigt die Dislokation der abgerissenen Spina nach unten und die rechtwinklige Begrenzung der Crista. Differentialdiagnostisch ist eine Abrißfraktur des Trochanter minor durch Fehlen des LUDLOFFschen Zeichens (s. S. 165) auszuschließen.

Ein seltenes Ereignis stellt die *Abrißfraktur* der *Spina iliaca ant. inferior* dar. Auch diese Verletzung ist eine Epiphysenlösung und ereignet sich meist beim Sport durch intensiven Zug des M. rectus femoris, der mit dem Caput longum an dem unteren Darmbeinstachel seinen Ursprung hat. Nach ROTHBART ist der Entstehungsmechanismus zu erklären durch Außenrotation und Vorwärtsdrängen des Caput femoris, wobei das Lig. Bertini samt seiner Insertion abreißt, oder durch plötzliche übermäßige Beanspruchung des M. rectus fem. MATTI führt das Zustandekommen auf gewaltsame Hyperextension des Oberschenkels zurück. Direkte Gewalteinwirkung wurde ebenfalls als auslösende Ursache angesehen, ist aber zweifellos weit seltener. — Die Erscheinungen zeigen sich in plötzlichem Schmerz in der Inguinalgegend, Flexionshemmung und bisweilen Crepitation an der Bruchstelle. Die Röntgenaufnahme in sagittaler Projektion läßt den Abriß erkennen; jedoch muß man sich vor Verwechslung mit Knochenabriß am oberen Pfannenrand hüten; deshalb ist eine Vergleichsaufnahme der unverletzten Seite empfehlenswert.

Das Sitzbein kann durch Fall auf dasselbe vollständig herausgebrochen werden; die Bruchlinie verläuft vorn an dem absteigenden Schambeinast und hinten an der Gelenkpfanne vorbei. Die *isolierte Abrißfraktur des Tuber ossis ischii* ist sehr selten. Es handelt sich um eine typische Sportverletzung im jugendlichen Alter durch indirekte Gewalteinwirkung. Die Apophysenlösung wird beim Laufen oder Springen durch Zug der am Sitzbeinknorren entspringenden Unterschenkelbeuger (Mm. semitendinosus, semimembranosus und biceps fem.) ausgelöst; das Fragment wird dabei abwärts verschoben und ist palpatorisch nachweisbar. Streckfähigkeit des Hüft- und Beugefähigkeit des Kniegelenks sind eingeschränkt. Die Diagnose ist nur durch das Röntgenbild zu sichern.

Das *Kreuzbein* ist traumatischen Einwirkungen ziemlich häufig ausgesetzt. Bei direkter Entstehungsweise durch Hufschlag oder Fall auf die Gesäßgegend verläuft die Bruchlinie meist quer unterhalb der Kreuzdarmbeinfuge, wobei der abgebrochene Teil gegen das Beckeninnere verschoben wird. Querbrüche im oberen Teil sind selten. Durch indirekte von oben über die Wirbelsäule erfolgende Gewalteinwirkung entstehen vertikal verlaufende Frakturen, meist ohne Fragmentverschiebung. Die Diagnostik ist schwierig. Frakturen des unteren Kreuzbeinabschnittes zeigen in der Regel keine schweren Erscheinungen; häufig führen erst lang dauernde Beschwerden beim Sitzen sowie Parästhesien an den unteren Extremitäten auf die Verletzung. Schmerzen werden meist beim Vorbeugen des Rumpfes angegeben, da das Rückwärtsstreben des unteren Kreuzbeinabschnittes durch die Ligg. sacrotuberosum und sacrospinosum verhindert wird, und es dabei zu einer verstärkten Zugwirkung an der Bruchstelle kommt (HERZOG). Durch kombinierte Untersuchung von außen und vom Rectum her ist die Fraktur häufig nachzuweisen. Die Röntgendiagnose bereitet oft Schwierigkeiten. Auf der ventro-dorsalen Aufnahme ist die Fraktur oft nicht erkennbar, eher auf dem seitlichen Bild. — Die Entstehung einer Kreuzbeinfraktur kann durch Vorhandensein einer Spina bifida begünstigt werden (STIEDA).

Steißbeinfrakturen sind nicht häufig, da bei örtlicher Gewalteinwirkung (Fall auf das Gesäß) infolge der gelenkigen Verbindung mit dem Kreuzbein ein Ausweichen nach vorn ermöglicht wird; es kommt daher häufiger zur Luxation des Steißbeines. Es besteht lokale Schmerzhaftigkeit, die sich bis zur qualvollen traumatischen *Coccygodynie* steigern kann. Diese ist gekennzeichnet durch heftige neuralgiforme Schmerzen im Gebiet des Plexus coccygeus, dessen Fasern das Steißbein umgeben. Bei der Diagnose ist zu berücksichtigen, daß häufig Fehlstellungen des Steißbeines, besonders nach vorn, vorliegen. Abnorme Beweglichkeit des unteren Bruchstückes ist durch rectale Untersuchung nachweisbar. Wichtig ist die seitliche Röntgenaufnahme.

Bei traumatischer Schädigung der *Hüftgelenkpfanne* sind zu unterscheiden Frakturen des Pfannenrandes und des Pfannengrundes. Erstere entstehen im Zusammenhang mit Hüftgelenksluxation und stellen sich dar als Abscherungsbrüche des vorstehenden Randes des Acetabulum. Der Nachweis ist nur durch das Röntgenbild möglich. — Die Pfannengrundbrüche entstehen durch die gleiche Gewalteinwirkung, die bei älteren Leuten zur Schenkelhalsfraktur führt (Fall auf die Trochantergegend). Bei fortwirkender Gewalt kann der Oberschenkelkopf durch den frakturierten Pfannenboden in das Beckeninnere treten (Luxatio centralis; s. Abb. 81). Bei Jugendlichen tritt eine Lösung entsprechend des y-Knorpels ein. — Die klinischen Erscheinungen zeigen sich in Funktionsstörung des Hüftgelenks. Das Bein wird in Flexion, Außenrotation und mäßiger Abduktion gehalten (sog. Entlastungsstellung). Es besteht ausgesprochener Stauchungsschmerz bei Druck auf den großen Rollhügel.

2. Beckenringfraktur.

Eine große praktische Bedeutung haben die durch Kompression des ganzen Beckens entstandenen Beckenringbrüche, die mit Trennung des durch die einzelnen Beckenknochen gebildeten elastischen Ringes einhergehen. Entsprechend dem anatomischen Bau sind besonders die Übergangsstellen in dem gewölbten Abschnitt betroffen. Der Bogen des Os pubis und ischii bildet ein flaches, weitgespanntes Gewölbe, das sehr wenig kräftig und zur seitlichen Beckenwand hin nur schlecht abgestützt ist (WALTER). Demnach sind am vorderen Teil am häufigsten betroffen horizontaler Schambeinast, Übergang des absteigenden Schambeins in aufsteigenden Sitzbeinast sowie am Tuber ischii. Am hinteren Abschnitt verlaufen die Bruchlinien vorwiegend vertikal durch das Darmbein neben der Kreuzdarmbeinfuge oder durch das Kreuzbein entlang den Kreuzbeinlöchern. Die Entstehung erfolgt meist durch schwere Gewalteinwirkungen (Überfahrung, Verschüttung, Einklemmung zwischen Eisenbahnpuffern usw.).

Durch quere Zusammenpressung des Beckens erfolgt Fraktur des vorderen Beckenringes an den typischen Stellen mit vertikal verlaufender Bruchlinie und Biegungsbruch der Darmbeinschaufel in vertikaler Richtung (MALGAIGNEsche doppelte Vertikalfraktur). Bei Kompression des Beckens in sagittaler Richtung kommt es zur Lösung der Kreuzdarmbeinfuge oder zur Biegungsfraktur der Kreuzbeinflügel. — Die

Beckenringfraktur ist nach SONNTAG doppelseitig symmetrisch oder halbsymmetrisch sowie einseitig doppelt oder einfach.

Die *klinischen Erscheinungen* bestehen in schlagartig einsetzender Beeinträchtigung der aufrechten Körperhaltung. Entsprechend der Schwere der Verletzung ist meist erhebliche Schockwirkung zu beobachten. Aktive Bewegungen der Beine sind auch im Liegen erschwert, während passive schmerzlos möglich sind. Die Diagnose stützt sich auf

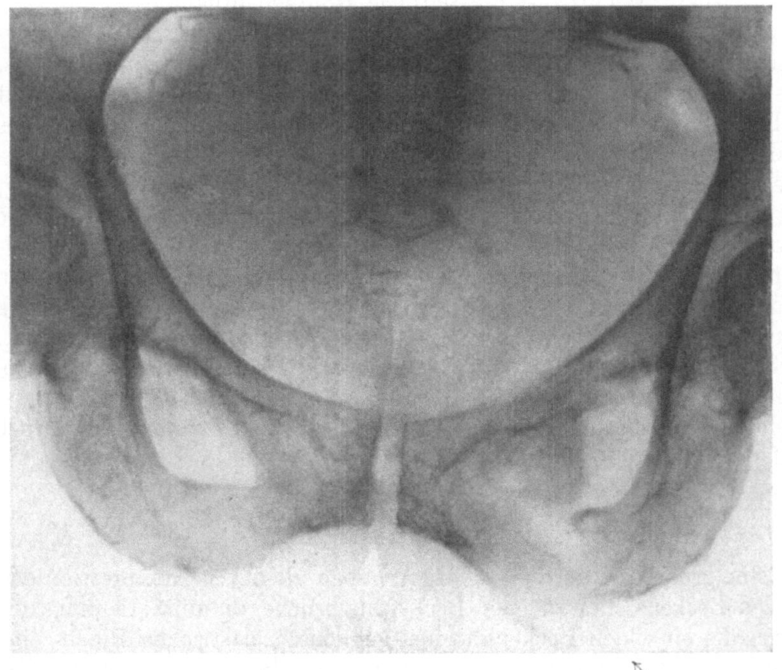

Abb. 27. Linker Beckenringbruch. Frakturen des oberen und unteren Schambeinastes. Bruchstücke des unteren Schambeinastes voneinander disloziert, d. h. das laterale Fragment steht oberhalb des medialen. (69jährige Frau, Überfahrung.)

lokalen Druckschmerz, der am absteigenden Scham- und aufsteigenden Sitzbeinast auch durch Palpation vom Rectum aus nachweisbar ist. Bei querem Zusammendrücken des Beckens kann Stauchungsschmerz ausgelöst werden. Bei der MALGAIGNEschen Fraktur tritt eine Verschiebung des lateralen Fragmentes, das die Gelenkpfanne trägt, nach oben ein, so daß der Beckenkamm der verletzten Seite höher steht. Charakteristisch für Vertikalfrakturen des Beckens ist das positive TRENDELENBURGsche Zeichen (bei Stehen auf dem kranken Bein Senkung der unverletzten Beckenhälfte infolge Ausfalls der Wirkung des M. glutaeus med.).

Für die *Röntgendiagnostik* ist Beckenübersichtsaufnahme erforderlich. Eine scharfe Darstellung der vorderen Beckenringhälfte läßt sich nach MATTI durch Aufnahme in Bauchlage gewinnen. Die Röntgendarstellung des Kreuz- und Steißbeines läßt häufig die gewünschte Klarheit vermissen. Nach Möglichkeit ist vorherige Entleerung des Dickdarms vorzunehmen. Schnek empfiehlt besonders Aufnahme in Steinschnittlage.

3. Symphysenruptur.

Die isolierte Zerreißung der Symphysenverbindung kommt meist kombiniert mit Beckenringfraktur vor; aber auch das isolierte Auftreten ist nicht so selten, als früher angenommen wurde. Die Verletzung wird häufig nicht erkannt. Dies beruht einmal auf der Erfahrungstatsache, daß auch bei nicht vollständig aufeinanderstehenden Schambögen die spätere Funktion gut ist; ferner ist eine sichere röntgenologische Darstellung nur bei starker Verschiebung möglich, nicht aber bei geringgradigen. Häufig bestehen auch so schwere lebensbedrohliche Nebenverletzungen, daß die Veränderungen an der Schamfuge zurücktreten.

Die Entstehung der Symphysensprengung ist auf Kompression vom Kreuzbein her oder Gewalteinwirkung von oben zurückzuführen. Bei bestimmten Sportarten (Reiten, Bob- und Schlittenfahrten sowie Motorradfahren) wurde der gleiche Mechanismus beobachtet, nämlich erhebliche, von dorsal-caudal nach ventral am Becken angreifende Gewalt bei abduzierten Beinen (Slang).

Ein stärkeres Klaffen der Schambeinfuge ist mit gleichzeitiger Zerreißung der Bandmassen am Kreuzdarmbeingelenk verbunden.

Als Geburtsverletzung kommt die Symphysensprengung häufiger bei Mehrgebärenden vor. Die Ursachen hierfür sind nach Boland verschieden: allgemeiner Mangel des physikalischen Tonus, Verlagerung, zunehmende Beweglichkeit des Beckengürtels; es kommt hinzu, daß schon das Hinabsteigen des Kopfes in den Geburtskanal unter normalen Verhältnissen die Symphysenbänder weitet.

Die *Diagnose* stützt sich auf den Nachweis einer Diastase, lokale Druckschmerzhaftigkeit und Gehstörung. Häufig besteht eine Zerreißung der Harnblase.

4. Luxation und Luxationsfraktur.

Aus der Symphysensprengung mit gleichzeitiger Lockerung der Iliosacralgelenke kann bei fortwirkender Gewalt eine *Beckenluxation*, d. h. Verschiebung der Knochen gegeneinander entstehen. Nach Linser handelt es sich bei Beteiligung nur eines Iliosacralgelenks um Verrenkung der einen Beckenhälfte und bei Sprengung beider Gelenke mit oder ohne Trennung der Schambeinfuge um Verrenkung des Kreuzbeins. Die Entstehung erfolgt wie bei Beckenringfrakturen durch starke Gewalteinwirkung. Typisch ist die Luxation nach oben durch Zug der beteiligten Muskulatur (Waschulewski).

Die reinen Beckenluxationen sind selten; in der Regel handelt es sich um *Beckenluxationsfrakturen*. Diese sind oft mit Verletzungen des Harnapparates verbunden.

5. Nebenverletzungen bei Beckenfraktur.

Der klinische Verlauf eines Beckenbruches ist weitgehend abhängig von dem Bestehen komplizierender Verletzungen der Beckenorgane. Diese betreffen hauptsächlich den Harnapparat (20% der Fälle nach WESTERBORN). Sie kommen zustande durch Zerreißung bei der ursächlichen Gewalteinwirkung oder sekundär durch Knochensplitter bzw. dislozierte Fragmente. Bei der Harnblase ist der Füllungszustand von Wichtigkeit. Die Rupturstelle liegt bei stark gefüllter Blase meist intraperitoneal an der hinteren oberen Wand, bei wenig gefüllter Blase dagegen extraperitoneal am Blasenboden (BOSHAMER). Blasenzerreißungen kommen vor bei Frakturen des Schambeins, des Kreuzbeins, der Gelenkpfanne und Ruptur der Kreuzdarmbeinfuge. Bei den einfachen Beckenringfrakturen, insbesondere Brüchen der Symphysengegend, kann es zu einem Anspießen der Vorderwand durch verschobene Fragmente kommen.

Die Verletzung der Harnblase führt zu primärer *Harnverhaltung*; diese kann auch durch eine Detrusorlähmung bei Bauchquetschung und Beckenerschütterung bedingt sein. Eine sichere Entscheidung ist durch den Katheterismus zu erzielen. Dieser kann zur Sicherung der Diagnose ohne Bedenken angewendet werden, naturgemäß unter streng aseptischer und vorsichtiger Ausführung. Wenn im Anfangsstadium eine Entleerung von Urin noch gelingt, so zeigt dieser Blutbeimischung; oder der Katheterismus verläuft ergebnislos. Bei intraperitonealer Blasenverletzung besteht die Gefahr einer Peritonitis (Bauchdeckenspannung, Vorwölbung des Douglas), während die extraperitoneale Ruptur zur Urininfiltration im Beckenbindegewebe und am Damm führt.

Eine größere praktische Bedeutung haben die *Verletzungen der Harnröhre*. Sie ist in weit höherem Maße betroffen als die Harnblase, was sich durch die anatomische Lage dicht unterhalb der Symphyse erklärt. Daher entstehen die Harnröhrenverletzungen meist bei Frakturen des absteigenden Schambein- und aufsteigenden Sitzbeinastes infolge querer Kompression des Beckens; der Sitz der Verletzung ist gewöhnlich innerhalb des M. levator ani die Pars membranacea. Verletzungen durch Quetschung entstehen insbesondere bei den Frakturformen, die durch Gewalteinwirkung von unten entstehen (BOSHAMER). Der weit größere Prozentsatz erfolgt jedoch durch Abquetschung und Anspießung durch Fragmente bei Scham- und Sitzbeinfraktur. Eine weitere Entstehungsmöglichkeit durch Zerreißung infolge Bänderzug (Ligg. pubovesicalia und puboprostatica) wird bei doppelten vorderen Ringbrüchen sowie auch bei der MALGAIGNEschen Fraktur beobachtet; hierbei kommt es meist zur vollständigen zirkulären Durchtrennung.

Die Gefahren der Harnröhrenverletzung bestehen nicht in der Blutung, sondern in der *Urininfiltration*. Diese erfolgt in zerquetschtem und blutdurchtränktem Gewebe, so daß durch Hinzutreten einer bakteriellen Infektion die Ausbildung einer Urinphlegmone sehr leicht vor sich geht. Da diese bei tieferen Verletzungen sich innerhalb der subperitonealen Bindegewebsräume des kleinen Beckens abspielt und meist als jauchig-gangräneszierende Form verläuft, ist sie im höchsten Grade lebensgefährlich (VOELCKER).

Die *Diagnose* bietet in der Regel keine Schwierigkeiten. Es besteht Blutabgang aus der Urethra und Hämatom in der Dammgegend, ferner Urindrang sowie Unmöglichkeit spontaner Urinentleerung. Gegenüber einer Blasenverletzung ist die Blutung aus der Harnröhre wichtig, die bei dieser fehlt. Bei unvollständiger Harnröhrenverletzung gelingt die Einführung eines Katheters. Besteht jedoch vollständige Durchtrennung oder Durchquetschung, so ist der Katheterismus erschwert oder unmöglich. Bei Abtastung mit biegsamer Sonde mit dickem Kopf kommt man an ein Hindernis; dadurch ist die Diagnose gesichert, und die Anwendung weiterer Instrumente ist abzulehnen.

Gegenüber den Schädigungen des Harnapparates treten die übrigen Nebenverletzungen an Bedeutung zurück. Verletzungen der Vagina und des Rectum kommen besonders bei Kreuzbeinfraktur vor; dabei kann der Mastdarm vom Analring völlig abgerissen sein. Diese Verletzungen werden leicht übersehen und erst bei auftretender Peritonitis festgestellt. Zerreißungen der A. glutaealis oder der Vv. iliacae und hypogastricae sind seltene Komplikationen, ebenso traumatisch bedingte Thrombosen der A. iliaca bzw. femoralis mit anschließender Extremitätengangrän. Nervenschädigungen sind selten und werden nur bei schweren Verletzungen im Bereich der Sacroiliacalgelenke beobachtet.

6. Behandlung.

Der Heilungsverlauf bei unkomplizierten Beckenfrakturen gestaltet sich im allgemeinen günstig; die Mitbeteiligung der Beckenorgane ist jedoch von ausschlaggebender Bedeutung. Die Sterblichkeitsziffer beträgt nach MATTI bei unkomplizierten Frakturen 5%, bei solchen mit Organverletzung 25%. Die Behandlung muß das Ziel verfolgen, knöcherne Verheilung der Fragmente in regelrechter Stellung zu erreichen und die Komplikationen durch aktives Vorgehen zu beseitigen.

Bei unkomplizierten Beckenbrüchen ist eine Reposition dislozierter Fragmente meist nicht nötig; bei flacher Lage im Bett gleichen sich die Verschiebungen gewöhnlich von selbst aus. Die durchschnittliche Behandlungsdauer beträgt 6—8 Wochen. Wenn die Beckenhälften klaffen, so wird ein Gürtelverband mit Handtuch oder Elastoplast angewendet. Bei Verschiebung einer Beckenhälfte erfolgt Extension mit Gegenzug durch Höherstellen des unteren Bettendes.

Bei *Beckenringfrakturen* empfiehlt BÖHLER Dauerzugbehandlung mit Lagerung des Beines der verletzten Seite auf BRAUNscher Schiene; bei doppelter Vertikalfraktur lassen sich durch Längszug am abduzierten Bein die Verschiebungen ausgleichen. Der seitlichen Verschiebung wird durch straff angezogene Tuchgurte entgegengewirkt. Bei schwieriger Reposition wird von NIESSEN die Drahtextension am Tuber ischii empfohlen, die sich auch bei Pfannengrundbrüchen bewährt. Die Dauer der Extension richtet sich nach dem Verletzungsgrad und schwankt zwischen 3—5 Wochen. Am längsten muß sie bei Pfannengrund- und doppelten Vertikalbrüchen ausgedehnt werden (nach BÖHLER 10 bis 12 Wochen). Die Heilungsaussichten sind bei diesen Formen nicht so günstig.

Bei Frakturen des Kreuz- und Steißbeines empfiehlt sich ein Repositionsversuch vom Rectum oder von der Vagina her. Die *Coccygodynie* nach Frakturen und Luxationen ist leichter zu beseitigen als bei der sog. idiopathischen Form. Elektrotherapie, Diathermie, Resektion des N. praesacralis werden mit wechselndem Erfolg angewendet; medikamentöse Therapie zeigt meist keine nachhaltige Wirkung. In manchen Fällen bewähren sich epidurale Injektionen zur Ausschaltung der sympathischen Schmerzbahnen (nach SUERMONDT 6—10 Einspritzungen von 40 ccm 1%iger Novocainlösung in den Canalis sacralis). In hartnäckigen Fällen ist operative Entfernung des Steißbeines mit Resektion des Plexus coccygeus angezeigt.

Bei *Symphysenruptur* wird durch Anwendung von Kompressionsverbänden eine erhebliche Verkleinerung der Diastase mit normaler Gehfähigkeit erreicht. Es werden Bandagen benutzt, die nach Art einer Leibbinde mit Schenkelriemen versehen sind und das Becken umfassen. Bei breiter Diastase kommt Drahtnaht oder Verschraubung der Symphysenbänder in Frage.

Die Abrißfraktur der *Spina iliaca ant. sup.* wird mit Lagerung bei gebeugtem Bein in Adduktion und Innenrotation für 2 Wochen behandelt; bei Fraktur der Spina iliaca ant. inf. wird das Bein auf BRAUNscher Schiene gelagert und Wärmeapplikation durchgeführt. Für den Abriß des *Sitzbeinhöckers* empfiehlt GUTSCHALK Ruhigstellung in Extension, Außenrotation und geringer Abduktion für 4 Wochen. — Operative Entfernung der Fragmente ist bei Abrißfrakturen nur in Ausnahmefällen angezeigt.

Bei *Verletzung des Harnapparates* ist sachkundige und möglichst schnell einsetzende Behandlung erforderlich, um lebensgefährlichen Komplikationen vorzubeugen. Bei festgestellter Blasenverletzung wird durch Anlegung einer suprapubischen Fistel eine Drainage angelegt. Bei intraperitonealem Sitz wird durch sofortige Laparotomie die Verletzungsstelle von der Bauchhöhle aus vernäht und diese nach Austupfen des Urins verschlossen; in den Fällen von extraperitonealer Ruptur wird das Cavum Retzii zur Abwendung einer Harninfiltration drainiert bzw. tamponiert.

Die Behandlung der *Harnröhrenverletzung* beginnt zur Sicherung des Urinabflusses mit Einführung eines Gummikatheters, der als Dauerkatheter liegenbleibt. Die Nachteile desselben, Entzündung der Urethra und Blasenreizung, sind gering, zumal es gilt, eine Urininfiltration zu verhüten. Handelt es sich um totale Harnröhrenruptur, so gelingt der Katheterismus nicht. Bei gefüllter Blase kann Entleerung durch Punktion vorgenommen werden, was aber nur als Notbehelf anzusehen ist. Die suprapubische Urinableitung hält die Entwicklung einer Urinphlegmone nicht auf, da Harn durch den zentralen Urethrastumpf in die Wundhöhle eindringt. Es ergibt sich demnach die Forderung, die Verletzungsstelle in Steinschnittlage freizulegen durch bogenförmigen Querschnitt (VOELCKER) am Damm. Ein in die Harnröhre eingeschobener Katheter erleichtert das Auffinden der Verletzungsstelle; schwierig ist es häufig, das zentrale Ende der Urethra zu finden und den Katheter von unten her in die Blase einzuführen. In diesem Fall bleibt noch die Möglichkeit, durch Sectio alta den retrograden Katheterismus vorzunehmen. Durch den Verweilkatheter wird die Harnableitung erzielt; die Urethralenden werden durch Naht vereinigt oder heilen per granulationem. In der Nachbehandlung ist durch Sondendilatation einer Narbenstenose vorzubeugen.

Verletzungen des Rectum erfordern ebenfalls aktives chirurgisches Vorgehen, gegebenenfalls mit Anlegung eines temporären Kunstafters.

XIV. Frakturen und Luxationen der oberen Extremität.
1. Clavicularfraktur.

Diese gehört zu den häufigsten Knochenbrüchen; sie umfaßt etwa 15% der Gesamtzahl. Häufig ist das jugendliche Alter bis zum 10. Lebensjahr betroffen, bei Erwachsenen als Äquivalent zu Schulterluxation und Oberarmkopfbruch; das männliche Geschlecht ist häufiger betroffen. Neben vollständigen Frakturen werden unvollständige (subperiostale) und Infraktionen beobachtet, besonders im jugendlichen Alter.

Die *Entstehung* erfolgt in der Regel durch indirekte Gewalt, Fall auf die Hand bei fixiertem Ellbogen- und Schultergelenk oder auf die Schulter; dabei wird der Stoß auf das Schlüsselbein übertragen, das in der Längsrichtung gebogen wird, und es kommt zu einem Biegungsbruch, meist an der schwächsten Stelle des Knochens, dem Übergang vom mittleren zum lateralen Drittel. Auch beim Heben schwerer Lasten, wobei die Schulter herabgedrückt wird und über der 1. Rippe ein Hypomochlion entsteht, kann eine Abknickung eintreten. Direkte Frakturen werden seltener beobachtet; sie entstehen durch Schlag oder Stoß und befinden sich meist in dem exponierten äußeren Drittel der Clavicula. — Frakturen durch Muskelzug sind selten. Sie entstehen durch unkoordinierte Aktion des M. sternocleidomastoideus, deltoideus und pectoralis, z. B. bei Schleuderbewegungen.

Nach dem Entstehungsmechanismus kommen am häufigsten Biegungsbrüche vor; Querbrüche sind nur bei Jugendlichen beobachtet. Bei direkten Gewalteinwirkungen können auch Splitterbrüche entstehen.

Das *Symptomenbild* ist typisch durch die Auswirkung des Muskelzuges und des Armgewichtes. Bei der am häufigsten beobachteten Lokalisation im mittleren oder an der Grenze des mittleren zum äußeren Drittel wird das sternale Bruchstück durch Zug des clavicularen Anteils des M. sternocleidomastoideus nach oben und hinten gezogen, das äußere nach vorn unten und innen durch das Gewicht des Armes und den Zug der vom Thorax zum Arm verlaufenden Muskeln. Infolge Unterbrechung der Pfeilerwirkung ist der Arm dem Thorax genähert und einwärts gedreht. Das äußere Fragment schiebt sich so unter das innere, und es entsteht ein nach oben vorspringender Winkel („Reiten der Fragmente").

Bei Frakturen im äußeren Drittel, die außerhalb des Lig. coracoacromiale liegen, oder bei denen dieses Band zerrissen ist, richtet sich das äußere Fragment aufwärts durch Zug des M. trapezius. — Bei den sehr seltenen Frakturen im inneren Drittel ist die Dislokation meist gering durch Gegenzug des Lig. costoclaviculare.

Nebenverletzungen sind selten; bei Frakturen im mittleren Drittel kann der Plexus brachialis, im inneren Drittel die A. oder V. subclavia sowie Lunge oder Pleurakuppe betroffen sein; auch durch Callusdruck kann sekundär eine Nervenschädigung hervorgerufen werden.

Die *Prognose* ist im allgemeinen günstig. Knöcherne Heilung tritt bei Kindern in 3 Wochen, bei Erwachsenen in 4 bis 5 Wochen ein. Eine zurückbleibende Deformität bedingt keine Funktionseinschränkung des Armes; die Heilung erfolgt meist mit Buckelbildung. Pseudarthrosen

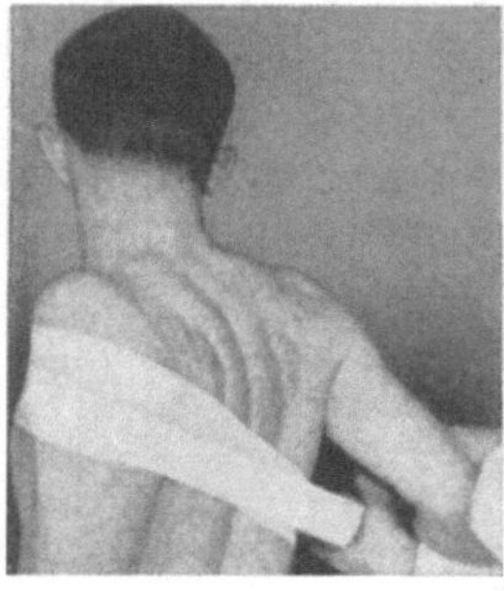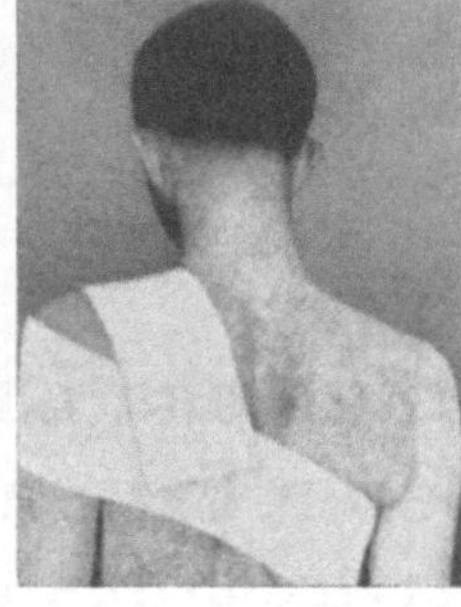

I   II

Abb. 28a. Heftpflasterzüge zur Behandlung der Clavicularfraktur. I Züge vom obersten Teil des Oberarmes über Rücken zur entgegengesetzten Brustwand und ringförmig über die vordere Brustpartie; II Schlußtour bis zur Mitte des Schulterblatts. (Nach HAWLEY.)

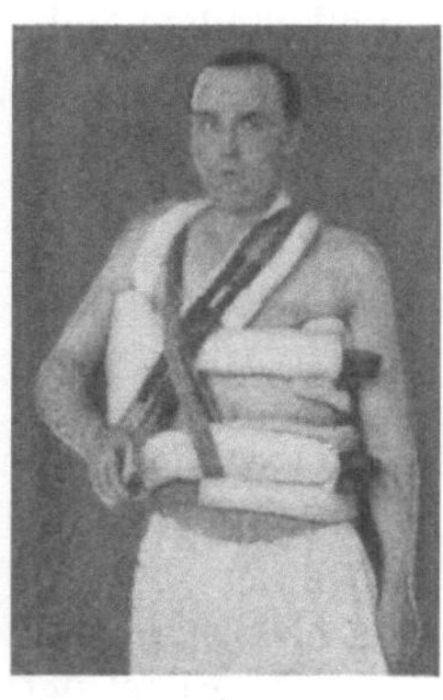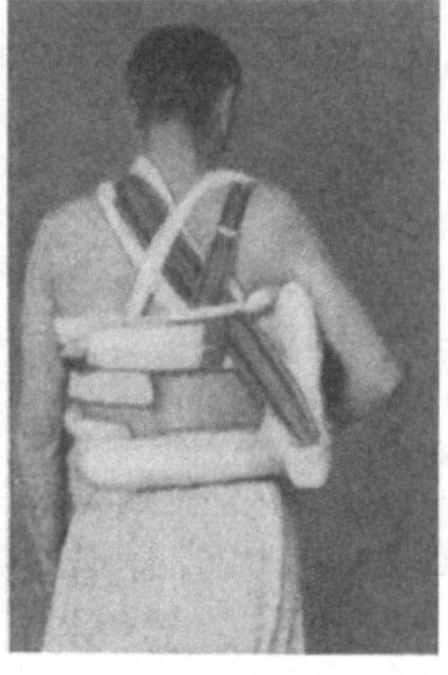

I   II

Abb. 28b. Schlüsselbeinschiene bei Clavicularfraktur am lateralen Ende. I Die vierte Gurte ist weit nach außen angelegt; II zeigt Verbandanordnung von hinten. (Nach BÖHLER.)

kommen selten vor, meist im mittleren Drittel. Durch Brückencallus mit dem P. coracoideus und der 1. Rippe kann die Erhebung des Armes behindert werden.

Die *Diagnose* ist wegen der oberflächlichen Lage der Clavicula leicht zu stellen. Die Stufenbildung und abnorme Beweglichkeit ist deutlich tastbar; es besteht örtlicher Druckschmerz und Bluterguß. Der Arm kann unter Schmerzen über die Horizontale erhoben werden. Der Kopf wird zur Entspannung des Kopfnickermuskels nach der verletzten Seite geneigt gehalten. Die Schulter hängt herunter und ist dem Brustkorb genähert. — Infraktionen bei Kindern werden häufig übersehen. Daher ist stets ein Röntgenbild anzufertigen, wenn nach Fall auf die Schulter der Arm nicht gebraucht wird.

Die *Behandlung* bei Frakturen ohne wesentliche Dislokation und bei Jugendlichen ist rein funktionell. Der Arm wird einige Tage in eine Mitella gelegt und dann mit Bewegungsübungen begonnen. Es ist überraschend, in wie kurzer Zeit bei Kindern sich die Fragmentverschiebung wieder ausgleicht. — Bei Brüchen mit starker Dislokation gelingt die Reposition durch Zurückziehen beider Schultern von hinten bei gebeugten Unterarmen leicht; schwierig ist jedoch die Retention der Fragmentstellung. Die zahlreichen, in verschiedenster Form angegebenen Verbände erreichen das Ziel nicht, eine Distraktion der Fraktur, Hebung des Schultergürtels und Druck auf die Bruchstelle zu bewirken. Nutzlos und wegen ungünstiger Auswirkung auf das Schultergelenk schädlich ist die Festlegung des Armes am Thorax (DESAULT, VELPEAU); auch der früher übliche SAYREsche Heftpflasterverband ist zu widerraten, weil der Arm in Adduktion verbleibt, ohne daß die Verschiebung ausgeglichen ist. Im übrigen bringen derartige Verbände mit breiten Heftpflasterstreifen eine erhebliche Reizwirkung auf die Haut und Unbequemlichkeit mit sich. Die sog. ,,Tornisterverbände" ermöglichen dagegen eine Distraktion der Fraktur bei freier Beweglichkeit der Arme (PAYR, BORCHGREVINK). Von BÖHLER wurde eine gepolsterte Schlüsselbeinschiene konstruiert, die durch 4 Gurte eine Feststellung der eingerichteten Bruchstelle bezweckt (Abb. 28 b). — Es ist jedoch erwiesen, daß auch bei Verzicht auf Ruhigstellung eine knöcherne Konsolidation erreicht wird, wobei man ein ungünstiges kosmetisches Resultat in Kauf nimmt; wichtig ist es, eine Funktionseinbuße des Schultergelenks zu verhindern. — Eine Vereinigung der Fragmente auf *operativem* Wege ist angezeigt bei Druck auf den Plexus oder bei störendem Knochenvorsprung. Die Vereinigung erfolgt durch doppelte Drahtumschlingung mit Durchbohrung. Bei Pseudarthrosen bewährt sich die Verwendung eines autoplastischen Knochenspans.

2. Claviculaluxation.

Das seltene Vorkommen der Verrenkung des Schlüsselbeins erklärt sich aus dem festen Bandapparat dieses Knochens. Die Gelenkkapsel des Sternoclaviculargelenks wird verstärkt durch das Lig. sternoclaviculare ant. und post. und Lig. costoclaviculare. Diese Bänder sind kräftig und wirken einer Luxation entgegen. Das Acromioclaviculargelenk (Schultereckgelenk) wird fixiert durch das kurze, aber starke Lig. coraco-claviculare und die eigentlichen Kapselbänder, das Lig. acromio-claviculare sup. und inf. Die Verrenkungen am acromialen Ansatz sind häufiger als am sternalen.

Bei der *Schultereckverrenkung* unterscheidet man eine vollständige und unvollständige. Bei letzterer ist nur die Kapsel zerrissen sowie das Lig. acromio-claviculare, bei der vollständigen auch das zum Rabenschnabelfortsatz ziehende Lig. coraco-acromiale. Bei Lösung dieser Gelenkverbindung wird das äußere Ende der Clavicula nach oben

gehebelt und gerät unter das Acromion, während das Schulterblatt dem
Zug nach unten nachgibt, nach medial und vorn kippt und sich durch
den Zug seiner Muskulatur dem Thorax nähert; man müßte daher,
wie HELFERICH angibt, auch von einer Luxation der Scapula sprechen.

Diese Form (Luxatio supraacromialis) kommt am häufigsten vor,
während die L. infraacromialis, subcoracoidea und supraspinata sehr
selten vorkommen.

Die *Entstehung* erfolgt am häufigsten indirekt durch Schlag, Auftreffen von Lasten von oben her, besonders durch Fall auf die Schulter
bei abduziertem Arm. Dabei wird die Clavicula durch den Schub der
Rippen nach oben ausgesprengt. Als Sportunfälle durch Anrennen
mit der Schulter kommt es meist
zu unvollständigen Verrenkungen.
Nach einer Statistik der Heidel-
berger Klinik (USADEL) kommen
diese als Ursache den Betriebsun-
fällen ungefähr gleich; dagegen
sind häufiger die Verkehrsunfälle
(Kraftrad), die meist schwere Verrenkungen zur Folge haben.

Das *klinische Bild* ist gekennzeichnet durch den stufenförmigen
Vorsprung des Schlüsselbeinendes,
der je nach dem Grad der Bänder-
zerreißung verschieden hoch ist; sie
kann 1—3 cm das Acromion über-
ragen. Da die Wirkung der Clavicula als Strebepfeiler wie bei der

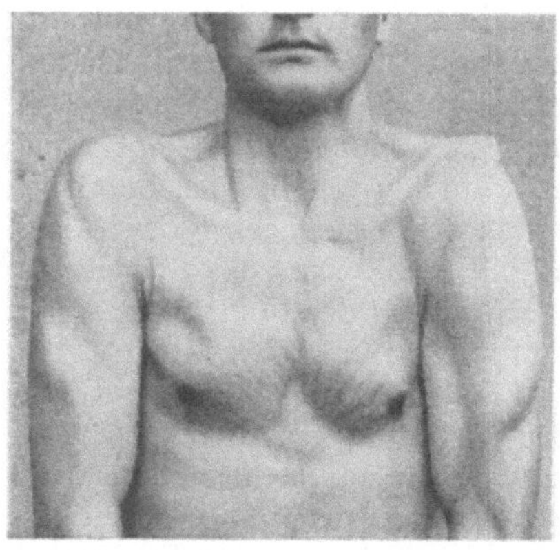

Abb. 29. Schultereckverrenkung in
Überlastungsstellung. (Nach USADEL.)

Fraktur ausfällt, so ist die Schulter verschmälert und der Arm nach
vorn, unten und innen gesunken. — Die unvollständige Luxation ist
charakterisiert durch die geringe Höhe der Stufe; außerdem fehlt eine
stärkere Verlagerung der Scapula.

Die erwähnten selteneren Formen der Luxation entstehen meist auf
direktem Wege durch Schlag oder Stoß auf das äußere Ende der Clavicula bei abduziertem Arm. Bei der *L. infraacromialis* kann die Ursache
auch ein Fall auf den Ellbogen bei belasteter Schulter sein, wodurch
das Acromion nach oben getrieben wird. Dabei senkt sich die Clavicula
nach der Schulter zu, während das Acromion deutlich hervortritt. Ist
die Dislokation der Clavicula nach unten noch stärker, so handelt es
sich um die *L. subcoracoidea,* von der nur einige Fälle beschrieben sind,
ebenso wie bei der *L. supraspinata*; bei dieser ist der Entstehungsmechanismus auf direkte Gewalteinwirkung von vorn gegen die Gelenk-
gegend zurückzuführen oder halbseitige Kompression des Schultergürtels von hinten (LAUBER).

Die *Diagnose* der L. supraacromialis ist wegen der sicht- und tastbaren Stufenbildung leicht zu stellen. Schwierig kann jedoch die Entscheidung sein, ob es sich um eine vollständige oder unvollständige
Luxation handelt. Im allgemeinen spricht eine Verschiebung am

Gelenkende um die Breite des Schlüsselbeinendes für Luxation. Usadel schlägt zur Feststellung des Verrenkungsgrades die *Belastungsprüfung des Schultereckgelenks* vor, d. h. vergleichende klinische und röntgenologische Untersuchung beider in Überlastungsstellung gebrachten Schultergelenke. Bei gestreckter Halswirbelsäule läßt man die Schultern unter Einwärtsdrehen der Oberarme so weit wie möglich nach vorn senken; dabei treten die Schlüsselbeine unter dem Zug des Kopfnickers und Kappenmuskels maximal kopfwärts. Bei Sprengung der Gelenkverbindung tritt das äußere Ende weit aus seinem Lager kopfwärts, und dieser Höhenabstand läßt auf den Grad der Versehrtheit des Kapselbandapparates einen Rückschluß zu. Zur Beurteilung des *Röntgenbefundes* werden die einfachen Schulteraufnahmen mit hängenden Armen ergänzt durch Aufnahmen in Überlastungsstellung, wodurch selbst kleine Unterschiede in der Höhe der Gelenkenden und Weite der Gelenkkapseln feststellbar sind. Differentialdiagnostisch spricht Fehlen der Verkürzung des Knochens und des Druckschmerzes gegen Clavicularfraktur am äußeren Ende, sowie das Fehlen von Druckschmerz und Crepitation gegen Acromionfraktur.

Die *Prognose* der Schultereckverrenkung ist im allgemeinen günstig, da auch bei Weiterbestehen der Deformität selten Funktionsstörungen zurückbleiben. In manchen Fällen besteht jedoch Einschränkung der Abduktion des Armes sowie Behinderung beim Heben und Tragen von Lasten.

Die *Behandlung* der Subluxationen erfordert keine besonderen Maßnahmen. Schon nach einigen Wochen bestehen kaum noch Beschwerden, und eine nennenswerte Funktionseinschränkung bleibt nicht zurück. — Bei den vollständigen Luxationen führen die unblutigen Verfahren nur zu einer funktionellen Heilung, die anatomische bleibt aber gewöhnlich aus. Es gelingt leicht, die getrennten Gelenkteile zu reponieren, aber schwierig ist es, sie so lange festzustellen, um eine Heilung der zerrissenen Kapsel und Bänder zu erreichen. Heftpflasterverbände sind im allgemeinen nicht zuverlässig; dagegen erweist sich bei jüngeren Verletzten die Abduktionsschiene vielfach als vorteilhaft, ebenso die Böhlerschen Schlüsselbeinschienen- und Tornisterverbände. Der Wert des Streckverbandes ist zweifelhaft.

Es ergeben sich in vielen Fällen auch unter Verzicht auf anatomische Heilung, wenn rechtzeitig nach Abklingen der akuten Verletzungsfolgen Übungsbehandlung durchgeführt wird, günstige funktionelle Enderfolge. Handelt es sich jedoch um stärkere Dislokationen, so macht sich häufig der Ausfall der Bandverbindung mit dem Rabenschnabelfortsatz, durch welches das Gewicht der Arme im wesentlichen getragen wird (Bronner und Schröder), für die Beweglichkeit im seitlichen Schlüsselbeingelenk störend geltend. Hiernach wirken sich von den *operativen Verfahren* diejenigen, die zu einer Versteifung dieses Gelenks führen, nachteilig aus (Drahtnaht). Günstiger gestaltet sich die Umschlingung mit breit auf das Periost genähten Fascienstreifen (Duncker); für diese Methode sind zahlreiche Modifikationen angegeben, das wesentliche besteht in der plastischen Wiederherstellung des Lig. coracoclaviculare.

Die *Verrenkungen der Clavicula am sternalen Ende* treten am häufigsten auf als Luxatio praesternalis, während die supra- und retrosternale Form selten beobachtet wird. Die *Luxatio praesternalis* entsteht meist direkt durch extreme Bewegung der Schulter nach hinten (Überfahrung, Stoß, Schlag); selten ist die Entstehung durch Muskelzug beim Fortschleudern schwerer Gegenstände, noch seltener indirekt durch Fall auf die Hand.

Das Clavicularköpfchen ist vor das Sternum verschoben und bildet einen unter der Haut tastbaren Vorsprung. Die Verlaufsrichtung der Clavicula senkt sich nach dem Brustbein zu, und die Schulterbreite ist verkürzt. Die Beweglichkeit des Armes ist nicht behindert.

Die *Luxatio suprasternalis* entsteht durch Druck der Schulter abwärts und rückwärts (z. B. Sturz vom Wagen); das sternale Ende verschiebt sich nach Zerreißung der Kapsel und Bänder vor das Brustbein nahe dem Jugulum. Die Schulter ist abgeflacht. Es kann durch Druck auf den Kehlkopf Atemnot eintreten.

Bei der noch selteneren *Luxatio retrosternalis* wird das Schlüsselbeinköpfchen durch eine direkt von vorn nach hinten wirkende Gewalt hinter das Sternum disloziert, auch indirekte Einwirkung kommt ursächlich in Betracht durch extremen Druck der Schulter nach vorn (z. B. beim Einquetschen, Ringkampf). Hierbei kann es zum Druck auf die Luftröhre kommen (Zerreißung, Schreiber), ferner auf die Carotis, Subclavia, N. phrenicus und vagus.

Die *Behandlung* besteht in Reposition durch Druck der Schulter nach hinten. Andrücken des Ellbogens gegen den Thorax, wobei ein Kissen in die Achselhöhle gelegt wird; durch Fingerdruck wird das luxierte Ende zurückgebracht. Schwierig ist die Retention durch Verbände. Als operative Maßnahmen werden Knochennaht, Kapselverdoppelung und Befestigung durch gestielten Periostknochenlappen angewandt, auch Gelenkresektion. Sommer empfiehlt, nach Exstirpation des die Luxation begünstigenden Discus und der zerrissenen Bandmassen die Clavicula und 1. Rippe mit Fascienstreifen zu umschlingen; bei Repositionshindernis wird vorher das überstehende Claviculastückchen reseziert. Bei rezidivierender L. sternoclavicularis empfiehlt Hohmann eine Verstärkung des Gelenks durch riegelartig vorgelegte kleine Knochenspange, die von der Clavicula entnommen wird.

3. Scapulafraktur.

Diese Bruchform ist selten (nach v. Bruns etwa 1 % aller Frakturen) und kommt in mehreren Formen vor. Die *Corpusfraktur* entsteht meist durch direkte Gewalteinwirkung (Überfahrung, Stoß, Auffallen von schweren Gegenständen, z. B. bei Verschüttung). Am häufigsten sind einfache oder doppelte Querfrakturen unterhalb der Spina scapulae. Längsfrakturen sind selten, ebenso Stern- und Splitterfrakturen. Durch die ansetzende Muskulatur kann es zu Verschiebungen der Bruchstücke kommen.

Die *Symptome* sind umschriebener Druckschmerz und abnorme Beweglichkeit einzelner Teile. Crepitation läßt sich wegen der starken überlagernden Muskulatur meist nicht feststellen. Die Erhebung des Armes über die Horizontale ist behindert. Bei der Untersuchung empfiehlt es sich, den Arm auf den Rücken zu führen, wobei die Scapula türflügelartig absteht (HOFFA). — Die *Prognose* ist günstig, Heilung erfolgt meist in 6 Wochen; zurückbleibende Exostosen können beim Lastentragen störend wirken.

Frakturen des oberen und unteren Scapulawinkels können isoliert vorkommen durch direkte Gewalteinwirkung, seltener durch Muskelzug, wobei es zu erheblichen Dislokationen kommen kann. — *Pfannenrandfrakturen* entstehen als Absprengungen bei Oberarmluxation sowie auch Abscherungen des ganzen Gelenkteiles (Fractura colli anatomici). Dabei kommt es zu erheblicher Funktionsstörung des Schultergelenkes.

Von großer praktischer Wichtigkeit sind die *Frakturen am chirurgischen Hals*. Die Bruchlinie geht von der Incisura scapulae nach abwärts, und der Proc. coracoideus bleibt meist an dem Bruchstück des Gelenkkörpers. Die Entstehung erfolgt in der Regel direkt durch Fall auf die Schulter, Stoß, Überfahrung. — Die *klinischen Erscheinungen* bestehen in Herabsinken des Armes (scheinbar verlängert), Vorspringen des Acromion, Abflachung der Schulterwölbung. Diese Form kann zu Verwechslung führen mit der Luxatio humeri subcoracoidea; es besteht aber keine federnde Fixation, ferner läßt sich durch Hinaufdrücken des Armes die Deformität ausgleichen. Bisweilen ist der Rand der Bruchebene von der Achselhöhle aus fühlbar. Gegenüber Fraktur am oberen Humerusende ist die Druckschmerzhaftigkeit des Kopfes, der bei passiver Armbewegung nicht mitgeht, ein differentialdiagnostisches Zeichen. Durch Druck auf den Plexus axillaris kann eine Lähmung eintreten. — Die *Prognose* ist relativ günstig; mit bleibender Dislokation ist meist eine Einschränkung des seitlichen Armhebens verbunden. Mit langer Heilungsdauer (8—10 Monate) ist zu rechnen.

Die *Frakturen des Acromion*, bei Jugendlichen auch als Epiphysenlösung, kommen wegen seiner oberflächlichen Lage häufiger vor und entstehen direkt durch Stoß oder Schlag; selten sind Abrißfrakturen durch Zug des an der Spina scapulae entspringenden M. deltoideus. Die Bruchlinie verläuft meist quer und ist bisweilen fühlbar, wenn der Arm abwärts gezogen wird. Die Heilung erfolgt meist ohne Funktionsstörungen.

Fraktur des Proc. coracoideus kommt meist in Kombination mit anderen Verletzungen vor (Luxatio humeri oder Clavicularfraktur sowie Fraktur des Collum scapulae). Isolierte Frakturen sind äußerst selten. Die Symptome bestehen in Druckschmerz und abnormer Beweglichkeit; Dislokation tritt nur ein nach Zerreißung der Bänder durch die inserierenden Muskeln (Coracobrachialis, kurzer Bicepskopf und Pectoralis minor).

Für die *Diagnostik* bei Scapulafrakturen ist wesentlich die charakteristische Form der Schwellung. Diese ahmt die Form der Scapula nach, da das Hämatom durch die kräftigen Fascien über dem Schulterblatt abgeschlossen wird; so werden die Fossa supra- und infraspinata ausgefüllt und aufgetrieben. — Die *Röntgenaufnahme* wird ventrodorsal unter flacher Anlehnung der Kassette an das Schulterblatt und Projizierung auf die Mitte desselben durchgeführt. Zur Darstellung des Pfannenrandes erfolgt die Aufnahme wie bei Oberarmkopffraktur. Zur Darstellung des Acromion wird frei nach oben projiziert (MATTI); dies ist erreichbar, wenn die Projektion schräg von vorn oben nach hinten unten erfolgt.

Die *Behandlung* besteht in Ruhigstellung des Armes in Mitella oder DESAULTschem Verband für 2 Wochen mit anschließender Massage und Übungsbehandlung. Bei Collumfrakturen wird Lagerung auf Abspreizschiene oder vertikale Extension nach BARDENHEUER angewandt. Für Frakturen des Acromion ist die BÖHLERsche Schlüsselbeinschiene zweckmäßig. Zu vermeiden sind Verbände, die den Arm längere Zeit in Adduktion fixieren. — Bei erheblichen Dislokationen am Corpus, Acromion oder Proc. coracoideus ist Osteosynthese angezeigt.

4. Schultergelenkluxation.

Diese gehört zu den häufigsten Verletzungen und steht von allen Verrenkungsarten an erster Stelle (über 50%). Es erklärt sich aus der exponierten Lage, der außerordentlichen Beweglichkeit dieses Kugelgelenkes, der weiten Kapsel und dem Mißverhältnis zwischen dem großen Oberarmkopf und der viel kleineren Gelenkpfanne. Das Schultergewölbe setzt sich zusammen aus dem Acromion, dem Proc. coracoideus und dem Lig. coracoacromiale. Von der Schulterverrenkung sind am meisten betroffen Männer des mittleren Lebensalters, Kinder fast nie.

Die das Schultergelenk umgebende Kapsel ist kräftig und widerstandsfähig und wird durch feste Bandmassen verstärkt. Ein Heraushebeln des Gelenkkopfes wird nach oben durch das Schultergewölbe und nach unten durch den langen Tricepskopf verhindert; weniger geschützt ist dagegen der vordere und hintere Kapselabschnitt, und diese stellen bei Verrenkungen die gefährdeten Angriffsstellen dar. Der Gelenkkopf drängt gegen die Kapsel, die bei Fortwirkung der Gewalt infolge Überschreitung ihrer Elastizitätsgrenze einreißt. Dieser *Kapselriß* tritt ein, auch wenn der Kopf nur zu einem Teil die Pfanne verlassen hat; er tritt meist vor den Kapselriß, oder er wird in diesem festgestellt. Nach vorn tritt die Verrenkung sehr viel häufiger ein als nach hinten.

Der *Form* nach unterscheidet man *Luxatio anterior* (praeglenoidalis) und *L. posterior* (retroglenoidalis). Bei der L. anterior ist die weitaus häufigste Form die *Luxatio subcoracoidea*; bei dieser tritt der Kopf unter den Proc. coracoideus. Die Entstehung erfolgt gelegentlich direkt durch Stoß oder Schlag gegen den Oberarm von hinten und seitlich, häufiger jedoch durch indirekte Gewalteinwirkung bei Fall auf den nach hinten gestreckten Arm. Die Verrenkung kann auch durch übermäßige Abduktion des Armes eintreten; dabei stemmt sich der Kopf gegen den oberen Pfannenrand und das Acromion, das ein Hypomochlion bildet, und der Kopf wird durch den entstehenden Kapselriß herausgedreht und durch Muskelzug unter den Rabenschnabelfortsatz zwischen vorderen Kapselrand und Thorax gestellt. Bei starkem Kapselriß kann er noch weiter nach der Mittelinie verschoben sein. — Entstehung durch Muskelkontraktion (bei Schleudern, Krampfanfall) ist selten.

Bei der *Luxatio axillaris* steht der Gelenkkopf am unteren Rande der Pfanne; sie kommt durch Hyperabduktion des Armes zustande.

Von den Verrenkungen nach hinten, die selten vorkommen, entsteht die *Luxatio subacromialis* durch Stoß oder Schlag gegen die Schultergegend von vorn. Der Gelenkkopf tritt unter die Wurzel des Acromion, weicht aber nur wenig nach der Mittellinie ab. — Noch seltener ist die *L. infraspinata*, die bei starker Beugestellung des Armes zustande kommt, z. B. Fall auf den vorgestreckten Ellbogen. Der Kapselriß liegt am hinteren Kapselabschnitt, mehr nach unten, der Kopf steht in der Fossa infraspinata, mit dem Tuberculum minus am Pfannenrande.

Die *Symptome* der typischen Luxatio subcoracoidea sind außerordentlich charakteristisch. Das Fehlen des Gelenkkopfes an normaler Stelle wird in frischen Fällen häufig durch den Bluterguß verdeckt; er ist aber unterhalb des Rabenschnabelfortsatzes zu palpieren. Kopf und Rumpf hält der Patient nach der verletzten Seite geneigt. Das Schultergewölbe ist abgeflacht, das Acromion bildet einen eckigen Vorsprung. Die Längsachse des Oberarmes weicht nach innen vom Schultergelenk ab, und die äußere Kontur der Schulter ist in einem nach außen offenen Winkel geknickt, was bei der L. axillaris noch deutlicher hervortritt. Der Arm steht in Abduktion und wird von der Hand des unverletzten Armes gestützt. Es besteht federnde Fixation. Passive Bewegungen sind schmerzhaft. — Bei der *L. axillaris* steht der Gelenkkopf tiefer und ist in der Achselhöhle tastbar. Die Abduktionsstellung des Armes ist noch ausgeprägter.

Bei der hinteren Schulterluxation führt die Oberarmachse nicht zur Pfanne, sondern nach hinten; der Arm ist einwärts gedreht. Der Kopf ist bei der L. subacromialis an der pathologischen Stelle zu palpieren. Die *L. infraspinata* zeigt nicht das typische Bild der Schulterverrenkung, und die Funktionsbehinderung ist anfänglich verhältnismäßig gering (SCHNEIDER); daher wird diese Verletzung häufig erst diagnostiziert, wenn Schulterversteifung eingetreten ist.

Differentialdiagnostisch ist abzugrenzen die Fractura colli scapulae (Deformität ausgleichbar, Kopf an normaler Stelle, Gelenkfunktion frei); ferner die Fractura humeri am Coll. chirurg. (Gelenk frei, keine federnde Fixation) sowie auch die Luxatio claviculae supraacromialis. — Skeletanomalien sind auch trotz seltenen Vorkommens bei Schulterverletzung bei der Diagnostik zu berücksichtigen. Über angeborene Schulterluxation liegen in der Weltliteratur etwa 30 Beobachtungen vor.

An *Nebenverletzungen* werden beobachtet Knochenabsprengungen an den Ansatzstellen der Muskeln und Sehnen, besonders häufig sind das Tuberculum majus und minus betroffen. Gefäßverletzungen werden selten beobachtet; neben der Blutstauung tritt starke Schmerzhaftigkeit ein (Aufhören des Pulses). Eine Schädigung des Nervenplexus oder einiger Nerven, besonders N. axillaris, kommt häufiger vor. Durch den Humeruskopf wird bei dem Zustandekommen der Luxation oder auch

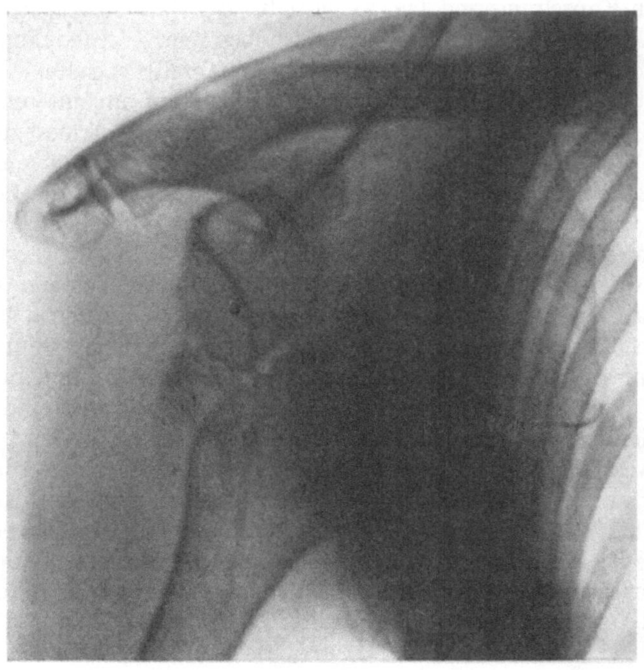

a

Abb. 30a. Luxatio humeri ant. Kopf stützt sich an unteren Pfannenrand. Abriß des Tub. maj. (80jährige Frau griff im Dunkeln ins Leere und fiel auf rechten Arm.)

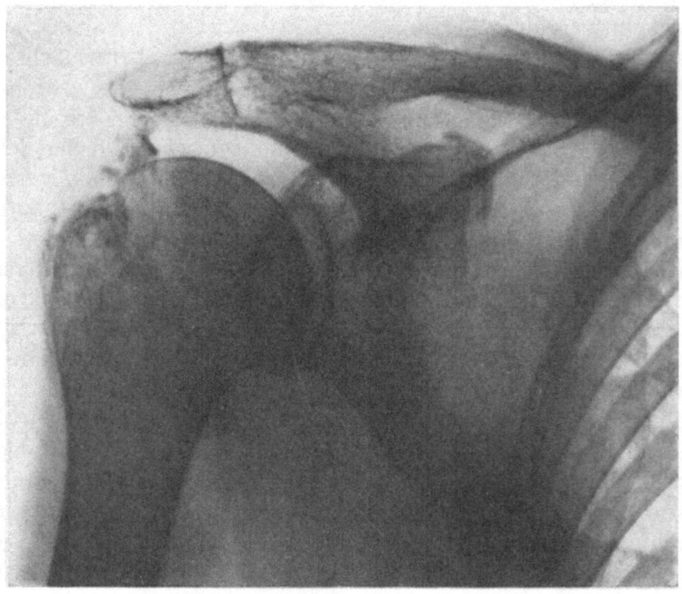

b

Abb. 30b. Kontrollaufnahme zu Abb. a nach 1 Monat. Kopf an normaler Stelle der Pfanne, Tub. maj. an normaler Stelle. Schollige Einlagerungen in den Weichteilen (Absprengungsreste).

bei der Einrenkung Druck oder Zerrung ausgeübt, und es können Lähmungserscheinungen entstehen, die jedoch, wenn die Nerven nicht zerrissen sind, sich wieder ausgleichen. Auf die praktische Bedeutung der Schädigung der der Luxationsrichtung entgegenwirkenden Muskeln, besonders der kleineren mit ihren besonderen nahen Beziehungen zur Gelenkkapsel, wurde von BODE hingewiesen.

Für die *Röntgendiagnostik* sind, wenn möglich, ebenso wie bei Frakturen zwei Aufnahmen in zueinander senkrechten Richtungen anzufertigen; BÖHLER empfiehlt für Anfertigung des axillären Röntgenbildes

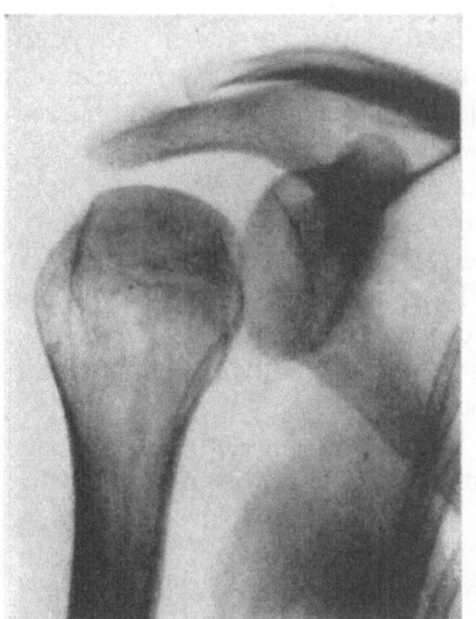

Abb. 31a. Normaleinstellung der kranken Schulter. Nur bei Vergleich mit der gesunden Seite tritt das Pathologische völlig deutlich hervor; vergrößerter Abstand zwischen Caput und Cavitas und Einwärtsrotation. (Nach WIJNBLADH.)

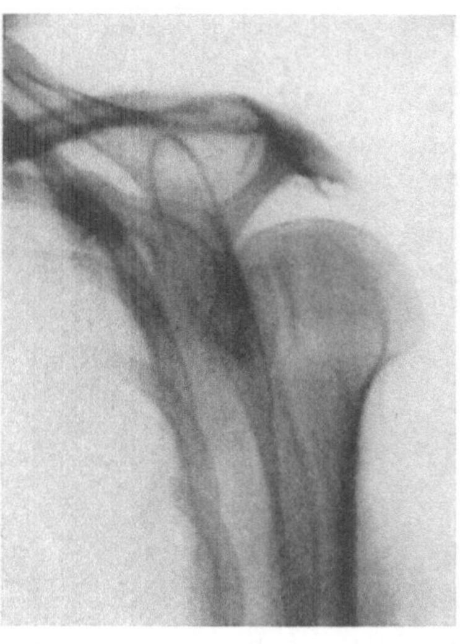

Abb. 31b. Derselbe Patient. Cavitas en face. Das Caput projiziert sich hinter der Cavitas im Winkel hinter der Spina und dem Scapulablatt, und nur ein Teil des Tuberculum minus bedeckt die Cavitas. (Nach WIJNBLADH.)

Anwendung von Lokalanästhesie. Die hintere Schulterluxation ist meist schwierig zu diagnostizieren, auch bei Normalprojektion; die axiale Projektion ist infolge der fixierten Adduktionsstellung häufig schwierig zu erhalten. WIJNBLADH empfiehlt deshalb bei stehendem Patienten Aufnahme in einer Projektion mit der Cavitas glenoidalis en face, wobei die verletzte Schulter ungefähr 45° gegen den Röntgenschirm gedreht wird (Abb. 31).

Die *Prognose* der unkomplizierten Schulterluxation ist bei frühzeitig durchgeführter Einrenkung und sachgemäßer Nachbehandlung günstig, besonders in jüngerem Lebensalter. Bei älteren Patienten bleiben bisweilen Funktionseinschränkungen zurück, auch ist mit Ausbildung einer Arthritis deformans zu rechnen. Übergang in habituelle Luxation wird seltener beobachtet, diese ist bei der Luxatio posterior häufiger. — Beim Vorliegen schwerer Zerreißungen des Kapselbandapparates, Schädigungen der Muskulatur und Nerven (Deltoideuslähmung bei Zerreißung des N. axillaris) ist die Prognose ungünstiger. Eine elektrische Prüfung ist jeder Einrenkung anzuschließen.

Bei der *Behandlung* ist eine Reposition so bald als möglich zu erstreben. Als wichtigstes Hindernis ist die Spannung der Muskulatur auszuschalten, durch welche die Verrenkungsstelle festgehalten wird. Dies ist am schnellsten zu erreichen durch Anwendung eines Eunarconrauschzustandes oder der Lokal- bzw. Plexusanästhesie. Sollen Analgetica aus besonderem Grunde vermieden werden, so kann man den Versuch machen, nach dem Vorschlag von v. ARLT, einen leisen, ununterbrochenen Zug am Arm des auf einem Sessel sitzenden Verletzten auszuüben, wobei die Achselhöhle auf dem Sesselrand ruht. Ohne Nachlassen des Zuges wird der Arm mit der einen Hand beim Handgelenk gefaßt, mit der anderen wird von oben auf den waagerecht gestellten Vorderarm gedrückt; mit leichtem Zug und Druck abwärts, abduzierend und außenrotierend gelingt es häufig, ohne Schmerzhaftigkeit die Einrenkung zu erreichen. — Unter Anästhesie ist die Reposition stets vorsichtig durchzuführen, um sekundäre Knochen-, Nerven- und Gefäßverletzungen zu vermeiden.

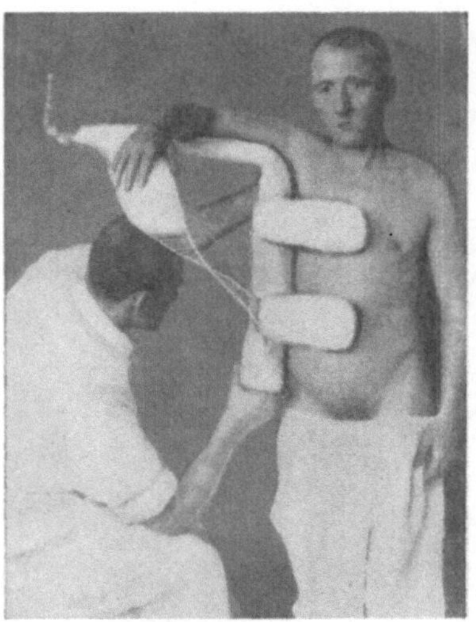

Abb. 32. Abspreizschiene bei Schultergelenkluxation. Beim Anlegen muß der Assistent dieselbe dauernd möglichst hoch gegen die Achselhöhle nach oben schieben. (Nach BÖHLER.)

Von den verschiedenen Repositionsmethoden ist die einfachste, die auf HIPPOKRATES zurückzuführen ist: Zug am gestreckten adduzierten Arm des liegenden Patienten und Gegendruck durch die unbeschuhte Ferse des Arztes in der Achselhöhle; unter leichtem Auswärtsdrehen des Armes schnappt der Oberarmkopf in die Pfanne. BÖHLER empfiehlt, vorher durch Zug nach der Seite bei Adduktion von 90⁰ den Oberarmkopf vom Schulterblatt weg gegen die Pfanne zu ziehen. — Ebenso kann beim liegenden Patienten der Arm in starker Abduktion durch einen Gehilfen extendiert werden, während man in der Achselhöhle auf den Gelenkkopf einen direkten Druck ausübt; bei Adduktion springt dieser dann in die Pfanne zurück.

Sehr gebräuchlich ist die vierzeitige *Einrichtung nach* KOCHER: 1. Der Arm wird mit der einen Hand am Ellbogen und der zweiten am Handgelenk gefaßt und etwas hinter den Thorax geführt; 2. bei rechtwinkliger Beugung des Ellbogengelenkes und Adduktion des Oberarmes erfolgt allmähliche Auswärtsdrehung, bis der Vorderarm ganz lateral steht; 3. unter Beibehaltung der Außenrotation wird der Ellenbogen in der Sagittalebene nach vorn geführt und gleichzeitig langsam emporgehoben, wobei der Gelenkkopf beginnt, durch den Kapselriß zu schlüpfen; 4. durch Einwärtsrotation erfolgt Reposition in der Gelenkpfanne, was durch Einschnappen des Kopfes und Wiederherstellung der normalen Beweglichkeit und Form erkennbar ist. — Das KOCHERsche

Verfahren ist bei L. axillaris und posterior nicht anwendbar wegen Gefährdung des Subscapularis. Ähnlich dieser Methode ist die von Zierold empfohlene Reposition, wobei der Operateur seinen Ellenbogen gegen die Brustwand des Verletzten in Höhe der Axilla legt, während das Ellbogengelenk des Verletzten gebeugt wird; durch weitere Beugung und Anspreizung des Oberarmes erfolgt die Einrenkung. — Fälle, bei

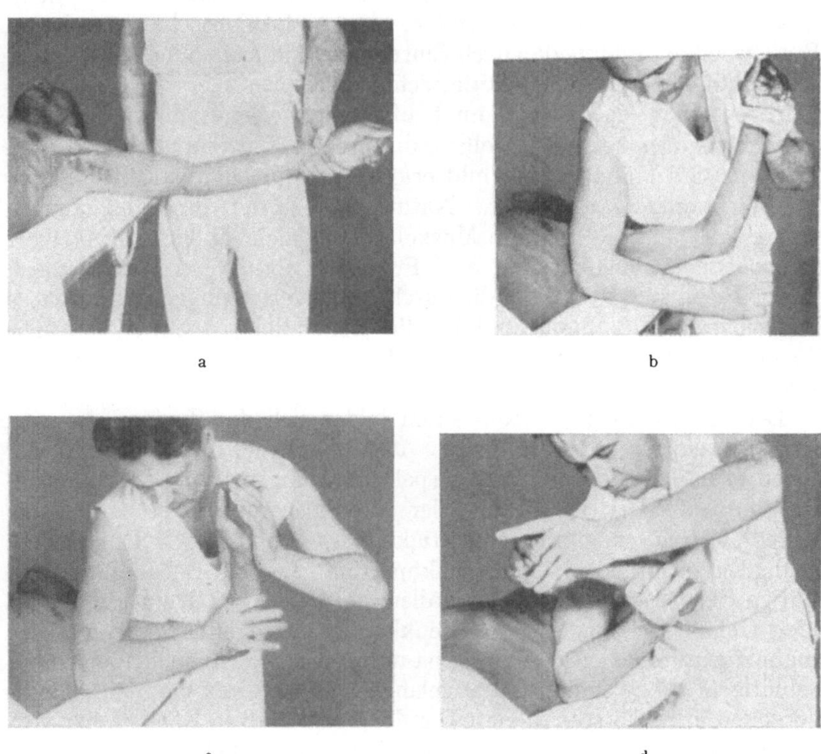

Abb. 33a—d. Einrenkung der Schultergelenkluxation. a Lage des Verletzten und Stellung des Operateurs; b Ellbogen des Operateurs in der Achselhöhle gegen Brustwand des Verletzten gelegt; Ellbogengelenk rechtwinklig gebeugt; c Hohlhand des Operateurs gegen Ellbogengelenk des Verletzten gestemmt; d Unterarm des Verletzten weiter gebeugt, Oberarm bis zu 45° angespreizt, Einrenkung. (Nach Zierold.)

denen eine primäre Irreponibilität besteht, sind selten; operative Reposition gelingt bei diesen leicht und hat bessere Erfolge als bei veralteten Verrenkungen. — Bei Gefäßverletzung kommt die Naht des Gefäßes in Frage, jedoch ist die Prognose nicht günstig.

Das Ziel der Behandlung, die Wiederherstellung der Funktion, ist nun weitgehend abhängig von der Art der durchgeführten *Nachbehandlung*. Ihre Bedeutung wird von Patienten vielfach unterschätzt; aber auch manche Ärzte sind in dem Irrtum befangen, daß mit Wiedereinrenkung des Gelenkes ihre Aufgabe erfüllt sei. Bei kaum einer anderen Verletzungsfolge begegnet man so häufig Behandlungsschäden, die sich als Versteifungen auswirken. „In der Unfallheilkunde haben Schulterschädigungen einen schlechten Ruf" (F. König). Insbesondere ist zu warnen vor längerer Ruhigstellung des Armes in Adduktion und Innenrotation. Schon das 8tägige Tragen des verletzten Armes in einer Mitella, dem ,,Leichentuch des Schultergelenkes", kann das funktionelle Ergebnis in Frage stellen. Es genügt vielmehr, den Arm 2—3 Tage ruhigzustellen und dann mit aktiven Übungen zu beginnen; bei jüngeren Leuten bis zu 30 Jahren kann man schon nach 24 Stunden beginnen. Bei älteren Patienten sowie bei mangelnder Energie des Verletzten empfiehlt es sich, den Arm vorübergehend in eine Abduktionsschiene zu legen. BODE weist darauf hin, daß nach Einrenkung und Aufnahme der Übungsbehandlung die Beweglichkeit des Schultergelenkes zuerst schnelle Fortschritte macht, daß aber dann häufig eine Verlangsamung des Heilgeschehens oder sogar ein vollständiger Stillstand eintritt. In diesem Stadium sind Mühe und Geduld erforderlich, um die Nachbehandlung zur Wirksamkeit zu bringen. Naturgemäß dürfen die Schädigungen an der Gelenkkapsel und am Muskelapparat nicht außer acht bleiben, die noch nach längerer Zeit eine Funktionsstörung bedingen können. In der Regel sind aber auch die durch Nebenverletzungen verursachten Funktionsausfälle durch individuelle Behandlung abzuwenden. Die Wiederherstellung der Beweglichkeit des Schultergelenkes ist meist nach 4 Wochen erreicht.

Bei Unterlassung der Reposition bildet sich der Zustand der sog. *veralteten Schulterluxation* heraus, der außer der Verschiebung der knöchernen Gelenkteile durch Knorpelschädigung, Schrumpfung, Muskelatrophie mit Elastizitätsverlust der Kapsel charakterisiert ist. Dabei besteht fortdauernde Schmerzhaftigkeit der Schultergegend und hochgradige Einschränkung der Gelenkfunktion. Für die Behandlung wird blutige Reposition, in schweren Fällen, besonders bei Druck auf Plexus oder Gefäße Resektion des Gelenkkopfes durchgeführt. Wegen der ungünstigen Funktionsergebnisse ist naturgemäß zu versuchen, noch auf unblutigem Wege zum Ziele zu gelangen. KIRSCHNER empfiehlt dieses Vorgehen in den ersten Monaten in der Form, daß in Narkose der verletzte Arm unter Abheben des Oberkörpers vom Boden $^1/_4$—$^1/_2$ Stunde aufgehängt wird, und nach Dehnung der bindegewebigen Verwachsungen und verkürzten Muskeln die Reposition versucht wird. Die Adduktionskontraktur ist beseitigt, so daß, falls die Einrichtung nicht gelingt, der Arm im Extensionsverband fixiert werden kann, gegebenenfalls mit Versteifung in Abduktionsstellung. Nach BÖHLER gelingt die Reposition innerhalb der ersten 6 Wochen stets. DOLLINGER empfiehlt die Durchtrennung des sklerosierten und kontrahierten M. subscapularis. Ein besonders schonendes Vorgehen zur Bekämpfung der Kontraktur wird aus der PAYRschen Schule von TIETZE vorgeschlagen: Füllung der Gelenkkapsel und Durchspritzen der gesamten Schultermuskulatur mit $^1/_2$%iger Novocainlösung (ohne Adrenalinzusatz). Gelingt die Reposition in Narkose nicht, so wird die Vorbehandlung mit Novocain unter vorsichtiger Dehnung der Muskulatur jeden 2. Tag wiederholt, um den Hartspann zu lockern und den Arm allmählich bis 60° zu abduzieren. Ein zweiter Repositionsversuch nach 8 Tagen ist dann meist erfolgreich.

In selteneren Fällen bildet sich der Zustand der sog. *habituellen Luxation* heraus, die zu unterscheiden ist von der L. recidiva, die kurze Zeit nach der Reposition durch Abduktionsbewegung auftreten kann. Als Ursachen kommen abnorme Kapselweite, Absprengungen an der Gelenkpfanne und Muskeleinrisse in Betracht. Konservative Behandlung führt meist nicht zum Ziele, die Ausrenkungen erfolgen mit der Zeit häufiger und leichter. Röntgenologisch ist in Höhe der ehemaligen Epiphysenlinie eine Kerbe erkennbar sowie bisweilen Abplattung der Kopfkappe. Es sind zahlreiche Operationsmethoden angegeben; diese lassen sich auf Eingriffe an der Kapsel und den Bändern beschränken. Ferner sind gebräuchlich Muskelplastiken, Sehnen- und Fascienverpflanzungen (Aufhängeverfahren) sowie Methoden, um für den vorderen oder unteren Gelenkabschnitt eine neue Widerlage zu schaffen (Spanverpflanzung).

5. Oberarmfraktur.

a) Frakturen am oberen Ende.

Die Frakturen am oberen Oberarmende kommen vorwiegend im höheren Lebensalter sowie bei Jugendlichen infolge geringer Widerstandsfähigkeit der Epiphysenlinie vor. Nach anatomischen Gesichtspunkten unterscheidet man: Fraktur des Kopfes, F. am Collum anatomicum, F. pertubercularis, isolierte Frakturen des Tuberculum maj. und min., F. am Collum chirurgicum und Epiphysenfraktur. Der Grad der Fragmentverschiebung ist verschiedenartig, eine Mittelstellung nimmt die eingekeilte Fraktur ein, bei der das Fragment der Diaphyse in die Kopfspongiosa eingetrieben ist.

Die Frakturen an der überknorpelten Gelenkfläche des *Humeruskopfes* entstehen durch Druck desselben gegen die Gelenkpfanne. Diese Fissuren und umschriebenen Depressionsfrakturen haben keine wesentlich praktische Bedeutung.

Die *Fraktur des Collum anatomicum* kommt selten vor, besonders bei alten Leuten mit seniler Osteoporose. Sie entsteht durch starke Gewalteinwirkung, meist Fall auf die Schulter. Der abgebrochene Kopf kann eingekeilt oder nach oben und innen verschoben sowie um die Querachse gedreht sein. — Die *Symptome* entsprechen denen einer schweren Gelenkverletzung; besonders tritt sogleich der intensive Schmerz hervor und die Funktionsstörung. Es besteht ausgeprägter Druckschmerz des Kopfes und Stauchungsschmerz auch bei Stoß gegen den Oberarm vom Ellbogen her. Durch stärkeren Bluterguß kann die *Diagnose* erschwert sein. Bei Erhebung des Armes läßt sich, falls keine Einkeilung vorliegt, von der Achselhöhle aus Crepitation feststellen. Unter dem Acromion ist bei Drehbewegung das Mitgehen des Tuberculum majus zu tasten, was differentialdiagnostisch gegen F. coll. chirurg. auszuwerten ist.

Die *Fractura pertubercularis* stellt einen Querbruch des Oberarmes in Höhe des Tuberkularmassivs dar. Sie entsteht durch Stoß gegen die Schulterwölbung oder Fall auf den Ellbogen. Am häufigsten ist der

Adduktionstypus, wobei häufig eine Einkeilung vorliegt; es tritt eine Abweichung des peripheren Fragments nach vorn außen ein. Bei der selteneren Abduktionsfraktur weicht dieses nach medial ab. Hierbei kommt es meist zu einer Abflachung des Schultergewölbes. — Die *Symptome* sind starke Funktionseinschränkung, ausgedehnter Bluterguß, Druck- und Stauchungsschmerz. Bei Einkeilung sind die Erscheinungen weniger ausgeprägt.

Von größter praktischer Bedeutung ist die *Fraktur am chirurgischen Hals*, die häufigste Bruchform am oberen Oberarmende. Sie ist lokalisiert an der Übergangsstelle der Diaphyse in die Spongiosa unterhalb der Tubercula. Die Entstehung erfolgt meist direkt durch Schlag oder Fall auf die Schulter, aber auch indirekt durch Fall auf Hand oder Ellbogen. Die häufigste Form, die *Abduktionsfraktur*, bei der der Humerusschaft einwärts verschoben ist, und ein nach außen offener Winkel entsteht, kommt durch Gewalteinwirkung auf den äußeren hinteren Umfang der Schulter zustande. Die Dislokation wird hervorgerufen durch den Muskelzug am peripheren Fragment (Pectoralis, Latissimus dorsi, Teres maj. nach innen und vorn, durch Deltoideus, Coracobrachialis nach oben). Bei· direkter Einwirkung nimmt die Bruchfläche meist einen queren Verlauf. Die selteneren Schrägbrüche rufen nicht selten Weichteilverletzungen, auch Gefäß- und Nervenschädigungen hervor. Einkeilungen können vollständig oder unvollständig auftreten, je nachdem das untere Fragment sich

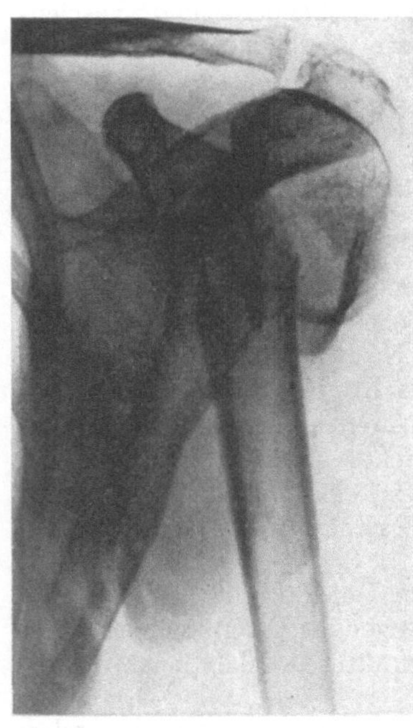

Abb. 34. Oberarmkopffraktur am Collum chirurgicum. Distales Fragment nach medial disloziert. (69jährige Frau, Fall auf die linke Körperseite infolge Ausrutschen.)

ganz oder nur mit einer Kante in die Spongiosa des Kopffragments einbohrt.

Die *Diagnose* ist, wenn auch die genaue Lokalisation der Bruchstelle bisweilen schwierig ist, aus der Aufhebung der aktiven Beweglichkeit und der Verschiebung der Längsachse des Oberarmes zu stellen. Häufig ist abnorme Beweglichkeit und Crepitation nachweisbar. Gegen eine Luxatio subcoracoidea spricht das Fehlen federnder Fixation und die Verkürzung des Oberarmes. Der Oberarmkopf ist an normaler Stelle in der Gelenkpfanne zu fühlen, und er geht bei passiven Bewegungen des Oberarmes nicht mit. — Bei eingekeilten Frakturen sind die Erscheinungen nicht so prägnant; es besteht jedoch der Stauchungsschmerz.

Isolierte Frakturen der Tubercula kommen meist in Verbindung mit anderen Verletzungen, besonders Luxationen, vor. Das Tub. majus ist häufiger betroffen und kann vollständig abgerissen sein, wobei es meist durch den Zug der Auswärtsroller nach oben und außen disloziert ist;

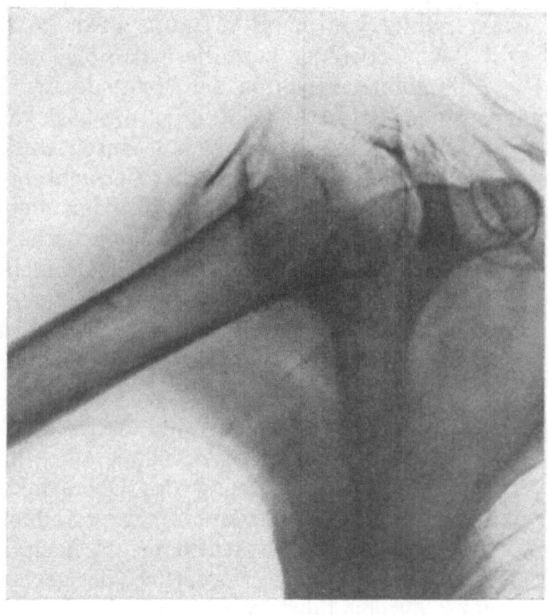

a

Abb. 35a. Subcapitale Querfraktur des rechten Oberarms. Abweichung der peripheren Fraktur nach vorn und medial. (76jährige Frau, bei Glatteis auf rechten Arm gefallen.)

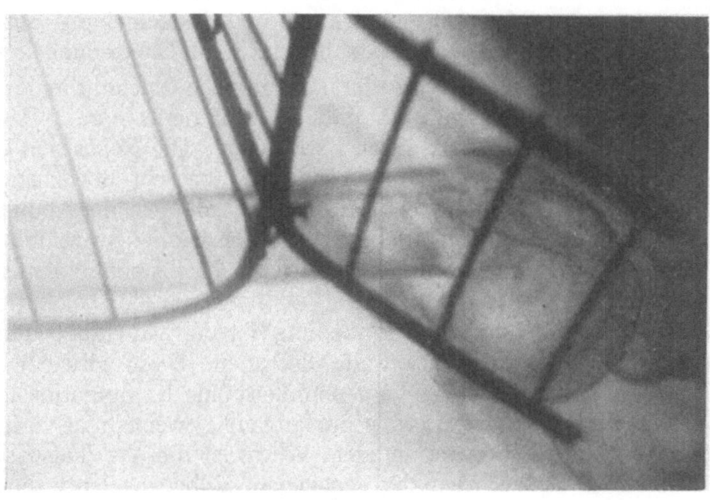

b

Abb. 35b. Kontrollaufnahme zu Abb. a. Nach Reposition im Abduktionsverband.

bisweilen ist nur der vordere Rand des Tuberculum abgequetscht. — Es besteht umschriebener Druckschmerz und Störung der Außenrotation.

Bei dem seltenen Abriß des Tub. minus kommt es durch Zug des M. subscapularis zu einer Dislokation nach innen und Störung der Einwärtsrotation.

Die traumatische *Epiphysenfraktur* kommt bei Jugendlichen bis zum 20. Lebensjahr häufig vor (nach v. BRUNS etwa 50% aller Epiphysenlösungen); bei Neugeborenen wird diese als Folge der Armlösung beobachtet. Die Entstehung erfolgt in der Mehrzahl der Fälle durch Fall auf die Schulter oder den Arm. Häufig ist die Dislokation geringfügig; in anderen Fällen ist das Diaphysenende durch Muskelzug nach vorn und innen verschoben, so daß bei seitlicher Betrachtung eine eckige Prominenz hervortritt. Die Epiphyse kann um die Sagittalebene gedreht sein. Die Schulterwölbung ist erhalten. Die *Prognose* ist bei Durchführung der Reposition günstig; gelingt sie jedoch nicht oder nur unvollständig, so ist mit Wachstumsstörungen zu rechnen. Bei Neugeborenen steht die Epiphyse zuweilen erheblich auswärts rotiert (HELFERICH); hierbei besteht die Gefahr einer erheblichen Funktionsstörung.

Die *Röntgenuntersuchung* ist für die Auswahl des Behandlungsplanes sehr wichtig. Bei der ventro-dorsalen Aufnahme, die über seitliche Verschiebung orientiert, ist Überlagerung des Oberarmkopfes durch Gelenkpfanne und Acromion zu vermeiden. Zur Feststellung einer Einkeilung oder Dislokation des Diaphysenfragments nach hinten oder vorn ist noch eine axiale Aufnahme erforderlich, die gegebenenfalls in örtlicher Betäubung durchgeführt wird; jedoch darf diese nicht schematisch erfolgen, um die Lösung einer Einkeilung durch die zur Aufnahme nötige Abduktion bzw. Verschlechterung der Stellung von Abduktionsfrakturen zu vermeiden (BEYER). Häufig ergibt die axilläre Aufnahme eine starke Achsenknickung und Verschiebung um volle Schaftbreite, die bei der Normalaufnahme nicht zur Darstellung kommen.

Für die *Behandlung* ist die durch zahlreiche Nachuntersuchungen erwiesene Tatsache maßgebend, daß alle anatomisch gut stehenden Frakturen funktionell und klinisch ideal heilen. Die Reposition gelingt fast immer unblutig. Wenn manuell oder mit dem Schraubenzugapparat eine befriedigende Stellung erzielt ist, so wird diese in Abduktionsstellung erhalten, wofür sich am besten der Brustarmgipsverband eignet. Bei eingekeilten Frakturen ohne wesentliche Verschiebung genügt eine der gebräuchlichen Abspreizschienen. — Bei stärkerer Dislokation der Fragmente, ob mit oder ohne Einkeilung, ist die Dauerzugbehandlung angezeigt durch Drahtextension am Olecranon. Diese wird bei Mittelstellung des Schultergelenkes vorgenommen; eine Kombination mit der Abspreizschiene ist nach BÖHLER nur angängig, wenn man vorher gut eingerichtet hat. — Von besonderem Werte ist die Vertikalsuspension des Oberarmes bei rechtwinklig gebogenem Ellbogengelenk, durch die sich auch schwere Dislokationen ausgleichen lassen (Abb. 36). Auch Luxationsfrakturen lassen sich in der Regel unblutig reponieren. — Bei isolierten vollständigen Abbrüchen des Tub. maj. wird Extension in Abduktion und Außenrotation, bei solchen am Tub. min. in Adduktion und Innenrotation durchgeführt. Bei hochgradigen Verschiebungen ist Verschraubung zu empfehlen.

Die knöcherne Heilung wird in der Regel in 5—6 Wochen erzielt. Für die Nachbehandlung stehen an erster Stelle Freiübungen unter fachmännischer Leitung. Ferner ist einer Atrophie des Deltamuskels durch Massage-, Heißluft- und elektrische Behandlung vorzubeugen.

In besonders schwierigen Fällen kann operative Reposition mit Osteosynthese zur Anwendung kommen. Bei Schrägbrüchen bewährt sich Drahtfixation (FRANKE). Fixierung der Bruchstücke mit dem Lamellennagel wird von BEYER empfohlen. Um die Versenkung von Fremdkörpern in den zertrümmerten oder abgescherten Kopf zu vermeiden, hat sich das von LEZIUS vorgeschlagene Verfahren gut bewährt, durch Verlagerung der Bicepssehne in einen Bohrkanal durch Kopffragment und Anfangsteil des Schaftes die Bruchflächen zu fixieren. — Die operativen Maßnahmen sind aber nur in Ausnahmefällen angezeigt.

b) Oberarmschaftfraktur.

Die Frakturen des Humerusschaftes sind häufig; sie betreffen etwa die Hälfte aller Oberarmbrüche. Unvollständige (Infraktionen) kommen nur im jugendlichen Alter vor. Der Form nach werden beobachtet Schrägbrüche, die indirekt durch Fall auf Hand oder Ellbogen hervorgerufen werden. Am häufigsten ist die Entstehung durch direkte Gewalteinwirkung (Stoß, Schlag, Maschinenverletzung); dabei kommt es zu Querbrüchen, die meist glatt, selten verhakt

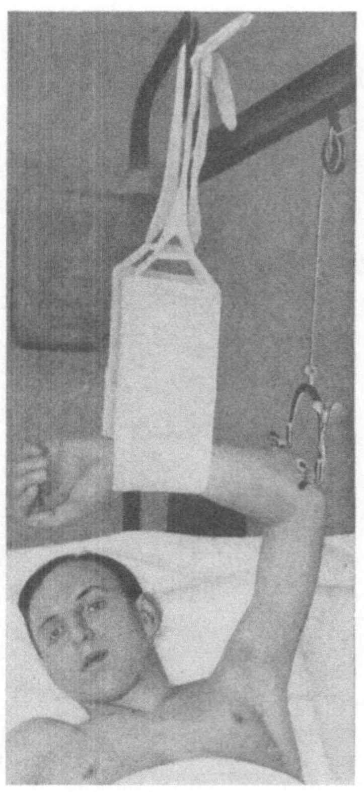

Abb. 36. Vertikalsuspension bei Oberarmkopffraktur. Der Vorderarm ist in einer Schlinge aufgehängt, welche am Bettheber befestigt ist. Die Hand dreht sich von selbst in leichte Pronation, und der Daumen zeigt gegen den Mund. Bei dieser Verbandanordnung hat der Arm die gleiche Stellung wie auf einer Abspreizschiene. Die Bruchstücke richten sich von selbst ein, Gefäße und Nerven werden von jedem Druck befreit. Die Schwellung verschwindet rasch. Nach einigen Tagen kann bei supracondylären Brüchen unten diesem fortwirkenden Zug ein Gipsverband angelegt werden. (Nach BÖHLER.)

sind. Ferner kommen Torsionsbrüche (Spiralbrüche) vor sowie bei schweren Gewalteinwirkungen (Überfahrung, Schußverletzung) Splitterbrüche. — Nach MATTI stellen die kombinierten Biegungs-, Torsions- und Stauchungsbrüche die am häufigsten zur Beobachtung gelangende Schaftfraktur des Humerus dar; ihre Bruchebene ist wesentlich von hinten-oben-außen nach vorn-unten-innen gerichtet.

Pathologische Frakturen des Oberarmes kommen gelegentlich vor bei Tabes, Syringomyelie, Tumoren, Gumma sowie lokalen Knochenaffektionen.

Die *klinischen Erscheinungen* sind besonders charakterisiert durch die Art der Fragmentverschiebung; diese ist je nach Sitz der Fraktur und Richtung der einwirkenden Gewalt verschieden. Durch Einwirkung des Muskelzuges kommen typische Dislokationen zustande; bei Frakturen oberhalb des Deltoidensansatzes wird das obere Fragment durch die Adduktoren nach hinten und innen, das untere durch den M. deltoidens nach außen und vorn gezogen. Bei Frakturen, die unterhalb des Ansatzes des M. deltoideus entstanden sind, wird durch diesen das obere Bruchstück nach außen gehoben und das untere durch Triceps, Coracobrachialis und kurzen Bicepskopf nach hinten und innen.

Von *Nebenverletzungen* kommt eine Zerreißung der A. brachialis wegen ihrer geschützten Lage selten vor. Dagegen ist bei Frakturen an der Grenze des mittleren und unteren Drittels der N. radialis, der ungepolstert sich an dieser Stelle schraubenförmig um den Schaft windet, gefährdet.

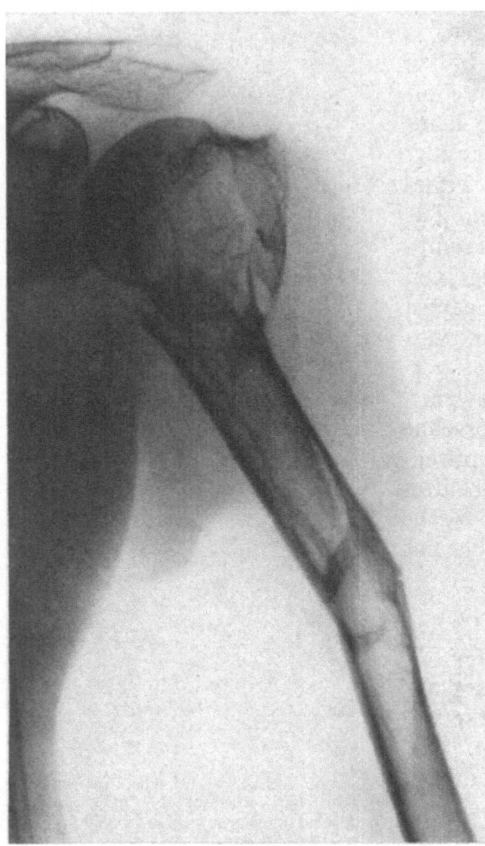

Abb. 37. Collum- und Schaftfraktur des linken Oberarms. 1. Querfraktur im Coll. chir. mit Bildung mehrerer Splitter; geringe medial-convexe Achsenknickung. Absprengung am Tub. maj. 2. Schaftfraktur mit geringer Verschiebung der distalen Fragmente nach vorn. (66jährige Frau, Fall auf linken Arm durch Verfehlen der Bordschwelle.)

Er kann primär durch Quetschung und Zerrung geschädigt werden, selten tritt völlige Durchtrennung ein. Sekundär kann eine Einschnürung durch Calluswucherung auftreten. Die Folgeerscheinungen bestehen in Lähmung der Hand- und Fingerstrecker („Fallhand") sowie sensiblen Störungen an der dorsalen Fläche des Vorderarmes. — Verletzungen des N. ulnaris und medianus bilden eine große Seltenheit.

Bei Schußverletzungen treten Schaftfrakturen häufiger ein, als z. B. beim Oberschenkel. Infektionen pflegen sich aber nicht so leicht auszubreiten und sind nicht so gefährlich als bei muskelreichen Gliedabschnitten (LEICHS). Bei Schußverletzungen am oberen Ende kommt es häufig zu Gefäß- und Nervenschädigung.

Bei ausbleibender Heilung besteht die Gefahr einer *Pseudarthrose,* die bei Humerusfrakturen, besonders mit querer Bruchebene, häufiger vorkommt als an anderen Knochen ($^1/_3$ aller Pseudarthrosen). Als Ursachen sind anzusehen mangelhafte Reposition, ungenügende Fixation, Weichteilinterposition sowie konstitutionelle Momente; auch ungünstige Durchblutung sowie Mißverhältnis zwischen starker Corticalis und engem Markraum werden als lokale Disposition an-

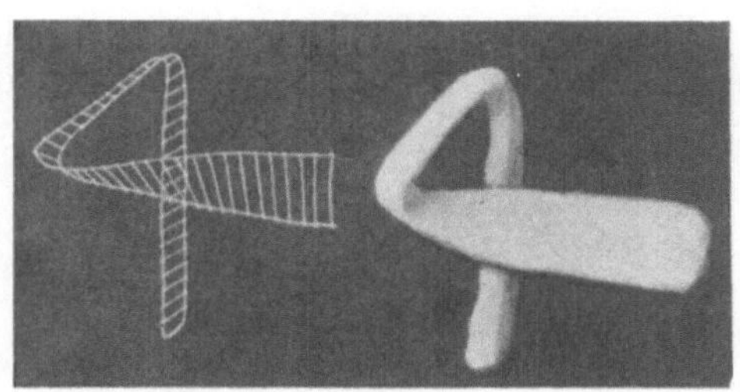

Abb. 38. Triangel aus einer CRAMER-Schiene von 8:80 cm, gepolstert und ungepolstert. Das Bruchstück ist 30 cm, das Oberarmstück 15 cm und das Vorderarmstück 35 cm lang. (Nach BÖHLER.)

gesehen. Die geringe Neigung zur Verkalkung wird [von SOMMER als Grund für Spätlösungen angesehen, die nach scheinbar schon eingetretener knöcherner Bindung in der 9.—12.Woche bei einer harmlosen Bewegung ausgelöst werden können. Charakteristisch für die ausgebildete Pseudarthrose ist die konische Form der durch Markcallus abgeschlossenen Fragmente, die bindegewebige Verbindung haben. Durch diese Fehlheilung wird eine hochgradige Funktionsstörung und Arbeitseinbuße hervorgerufen.

Die *Prognose* der Oberarmschaftfraktur ist im allgemeinen günstig; bei der überwiegenden Anzahl der Fälle tritt in 4—5 Wochen eine knöcherne Heilung ein. Quer- und Splitterfrakturen beanspruchen längere Zeit.

Die *Behandlung* erstrebt als erste Aufgabe eine möglichst exakte Re-

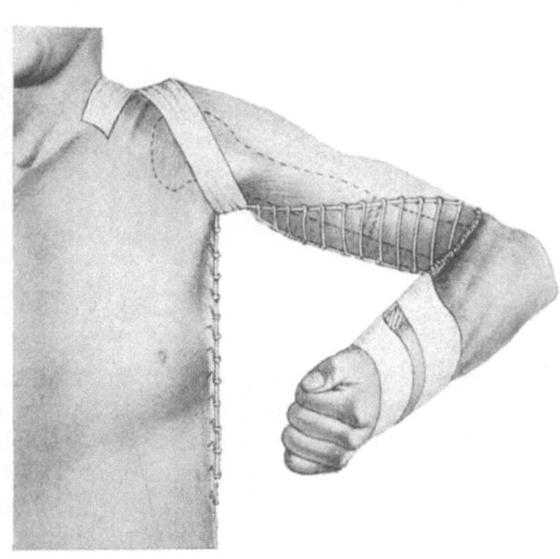

Abb. 39. Schematische Darstellung der Distraktionsstellung nach Anlegung des Bügels. (Nach BORCHERS und HELLGE.)

position, wobei neben dem Ausgleich der Längsverschiebung auch die Einwärtsdrehung des peripheren Fragmentes beseitigt werden muß, was besonders bei Torsionsfrakturen wichtig ist. Die Einrichtung erfolgt durch Zug am rechtwinklig gebeugten Vorderarm unter Gegenzug an der Schulter; die Frakturenenden werden manuell koaptiert und die

Ausschaltung einer Verdrehung durch seitliche und rotierende Bewegungen kontrolliert, bis Epicondylus humeri lat., Tuberculum maj. und Acromion in einer Linie stehen. Gelingt die Einstellung durch einfachen Längszug auf diese Weise nicht, so muß eine temporäre Extension in Abduktionsstellung des Oberarmes durchgeführt werden.

Für die *Retention* der erreichten Stellung ist man von der früher üblichen Dauerzugbehandlung (BARDENHEUER) abgekommen. Zahlreiche

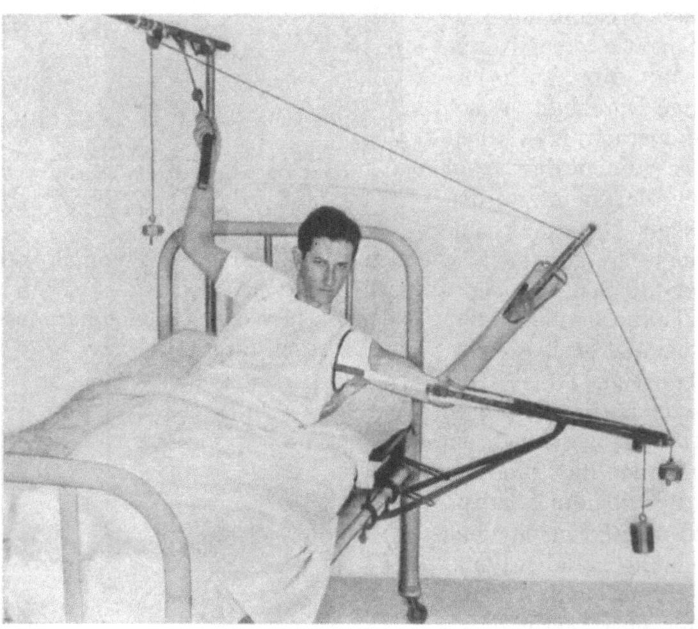

Abb. 40. THOMAS-Armschiene am Bett befestigt. Aufrichten des Patienten ohne Veränderung der Stellung der Fragmente. (Nach COONSE und MOORE.)

Schienen wurden angegeben für die ambulante Behandlung der Humerusfraktur, von denen der aus CRAMER-Schienen hergestellte Triangel (MIDDELDORPF) eine vollkommene Immobilisierung bei rechtwinkliger Stellung des Schulter- und Ellbogengelenkes gewährleistet. — Eine Sicherheit gegen sekundäre Verschiebungen der Fragmente bietet ferner der *Abduktionsgipsverband,* der in Auswärtsrotation des Armes und rechtwinkliger Beugung des Ellbogengelenkes modelliert wird und Rumpf, Schulter, Ober- und Vorderarm umfaßt. Er bietet den Vorteil, daß nach Herausschneiden der oberen Gipsschale Elevationsübungen vorgenommen werden können.

Der von BORCHERS angegebene Distraktionsbügel beruht auf dem Grundsatz der Auseinanderschiebung der Bruchstücke und vermittelt starke, fast rechtwinklige Abduktion im Schultergelenk, rechtwinklige bis leicht spitzwinklige Beugung im Ellbogengelenk, hochgradige Außen-

drehung des äußeren Bruchstückes sowie Bewegungsübungen des Unterarmes nach 8—14 Tagen (Abb. 39).

Von der Erfahrung ausgehend, daß bei Immobilisation eines Gliedes
im Gips- oder festen Schienenverband Atrophie der Knochen, Muskulatur
und Gelenkstruktur das funktionelle Ergebnis beeinträchtigen kann,
wird von COONSE und MOORE eine modifizierte THOMAS-Armschiene

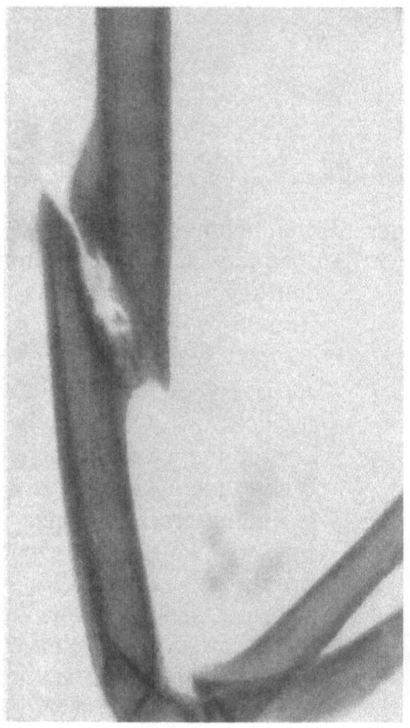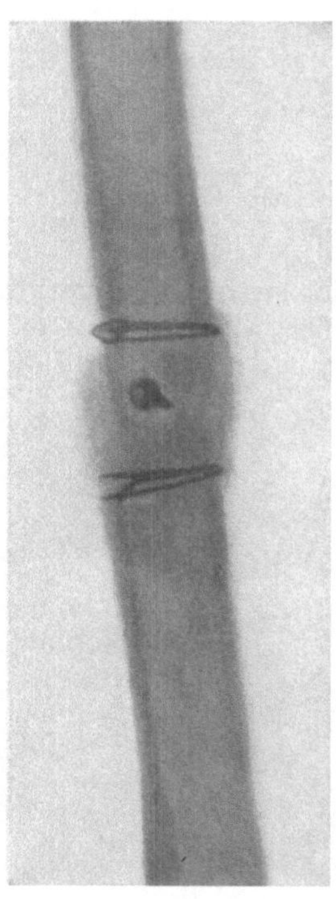

a   b

Abb. 41a u. b. a Refraktur des Oberarms im Callus bei alter Scheinheilung. b Vier Wochen nach der Osteosynthese mit Nagel und zwei Drahtumschlingungen. (Nach KÖNIG.)

empfohlen, die sich am Bett befestigen läßt; die Extension wird ausgeübt in der Achse des Humerus mit Hilfe von Pflasterstreifen und
einem Gewicht, das über eine Rolle geleitet wird. Die Vorderarm-
befestigung mittels Extension oder austarierter Feder ermöglicht aktive
Bewegungen im Ellbogengelenk (Abb. 40).

Die Indikation zur *operativen Behandlung* ist gegeben, wenn die
Reposition nicht ausreichend gelingt, oder schräggestellte Bruchflächen
immer wieder auseinanderweichen; auch Breite des Bruchspaltes weist
auf die Möglichkeit von Weichteilinterposition hin. Die Befestigung
erfolgt durch ein von der Tibia entnommenes Periostknochenstück oder
durch Drahtumschlingung, Platten oder Verschraubung.

REHN empfiehlt an Stelle der LANÉschen Platte die Verwendung
einer Stahlschiene aus rostfreiem Stahl, die in einer Knochenrinne

eingelagert und durch Drähte befestigt wird. LOEFFLER nimmt eine
Verhakung der Bruchenden durch intracorticale Stifte vor, wobei den

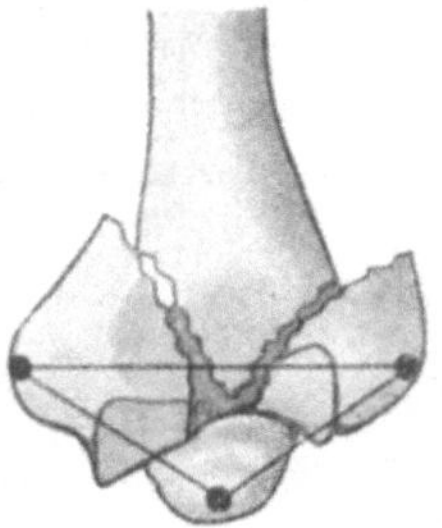

Abb. 42. Y-förmiger Gelenkbruch des
distalen Oberarmendes (Ellbogendrei-
eck). (Nach v. LANZ-WACHSMUTH.)

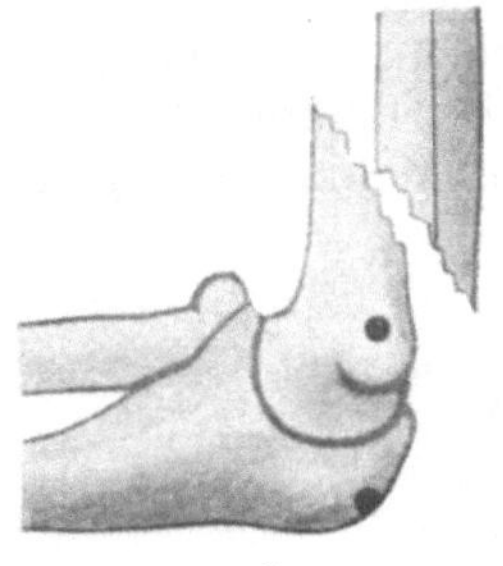

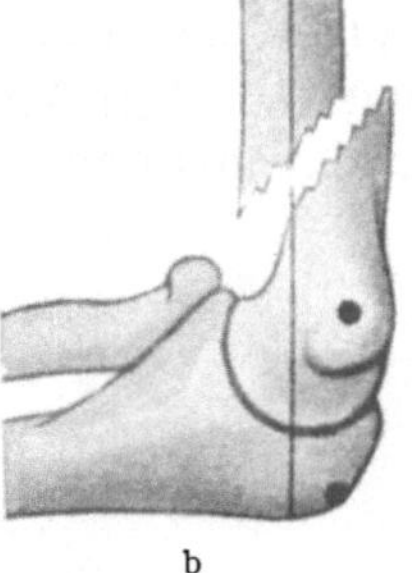

Abb. 43a u. b. Supracondyläre Fraktur. a Flexionsfraktur;
b Extensionsfraktur. (Nach v. LANZ-WACHSMUTH.)

physiologischen Verhältnissen der Bruchheilung am besten ent-
sprochen wird, da nur die für den Aufbau des Knochens wenig bedeutungsvolle Corticalis bean-
sprucht wird.

Bei *Schädigung des N. radialis* ist die Feststellung, ob
es sich um Quetschung oder
Zerreißung handelt, schwierig.
Wenn nach 3—4 Wochen die
Lähmungserscheinungen nicht
zurückgehen, so ist operative
Freilegung angezeigt und Verlagerung des Radialis in die
Muskulatur oder Nervennaht
durchzuführen; bei sekundärer
Schädigung durch Callusdruck
wird Neurolyse und Einschei-
dung des Nerven in die Muskel-
substanz vorgenommen.

Bei *komplizierten Frakturen*
wird nach Schaffung sauberer
Wundverhältnisse der Bruch
eingerichtet und im gefensterten
Schulter - Arm - Abduktionsgipsverband festgestellt. — Für die

Abb. 44. Supracondyläre Extensionsfraktur. (8jähriger
Knabe, Fall mehrere Treppenstufen herunter auf den
rechten Arm.)

Pseudarthrosenbehandlung empfiehlt sich im Anfangsstadium die
percutane BECKsche Bohrung der Bruchstelle oder operative Freilegung
der Bruchstelle, Excision der bindegewebigen Brüche, Aufsplitterungsverfahren nach KIRSCHNER oder Spananlagerung.

c) Frakturen am unteren Ende.

Für die Diagnostik der Frakturen am Ellbogengelenk ist die Kenntnis
der anatomischen und mechanischen Verhältnisse wichtig. Der Gelenk-

teil der Humerusdiaphyse hat einen queren Verlauf unmittelbar unter den Epicondylen und einen Durchmesser von etwa 6 cm. Bei gestrecktem Ellbogengelenk besteht eine leichte Valgusstellung, die sich beim Beugen ausgleicht. Das untere Ende des Humerus bildet mit dem Schaft einen nach vorn offenen Winkel von etwa 15—20⁰. Die Topographie der fixen Punkte ergibt praktisch wichtige Merkmale. Normalerweise schneidet bei gestrecktem Ellbogengelenk die Verbindungslinie der Epicondylen die Spitze des Olecranon (HUETERsche Linie); bei rechtwinklig gebeugtem Arm bilden die 3 Punkte ein gleich-

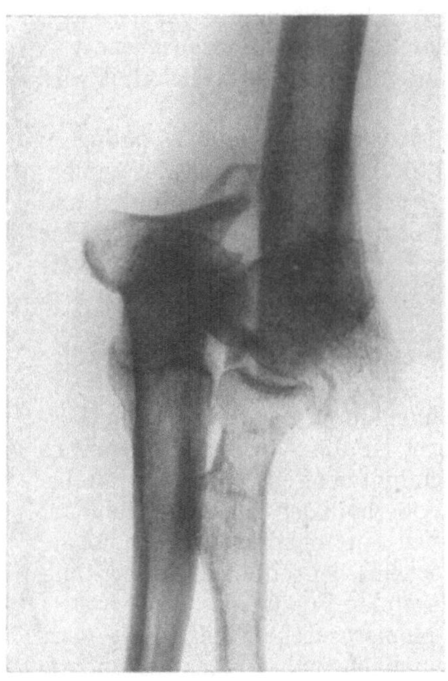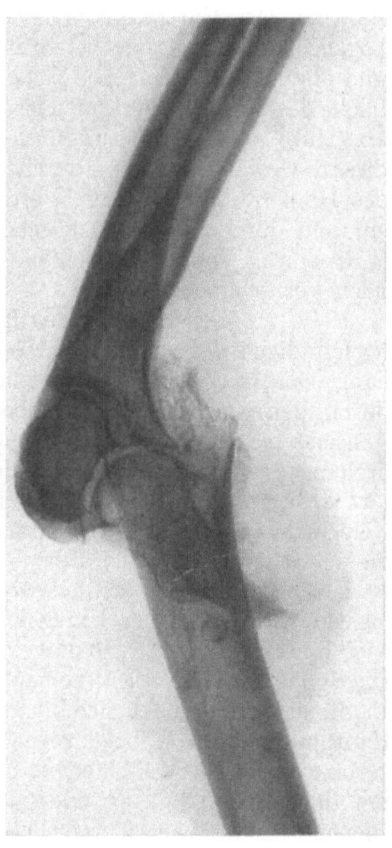

Abb. 45a u. b. Supracondyläre Humerusfraktur. Epicondylus 1 cm nach medial verschoben. (63jährige Frau, Sturz von Stehleiter, Aufschlagen des linken Armes auf Kante der Badewanne).

schenkeliges Dreieck, dessen Fläche in der Frontalebene liegt. Das Radiusköpfchen liegt $^1/_2$—1 cm handwärts vom Epicondylus lat. und ist bei Pro- und Supinationsbewegungen deutlich tastbar.

Am unteren Humerusende unterscheidet man folgende Frakturformen: supracondyläre Fr., Condylenfr., Epicondylenfr., Fr. intercondylica, Fr. diacondylica, Fr. capituli humeri.

Die **supracondyläre Fraktur** ist die häufigste Form kindlicher Ellbogenverletzungen; bei Erwachsenen bildet die Luxatio cubiti das Analogon. Sie stellt keinen einheitlichen Typus dar, sondern es bestehen individuelle Verschiedenheiten. Die Bruchlinie verläuft oberhalb der überknorpelten Gelenkfläche. MATTI unterscheidet neben dieser klassischen Form noch eine zweite, etwa 2—4 cm weiter oben im Grenzgebiet von Meta- und Diaphyse liegende Übergangsform („Typus superior s. metaphysarius"). Es handelt sich selten um einen reinen Querbruch, sondern die Bruchebene verläuft in der Regel frontal oder sagittal schräg und reicht an der hinteren Seite höher hinauf als an der vorderen.

Der *Entstehung* nach unterscheidet man die Extensions- und Flexionsfraktur. Der Extensionstypus kommt durch Überstreckung des Ellbogengelenkes zustande bei Sturz auf den zum Abfangen gestreckten und abduzierten Arm. Die Gelenkkapsel spannt sich über die Vorderfläche des unteren Oberarmendes, und der Gelenkteil knickt nach hinten ab (Hub- oder Abscherungsbruch, MATTI). Eine seltene Ursache ist direkte Gewalteinwirkung durch Stoß oder Schlag auf die Hinterfläche des Humerus bei fixiertem Vorderarm. Die seltenere Flexionsfraktur entsteht durch Fall auf den gebeugten Ellbogen; die Bruchebene verläuft schräg von vorn oben nach hinten unten, der Gelenkteil wird nach vorn verschoben.

Bei der praktisch wichtigen Extensionsfraktur kommt es häufig zu hochgradigen Verschiebungen, so daß die Fragmente ihren Zusammenhang völlig verlieren. Das periphere Bruchstück wird nach hinten und durch den Tricepszug nach oben disloziert. Gleichzeitig tritt eine Achsenverschiebung nach innen (ulnarwärts) ein sowie häufig eine Verdrehung der Fragmente zueinander, indem sich das zentrale einwärts und das periphere auswärts rotiert. — Bei dem Flexionstypus ist die Verschiebung infolge der Spannung des Triceps meist geringgradig; die seitliche erfolgt nach außen.

Die *Symptome* werden gekennzeichnet durch die beschriebene Dislokationsform. Bei der Extensionsform ist die Achse des Oberarmes nach hinten abgeknickt, so daß ein nach hinten offener Winkel entsteht. Die Spitze des Diaphysenfragments ist oberhalb der Ellenbeuge fühlbar; an dieser Stelle findet sich nicht selten eine charakteristische lokale Hautblutung. Die Ellbogengegend erscheint bei seitlicher Betrachtung verbreitert infolge Verschiebung des zentralen Fragments nach vorn. — Bei der Flexionsfraktur bildet die Humerusachse einen nach vorn offenen Winkel. Die sonstigen Erscheinungen sind weniger ausgeprägt.

Für die *Diagnose* ist ausschlaggebend der Tastbefund. Feststellung der normalen Lagebeziehungen der fixen Punkte und des rotierenden Radiusköpfchens, abnorme Verschiebbarkeit mit Crepitation und fehlende Fixation sind differentialdiagnostisch gegen hintere Ellbogenverrenkung auszuwerten. Außerdem steht bei Fraktur die Abknickungsstelle oberhalb, bei Luxation in Höhe des Gelenkes.

Bei jeder supracondylären Fraktur ist eine Prüfung auf *Gefäß- oder Nervenverletzung* durchzuführen, die durch das obere Fragment verursacht sein kann. Die A. brachialis und der N. medianus liegen im Sulcus bicipitalis med. dem Knochen sehr nahe; der N. ulnaris verläuft zwischen Condylus und Epicondylus med., während der N. radialis in Gelenkhöhe muskulären Schutz hat. Gefäßverletzung führt in kurzer Zeit zu hochgradigen Zirkulationsstörungen bis zur Gangrän. Auch bei

Repositionsversuchen kann es zu einer Anspießung des Gefäßes kommen. Innervationsstörungen betreffen bei Medianusschädigung die Sensibilität der Volarfläche des Daumens, Zeige-, Mittelfingers sowie radiale Hälfte des Ringfingers, ferner der ulnaren Hälfte der Beugeseite des Unterarmes. Die motorische Störung betrifft die Fingerbeuger sowie Abduktion und Adduktion des Daumens. Der N. ulnaris ist gefährdet bei höher gelegenen Frakturen sowie solchen am Epicondylus med.

Bei der *röntgenologischen* Auswertung kindlicher Ellbogengelenke ist zu berücksichtigen, daß die Epiphyse jahrelang nicht verknöchert, in der Trochlea erst zwischen dem 10. und 12. Jahre, im Capitulum vom 2. Lebensjahre an. Daher erscheint der Gelenkspalt auffallend breit. Für die Beurteilung von Dislokationen muß man sich an den charakteristischen Knochenkern des radialen Epiphysenabschnittes halten sowie stets ein Vergleichsbild des unverletzten Ellbogengelenkes heranziehen.

Die *Behandlung* supracondylärer Frakturen kann, von leichten und mittelschweren Fällen abgesehen, große Schwierigkeiten bereiten. Die Mannigfaltigkeit der Frakturlinien und der komplizierte Bau des Ellbogengelenkes mit den komplizierten Epiphysenverhältnissen im Kindesalter erfordern eine dem Einzelfall angepaßte Behandlungsmethode. Schematismus und Einseitigkeit können sich hier besonders nachteilig auswirken.

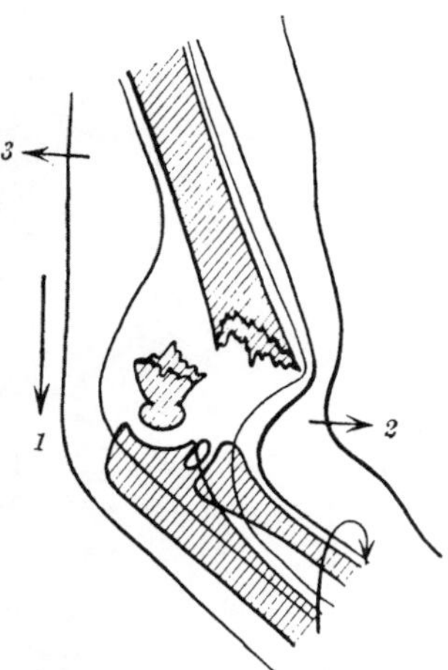

Abb. 46. Einrichtung eines typischen Extensionsbruchs. *1* Zug in der Oberarmachse, *2* Zug am gebeugten Unterarm nach vorn, *3* Pronation des Vorderarmes. (Nach Klages.)

Notwendig zur Erreichung eines guten funktionellen Ergebnisses ist genaue *Reposition*. Diese ist möglichst frühzeitig durchzuführen, da mit Ausbildung des Frakturhämatoms die Gewebeelastizität nachläßt und die Einrichtung des Bruches erschwert werden kann. Diese ist bei Kindern grundsätzlich in Narkose vorzunehmen. Besonders wichtig ist die Entspannung der Muskulatur, besonders der Pronatoren; wegen der Kürze des peripheren Bruchstückes muß dieses genau in die Richtung des zentralen gebracht werden. Zum Ausgleich der Längsverschiebung, der die schwerste Aufgabe darstellt, wird an dem oberhalb der Bruchstelle gut fixierten Oberarm eine starke Zugwirkung ausgeübt. Es ist dabei nicht nötig, den Vorderarm in Extensionsstellung zu bringen, zumal hierbei die Gefahr einer Gefäßschädigung besteht. Diese wird vermieden, wenn man den Arm in der schonenden Beugestellung läßt (Coenen, Klages). Durch gleichmäßigen Zug am recht- oder stumpfwinklig gebeugten Vorderarm wird das untere Fragment aus seiner Rückwärtsverlagerung nach vorn gebracht, während gleichzeitig die Seitenverschiebung durch direkten Druck auf die Ulnarfläche desselben oder Zug radialwärts beseitigt wird. Nach Matti genügt die Pronation nicht, um eine Adduktionsknickung zu verhindern; vielmehr erfolgt die Entspannung in entlastender *Mittellage*, wodurch bei rechtwinklig gebeugtem Arm sowohl eine Adduktions- als auch Abduktionsknickung verhindert wird.

Für die *Retention* der möglichst genau aufeinander gestellten Bruchstücke werden Schienen- und Zugverbände angewendet, je nach den besonderen anatomischen Beziehungen. Es ist unzweckmäßig, eine einheitliche Methode der Fixierung für diese Bruchform auszubilden; viele Wege führen zum Ziel. Bei einem *Gipsschienenverband* wird eine 10—12 cm breite Gipsschiene auf der Streckseite von der Achselhöhle

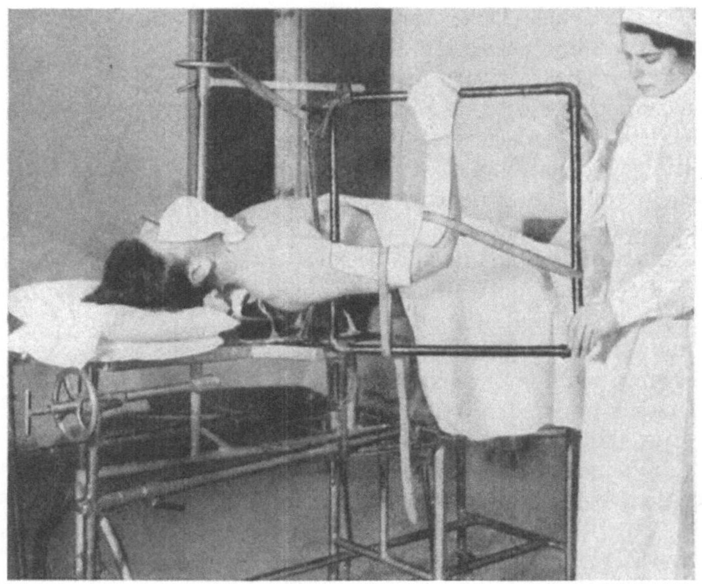

Abb. 47. Repositionsrahmen (nach PERSSON). Mit Holzeinlagen versehene Filzmatten am Arm.

bis zu den Fingerfalten angelegt sowie nach Festwerden derselben eine kürzere und schmälere über die Beugeseite; diese werden durch Mullbinden befestigt. Nach erfolgter Röntgenkontrolle erfolgt Lagerung des Armes auf Abduktionsschiene. FELSENREICH empfiehlt einen Thoraxarmgipsverband, der zur Vermeidung von Zirkulationsstörungen gefenstert wird. Zur Erleichterung des Eingipsens hat PERSSON einen Repositionsrahmen konstruiert (Abb. 47).

Neben der Entspannung der Beugemuskulatur, was durch rechtwinklige Beugung des Ellbogengelenkes geschieht, ist es auch wichtig, die Zugwirkung des Triceps auszuschalten. Dies kann durch Anlegen eines Zugverbandes erfolgen oder durch Überführung des Armes in maximale spitzwinklige Beugestellung; diese Stellung kann nach dem Vorschlag von DEUTSCHLÄNDER durch einen Brückengipsverband festgehalten werden mit gleichzeitigem Nagelzug am Olecranon, als Zugkräfte kommen hierbei nicht Gewichte, sondern elastische Züge oder Spiralfedern zur Anwendung.

Wenn der Gipsverband zur Erhaltung der korrigierten Fragmentstellung nicht genügt, so wird *Extensionsbehandlung* mit Heftpflaster-
zügen durchgeführt. Drahtextension
ist, da erhebliche Zugwirkungen nicht
erforderlich sind, kaum angezeigt.
Sollte diese einmal erforderlich sein,
so empfiehlt sich, den Draht nicht
in unmittelbarer Nähe des Gelenkes,
sondern in einiger Entfernung an
der Ulna anzubringen. Matti empfiehlt die „Vierzugextension": Längszug nach unten in der Oberarmachse,
reponierender Zug am rechtwinklig
flektierten Oberarm, Gegenzug am
oberen Humerusfragment nach außen,
Zug nach oben zur Beseitigung der
ulnaren Adduktionsstellung des unteren Fragments; letztere kann ebenso

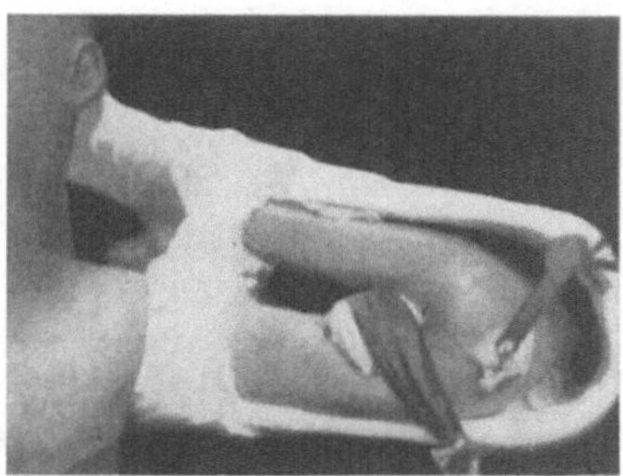

Abb. 48. Brückengipsverband. Patient im Verband bei abduziertem Schultergelenk mit liegenden Zügen, die Bruchstelle und der Arm ist in weiter Ausdehnung verbandfrei und gut zu kontrollieren. Am Olecranonnagel ist der Wundverband der Deutlichkeit halber entfernt. (Nach Deutschländer.)

durch Suspension des rechtwinklig gebeugten Vorderarmes erreicht werden.

Die *konservative* Behandlungsmethode hat sich überwiegend als ein-

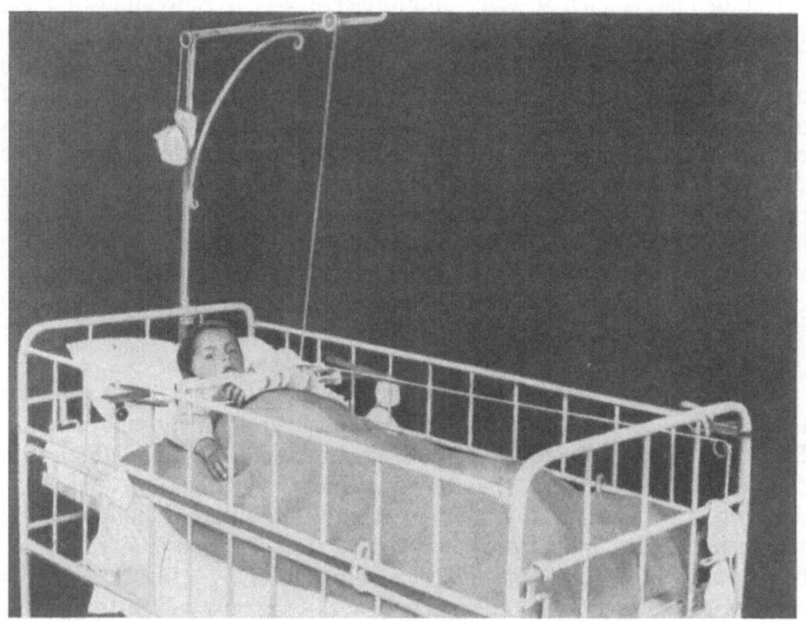

Abb. 49. Vierzugextension. Längszug nach unten in der Oberarmachse, reponierender Zug am rechtwinklig flektierten Vorderarm, Gegenzug am oberen Humerusfragment nach der Streckfläche hin bzw. nach außen, Zug nach oben zur Beseitigung der ulnaren Adduktionsstellung des unteren Fragments; Oberarm durch Sandsack belastet. (Nach Matti.)

fachste und erfolgreiche Behandlungsart durchgesetzt. Die operative
Behandlung ist nur in Ausnahmefällen indiziert, bei denen der

unblutigen Reposition unüberwindliche Schwierigkeiten entgegenstehen. Die Adaption der kleinen Fragmente am kindlichen Humerus gelingt im allgemeinen nicht leicht. Für die Fixation kommt Nagelung, Verschraubung sowie bei schräg verlaufender Bruchebene Drahtumschlingung in Betracht. — Dagegen ist operatives Eingreifen angezeigt bei Zirkulationsstörungen (Gefäßnaht bei Verletzung der A. brachialis). Ebenso ist zur Abwendung ernstester Komplikation, der ischämischen Muskelkontraktur, bei starkem subfascialem Hämatom eine Entlastung durch Spaltung der Fascie und des Lacertus fibrosus auszuführen. Bei Nervenschädigungen sind dieselben Richtlinien anzuwenden wie bei der Humerusschaftfraktur.

Bei der Durchführung der *Nachbehandlung* besteht Übereinstimmung der Anschauungen, daß das funktionelle Ergebnis von einer kurzen Dauer der Ruhigstellung abhängt. ,,Das Minimum der Verbandzeit ist hier das beste'' (KOCHER). Über 4 Wochen braucht im allgemeinen diese nicht ausgedehnt zu werden. Ebenso wichtig ist es, nach Abnahme der Fixation bei der Übungstherapie Zurückhaltung zu üben. Einmal erweist sich, daß das kindliche Ellbogengelenk spontan die bestmögliche Funktion zurückgewinnt. Dann ist die Neigung zu paraartikulären Verknöcherungen zu berücksichtigen. Als Ursache für die Myositis ossificans, mit der eine mehr oder weniger starke Gelenkversteifung verbunden ist, spielen Massage und forcierte passive Bewegungsübungen eine wesentliche Rolle.

Bei der **Condylenfraktur** ist der äußere Schrägbruch relativ häufig und betrifft vorwiegend das Kindesalter. Er kommt zustande durch direkte Gewalteinwirkung (Stoß oder Schlag) auf das untere Oberarmende, oder indirekt durch Fall auf die Hand bei abduziertem Arm, wobei das Olecranon gegen den Condylus ext. getrieben wird; ebenso kann bei Fall auf den gestreckten Arm der Stoß auf den Radius fortwirken und den Condylus absprengen. Das Fragment ist häufig nach oben verschoben oder liegt intraartikulär, mit dem Gelenkteil nach vorn gedreht. Der gestreckte Vorderarm läßt sich abnorm adduzieren, da die Fixierung durch das Lig. collaterale radiale unterbrochen ist (Cubitus varus).

Die *Symptome* bestehen in starker Schwellung des Ellbogengelenkes und umschriebener Druckschmerzhaftigkeit über den Condylus externus. Bei nicht hochgradigem Bluterguß ist eine Verschiebbarkeit am Epicondylus lat. zu palpieren; bisweilen ist diese jedoch gering. Bei Druck des Vorderarmes und gleichzeitiger Abduktion entsteht heftiger Stoßschmerz. Beuge- und Streckbewegung ist frei; dagegen sind Rotationsbewegungen eingeschränkt und sehr schmerzhaft. — Die *Prognose* ist nicht günstig, da eine zurückbleibende Fragmentverschiebung eine erhebliche Funktionsbehinderung des Ellbogengelenkes zur Folge haben kann.

Die **Fraktur des Condylus internus** wird selten beobachtet. Sie entsteht meist direkt durch Stoß oder Schlag gegen die Ellenbeuge oder Fall auf den Ellbogen bei adduziertem Arm. Charakteristisch ist die abnorme Abduktionsbeweglichkeit. Bei Dislokation des Fragments erfolgt diese meist nach innen und oben. Häufig besteht gleichzeitig Luxation des Radiusköpfchens. Für die *Behandlung* des äußeren Condylenbruches ist die Feststellung auszuwerten, daß die Pronation des Vorderarmes durch Vermittlung des äußeren Seitenbandes eine reponierende Wirkung auf das lateralwärts abgewichene Condylusfragment ausübt (KOCHER). Es gelingt meist durch direkten Druck unter Beugung am pronierten Vorderarm, die Verschiebung zu beseitigen. Danach erfolgt Ruhigstellung im Schienen- oder Gipsverband. — Bei erfolglosem Repositionsversuch bzw. Verdrehung des Fragments ist operative Behandlung angezeigt. Durch lateralen Längsschnitt wird das Bruchstück freigelegt und eingerichtet. Wenn es nicht gelingt, das Fragment in guter Stellung zu erhalten, so wird es durch schräg nach oben gelegten rostfreien Nagel oder eine Schraube fixiert. Eine Entfernung des abgebrochenen Condylus kommt selten in Frage. Die operative Fixierung des Fragments ist auch aus dem Grunde zweckmäßig, weil ein erheblich disloziertes ebenso wie fibrös angeheiltes weniger verschobenes Bruchstück vom Radius in kurzer Zeit herausgeschoben werden kann, so daß ein Cubitus valgus entsteht. Dieser kann nach JAUR eine oft noch nach Jahren auftretende Ulnarislähmung zur Folge haben. Die Fraktur des Condylus int. erfolgt in

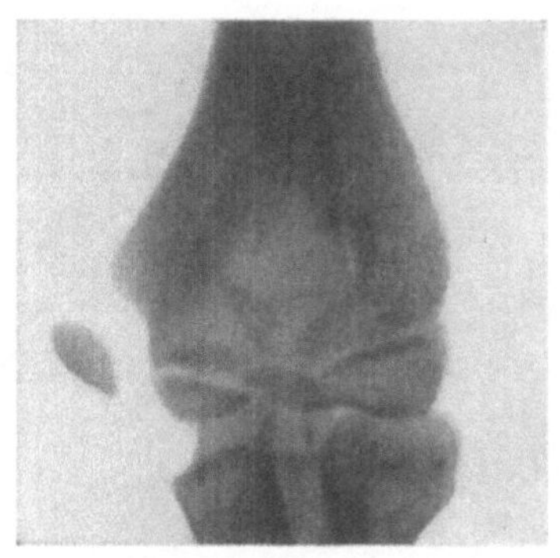

Abb. 50. A.-p.-Aufnahme des linken Ellbogens an 12jährigen Knaben. Abriß beider Epicondyli humeri, reine Chondroepiphysenlösung der medialen Osteoepiphysenlösung des lateralen Epicondylus mit Abriß einer Corticalislamelle der Diaphyse (Sturz vom Reck). (Nach SCHINZ-BAENSCH-FRIEDL.)

ähnlicher Weise durch Reposition bei gebeugtem Vorderarm und Ruhigstellung im Gipsschienenverband, gegebenenfalls Nagelung oder Verschraubung.

Die **Fraktur des Epicondylus medialis** ist eine häufige Verletzung, besonders bei Jugendlichen im 10.—15. Lebensjahr. Sie erfolgt in der Mehrzahl der Fälle durch indirekte Gewalt, und zwar als Abrißfraktur durch Zug des Lig. collaterale ulnare infolge gewaltsamer Hyperextension und Hyperabduktion im Ellbogengelenk; dabei wird der Vorderarm supiniert und die Hand überstreckt. Sie findet sich isoliert oder als Begleitsymptom einer Ellbogenluxation nach hinten, für die derselbe Entstehungsmechanismus maßgebend ist. Durch den Zug des Ligaments erfolgt eine Dislokation des Fragments nach distal und radialwärts. Häufig kommt es zu einer Schädigung des N. ulnaris durch Quetschung oder Überdrehung. In Einzelfällen kann der Nerv mit dem verlagerten Epicondylus in das Gelenk hineingleiten und dort gequetscht werden (SCHILDT). Diese Verlagerungen in das Gelenk kommen bei Kindern seltener vor als bei Erwachsenen.

Die *Symptome* sind Schwellung und Schmerzhaftigkeit an der medialen Seite des Ellbogengelenkes. Der abgebrochene Epicondylus ist bei der Palpation verschiebbar. Aktive und passive Bewegungen sind geringgradig frei und schmerzlos, bei stärkerer Ausdehnung jedoch eingeschränkt. — Das *Röntgenbild* ist ausschlaggebend für die Diagnose. Es ist besonders zu achten auf die scharfen, meist zackigen Fragmentränder. Differentialdiagnostisch sind freie Knochenkörper abzugrenzen, die an der medialen Seite des Ellbogengelenkes gelegentlich vorkommen, und die durch ihre glatte Umgrenzung sowie auch den medialen Humerusteil charakterisiert sind (Abb. 51). Ihre Entstehung ist zu erklären durch ein indirektes Trauma (Zug der ansetzenden Muskeln), dessen Einwirkung in die Zeit der knorpeligen Bildung fällt.

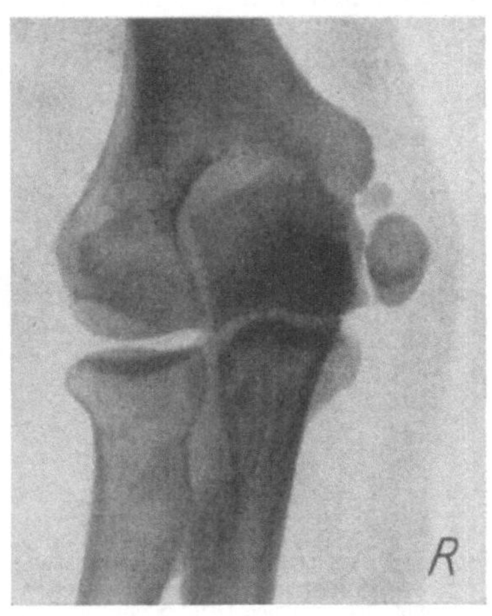

Abb. 51. Freier Knochenkörper am medialen Teil des Ellbogengelenks. Glatte Begrenzung und deutliche Knochenstruktur; proximal erbsengroßer Schatten mit elliptischer Form. (Eigene Beobachtung.)

Wir nehmen eine Absprengung des Epicondylus oder einzelner Knorpelteile in der Jugendzeit an, die sich im Lauf der Jahre vergrößern und verknöchern.

Die **Fraktur des Epicondylus lat.** ist eine sehr seltene Verletzung und kommt durch indirektes Trauma auf die Außenseite des unteren Oberarmendes zustande. In Analogie der Abrißfraktur des medialen Epicondylus wird auch die des lateralen als Begleiterscheinung der Luxation der Vorderarmknochen nach hinten beobachtet. Es handelt sich meist um eine Trennung in der Epiphysenlinie.

Die *Behandlung* der Epikondylenfraktur ist in der Regel unblutig durchzuführen. Nach kurzer Ruhigstellung werden selbsttätige Übungen durchgeführt. Auch wenn es nicht zu knöcherner Heilung kommt, wird die Beweglichkeit des Ellbogengelenkes in ausreichendem Maße wiederhergestellt, während nach operativer Fixation des Bruchstückes nicht selten eine Funktionseinschränkung zurückbleibt. Dieses Verfahren ist nur angezeigt, wenn das Fragment in der Gegend des Gelenkspaltes fixiert ist, oder Neigung zum Cubitus valgus besteht.

Als **Fractura intercondylica** werden kombinierte Längs- oder Splitterbrüche am unteren Oberarmende bezeichnet, deren Formen sehr mannigfach sein können. Sie kommen häufiger bei Erwachsenen vor als Folgen schwerer Gewalteinwirkung (Fall auf den Ellbogen, Stoß oder Schlag). Es kann sich um Frakturen beider Condylen handeln oder eine Fractura supracondylica mit Längsbruch in Y- oder T-Form. In der Mehrzahl der Fälle tritt eine regellose Dislokation der Fragmente ein. — Die *Behandlung* ist abhängig von der Ausdehnung der gleichzeitig bestehenden Weichteilverletzung. Extensionsbehandlung für etwa 3 Wochen hat sich gegenüber dem Schienenverband als vorteilhafter erwiesen. Man beginnt nach dem Vorschlag von KOCHER mit Zugbehandlung in Streckstellung, die unter Hinzufügung der nötigen Hilfszüge nach etwa

1 Woche in eine Extension bei rechtwinklig gebeugtem Gelenk verwandelt wird. Insbesondere ist es wichtig, wenn mit Versteifung gerechnet werden muß, das Ellbogengelenk rechtzeitig in eine funktionell günstige Stellung zu bringen. — Bei T-Frakturen, auch komplizierten, kann man bisweilen durch Verschraubung des abgebrochenen Condylus einen günstigen Heilerfolg erreichen.

Bei der **Fractura diacondylica** handelt es sich um traumatische Epiphysenlösung. Die Bruchlinie verläuft dicht am Knorpelrand. In der überwiegenden Mehrzahl der Fälle ist das kindliche Alter bis zum 15. Lebensjahr betroffen. Da es sich um eine intraartikuläre Verletzung handelt, so ist die Diagnose schwierig. Gegenüber einer Gelenkdistorsion ist die hochgradige Beeinträchtigung der Gelenkfunktion auffallend. Ferner besteht eine abnorme Verschiebbarkeit der Vorderarmknochen von vorn nach hinten sowie radial- und ulnarwärts. — Für die *Behandlung* ist ein Extensionsverband in Streckstellung zweckmäßig; nach 8—10 Tagen ist das Gelenk in Beugestellung zu überführen; nach 2 Wochen wird Übungsbehandlung durchgeführt. Wenn die Korrektur auf diese Weise sich nicht erreichen läßt, so ist operatives Vorgehen angezeigt, gegebenenfalls mit Fixation des Fragments durch Schrauben oder Stahlstifte.

Die intraartikuläre *Absprengung des Capitulum humeri* kommt durch Längsstauchung des Armes zustande und stellt eine Abschälung des Knorpelüberzuges der Eminentia capitata dar. Das meist schalenförmige Bruchstück ist nach vorn oder hinten verlagert und kann durch Bewegungen des Vorderarmes verschoben werden. Durch Einklemmung wird intensiver Schmerz hervorgerufen; ebenso ist Pro- und Supinationsbewegung sehr schmerzhaft. Die Behandlung besteht in operativer Entfernung des Fragments von einem lateralen Schnitt aus.

6. Ellbogengelenkluxation.

a) Luxation beider Vorderarmknochen.

Trotz der hemmenden Knochenhöcker kommt die Verrenkung des Ellbogengelenkes in der Längsrichtung häufig vor; nach der Schulterverrenkung ist sie die zweithäufigste Form (15—20%). Am meisten betroffen sind Kinder und Jugendliche bis zum 25. Lebensjahr. Der Grund hierfür sowie auch für die Bevorzugung des weiblichen Geschlechts beruht nach v. LANZ-WACHSMUTH in der physiologischen Überstreckbarkeit, die die Entstehung einer Verrenkung begünstigt, und der geringeren Entwicklung der Knochenhöcker. — Die Luxation kann nach hinten, vorn und seitlich erfolgen.

Die **Luxatio antebrachii posterior** ist die häufigste („klassische") Form. Die Entstehung erfolgt durch Sturz auf den Ellbogen, in der überwiegenden Zahl jedoch indirekt durch gewaltsame Überstreckung des Ellbogengelenkes (Fall auf die Hand mit vorgestrecktem Arm). Dabei stemmt sich die Spitze des Olecranon in die Fossa olecrani; bei fortwirkender Gewalt tritt an der Vorderseite des Gelenkes eine erhebliche

Kapselspannung ein, die zu einem Einriß führt, durch den das untere Oberarmende durchtreten kann. Die Vorderarmknochen verschieben sich nach hinten und oben, so daß der Proc. coronoideus in der hinteren Trochleagrube (vollständige L.) oder mit der Spitze an der Trochleafläche (unvollständige L.) steht.

Die *Symptome* sind außerordentlich charakteristisch. Das Olecranon springt deutlich vor, und das untere Humerusende ist, besonders bei der frischen Luxation, in der Ellbeuge tastbar. Das Olecranon steht oberhalb der Epicondylenlinie. Die Tricepssehne ist gespannt und springt an der Hinterseite in einem nach hinten konkaven Bogen vor; neben dieser ist nach außen das Radiusköpfchen deutlich tastbar. Die Längsachse des Oberarmes trifft die des Vorderarmes nicht an normaler Stelle, sondern steht weiter nach vorn.

Die *Diagnose* kann bei starker Weichteilschwellung erschwert sein, ebenso durch bestehende Nebenverletzungen (Fraktur des Proc. coronoideus, Fr. supracondylica, Fr. olecrani). Auch bei unvollständiger Verrenkung sind die Knochenpunkte meist nicht deutlich abzutasten.

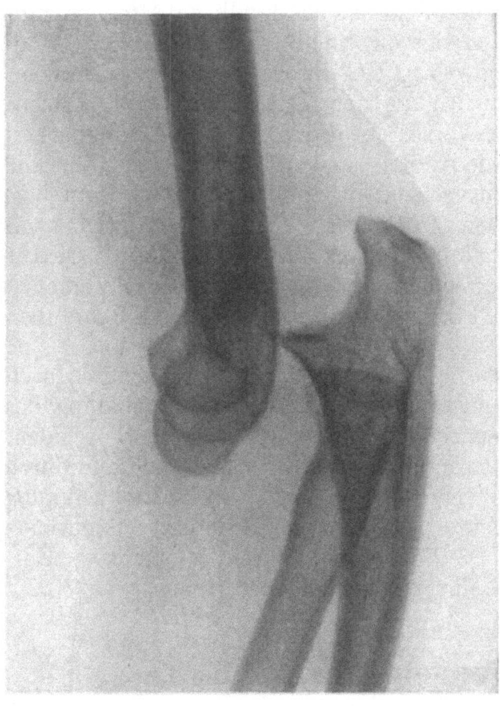

Abb. 52.   Luxatio antebrachii post. (32jährige Frau, Fall auf ausgestreckten Arm.)

Am wichtigsten ist die Bewegungsprüfung: die Beugung ist stark eingeschränkt, und es besteht federnde Fixation in Beugestellung von 100—120⁰ gegen den Oberarm. Diese ist ein wesentliches differentialdiagnostisches Symptom zur Abgrenzung gegen supracondyläre Fraktur; bei letzterer tritt außerdem die abnorme Beweglichkeit an der Bruchstelle von vorn nach hinten hervor, und es besteht keine Verschiebung der fixen Punkte. Eine Rißfraktur des Epicondylus humeri med. wird in der Mehrzahl der Fälle beobachtet. — Zur Sicherung der Diagnose und Feststellung von Frakturen ist in jedem Fall ein vorderes und seitliches Röntgenbild anzufertigen.

Neben gleichzeitiger Fraktur können noch Komplikationen auftreten durch paraartikuläre Weichteilverletzung, Zerreißung der A. cubiti und Nervenbeteiligung; besonders im Ulnarisgebiet sind nervöse Störungen nicht selten.

Die *Prognose* ist für die Wiederherstellung der Funktion günstig, wenn die Einrenkung möglichst bald und sachgemäß erfolgt. Durch die Neigung der Hämatome zu Verkalkungsprozessen wird bisweilen der Heilungserfolg beeinträchtigt; Myositis ossificans im M. brachialis wird im Röntgenbild schon nach einigen Wochen beobachtet und zurückgeführt auf das Luxationstrauma sowie in der Nachbehandlung durchgeführte Massage und passive Bewegungsübung. Als Spätfolgen, besonders bei Luxationen mit Periostverletzung, tritt Arthritis deformans ein, während habituelle Luxation selten beobachtet wird.

Die *Behandlung* erfordert eine sachgemäße und schonende Reposition, die in örtlicher oder Allgemeinbetäubung vorgenommen wird. Nach der alten, von ROSER angegebenen Vorschrift soll die Verrenkung auf dem umgekehrten Wege ihrer Entstehung eingerichtet werden. Demgemäß wird der supiniert gehaltene Vorderarm zunächst wieder in Hyperextension gebracht, um die Verhakung des Proc. coronoideus zu lösen. Dann werden durch Zug am Vorderarm die Gelenkflächen gegenübergestellt, wobei gleichzeitig auf Humerusende und Olecranon ein direkter Druck ausgeübt werden kann; bei der folgenden Beugung ist die normale Stellung erreicht. — Dieses Verfahren führt meist leicht und glatt zum Ziele, hat aber den Nachteil, daß durch die Überstreckung neue Verletzungen der Kapsel und Bänder entstehen können; insbesondere bringt sie die Gefahr einer Myositis ossificans mit sich.

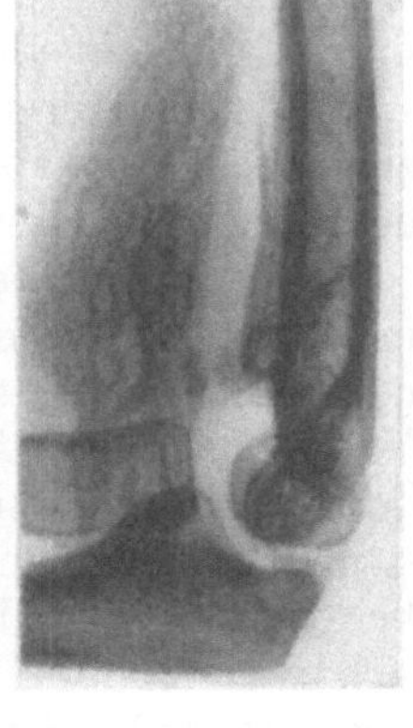

Abb. 53. Myositis ossificans. Ellbogengelenk eines 11jährigen Knaben, der vor 3 Monaten eine Ellbogenverrenkung erlitten hatte. 1 Woche Gips, dann täglich kräftige Massage und energische passive Bewegungen, welche sehr schmerzhaft waren. Dreimal Röntgenbestrahlungen. 3 cm breiter, 10 cm hoher wolkiger Schatten im Brachialis. Breite Periostauflagerungen an der Vorderseite des Oberarmschaftes. Beweglichkeit 10°. (Nach BÖHLER.)

Einfach und schonend erfolgt die Reposition durch einfachen Zug am leicht gebeugten Vorderarm, während der Oberarm fixiert ist. Es empfiehlt sich, während des Ziehens leichte Drehbewegungen am Vorderarm auszuführen (WILMS). — Bei der Distraktionsmethode nach DUMREICHER wird am proximalen Ende des rechtwinklig gebeugten Vorderarmes in Richtung der Oberarmachse gezogen mit Gegenzug am Oberarm. Nach Herabgleiten des Kronenfortsatzes erfolgt Streckung und danach Beugung.

Die *Nachbehandlung* ist für das Heilergebnis von großer Wichtigkeit. Zur Resorption des Blutergusses wird eine Ruhigstellung des Armes im Schienenverband von etwa 8tägiger Dauer durchgeführt. BÖHLER empfiehlt für die Dauer von 3 Wochen einen Gipsverband in rechtwinkliger Stellung des Ellbogengelenkes. Es ist sein Verdienst, auf die Schädlichkeit der Massage eindringlich hingewiesen zu haben, die zur Entstehung einer Myositis ossificans disponiert. — Massage und passive Bewegungen sind prinzipiell aus der Nachbehandlung von Ellbogenverrenkungen auszuschließen; nur die Anwendung von Heißluft ist neben den aktiven Bewegungsübungen zweckmäßig. Die ärztliche

Überwachung muß auf einen hinreichend langen Zeitraum (etwa 3 Monate) ausgedehnt werden, weil sich durch sekundäre Schrumpfung noch spät eine Beugekontraktur im Gelenk einstellen kann. — Bei Luxationsfrakturen wird Gipsverbandbehandlung von 6—8wöchiger Dauer durchgeführt.

Die Behandlung einer *Myositis ossificans* gestaltet sich streng konservativ mit Ruhigstellung und Wärmeanwendung; häufig tritt Spontanheilung ein. Operative Entfernung ist mit Rezidivgefahr verbunden; sie ist angezeigt bei Bewegungsstörungen, Gefäß- oder Nervendruck und soll im allgemeinen erst nach 1 Jahr ausgeführt werden.

Bei veralteter irreponibler Luxation ist operative Reposition vorzunehmen; bei habitueller hat sich kreuzförmige Fascienumschlingung des Gelenkes als zweckmäßig erwiesen.

Die **Luxatio antebrachii anterior** ist eine sehr seltene Verletzung und meist mit einer Olecranonfraktur kombiniert. Sie entsteht durch Stoß oder Fall auf den stark gebeugten Ellbogen. Bei der unvollständigen Verrenkung steht die Außenseite des Olecranon vor der Trochlea, und der Arm befindet sich in Streckstellung; bei der vollständigen befindet sich das Olecranon vor der Gelenkfläche des unteren Oberarmendes bei spitzwinkliger Beugung des Gelenkes. — Die Reposition gestaltet sich im ersteren Falle nicht schwierig, indem durch zunehmende Beugung und Zug am Vorderarm die Olecranonspitze abgehebelt und die normale Lage wiederhergestellt wird. Bei der vollständigen Luxation wird die Reposition durch die meist ausgedehnte Zerreißung der Seitenbänder erleichtert; sie erfolgt durch Zug und direkten Druck. — Bei gleichzeitiger Olecranonfraktur ist die notwendige Behandlung sofort anzuschließen.

Die **Luxation beider Vorderarmknochen nach der Seite** ist selten und wird am häufigsten im Kindesalter beobachtet, meist nach außen. Durch direkte Abquetschung oder Rißfraktur des Epicondylus infolge extremer Zugwirkung des Seitenbandes tritt eine Verschiebung der Vorderarmknochen über die Humerusgelenkfläche ein. Bei der Luxation nach außen steht die Ulnagelenkfläche auf der Eminentia capitata. In der Regel handelt es sich um die unvollständige Form.

Die *Diagnose* ist meist durch den starken Bluterguß erschwert. Bei der Luxatio lateralis ist das Radiusköpfchen, das den äußeren Condylus überragt, zu palpieren; bei der L. medialis ist der innere Gelenkhöcker durch das Olecranon ganz oder teilweise verdeckt. Die Funktionsstörung kann schon bei geringer seitlicher Verschiebung erheblich sein. — Gegen Distorsion spricht die Verbreiterung des Gelenkes sowie die Verschiebung der fixen Knochenpunkte. Die Röntgendiagnose kann häufig ebenfalls schwierig sein. Hier kann namentlich der Trochleaabbruch mit seitlicher Fragmentverschiebung zu Fehldeutungen Anlaß geben (SOMMER). Aufnahmen in verschiedenen Richtungen sind erforderlich, um über die Stellung der Gelenkteile und Knochenabbrüche ein Urteil zu gewinnen. — Die Reposition erfolgt bei Hyperextension durch Zug und direkten Druck. Bei einem durch Interposition eines Kapsel- oder Knochenstückes bedingten Hindernis ist Operation angezeigt.

Bei der sehr seltenen *Luxatio antebrachii divergens* ist der Humerus keilförmig zwischen die Vorderarmknochen getrieben, wobei die Ulna nach hinten und der Radius nach vorn luxiert ist. Dabei sind außer Kapsel und Seitenbändern auch das Lig. annulare und interosseum zerrissen. Die Reposition erfolgt durch Zug am Vorderarm und direkte Druckwirkung.

b) Isolierte Luxation eines Vorderarmknochens.

Die Verrenkung des *Radiusköpfchens* kommt in 3 Formen vor: nach vorn (am häufigsten), nach hinten und außen. Die Luxation *nach vorn* wird entweder direkt hervorgerufen durch Schlag gegen das Radiusköpfchen von hinten oder indirekt durch Fall auf die Hand bei Streckung und Pronation des Armes. Das Lig. annulare ist in der Regel zerrissen. Bei Kindern schlüpft das zierlich gebaute Speichenköpfchen aus dem Ringbande heraus (SOMMER). Nach LÖBKER kommt bei forcierter Pronation und Adduktionsbewegung im Ellbogengelenk die Luxation nach vorn, bei Supination und Abduktion die Verrenkung nach hinten zustande. — Beim Kleinkind kommt es durch unvorsichtiges Erheben desselben an den Armen oder Zerren am Vorderarm leicht zu einer Subluxation des Speichenköpfchens nach vorn.

Die Verrenkung des Speichenköpfchens ist häufig kompliziert mit Fraktur desselben oder des Proc. coronoideus sowie des Condylus lat. Sie ist ferner ein typisches Begleitsymptom der Ulnafraktur und wird hierbei oft übersehen. Die *klinischen Erscheinungen* ergeben eine Einschränkung der Funktion des Ellbogengelenkes; insbesondere ist die Supination sehr schmerzhaft. Wegen der Stellung des Radiusköpfchens vor dem Humerus ist die Beugefähigkeit nur bis zum rechten Winkel möglich. Das Radiusköpfchen ist in der äußeren Bicepsgrube zu palpieren.

Die *Luxation nach hinten* entsteht durch Fall auf die Hand bei Streckung des Armes. Das Speichenköpfchen ist neben dem Olecranon außen palpabel. Aktive Streckung und Supination sind nicht möglich. — Bei der *Luxation nach außen*, die meist kompliziert ist mit Fraktur der Ulna im oberen Drittel, ist das Radiusköpfchen am Außenrande des Condylus lat. zu tasten. Die Radialseite des Vorderarmes ist verkürzt, wodurch eine Valgusstellung hervorgerufen wird.

Die *Behandlung* ist häufig dadurch erschwert, daß besonders bei der Luxation nach vorn durch Interposition von Kapsel- und Bandteilen die Reposition mißlingt, und die Neigung zu erneutem Abgleiten nicht leicht zu beheben ist. Die Einrenkung wird vorgenommen durch leichte Hyperextension des Gelenkes und Supination sowie manuellen Druck auf das Radiusköpfchen. Danach erfolgt Ruhigstellung im Gipsverband in spitzwinkliger Beugestellung für die Dauer von 2 Wochen.

Ist die Reposition nicht möglich, oder wird die Luxation rückfällig, so ist *operative Behandlung* angezeigt. Die Fixierung erfolgt durch zirkulär herumgeführte Fascienstreifen. Da diese bei Luxation nach vorn und gleichzeitig bestehender Ulnafraktur nicht ausreichend ist, so wird von SOMMER empfohlen, den Fascienstreifen vom Radius-

köpfchen aus in einer mit Kochersonde durchstoßenen Rinne durch
den Ansatz der Streckmuskulatur hindurchzuführen; danach wird er
um die Außenseite der Muskeln herum zum Speichenköpfchen zurückgeführt. — Nach E. KÖNIG wird eine genügende Befestigung erreicht,
wenn die Fascienschlinge in den dorsal vom Speichenköpfchen gelegenen
Muskeln und deren Fascie verankert wird; eine Umfassung des Köpfchens
ist dabei nicht erforderlich, sondern ihre Führung um den Hals leistet
die gleichen Dienste und ist technisch leichter. — Eine neuartige
Operationsmethode stellt die von HOFFMANN angegebene Ringbandplastik dar; ein 10 cm langer, unten 1 cm über dem Olecranon gestiel-
ter Lappen wird um den Radiushals herumge- schlungen und in sich
sowie mit der Ulna fest vernäht (Abb. 54). Als Vorteil dieses Verfahrens
wird bei Streckuug des Armes, die eine Reluxa- tion begünstigt, eine vom
Triceps ausgehende, hal-

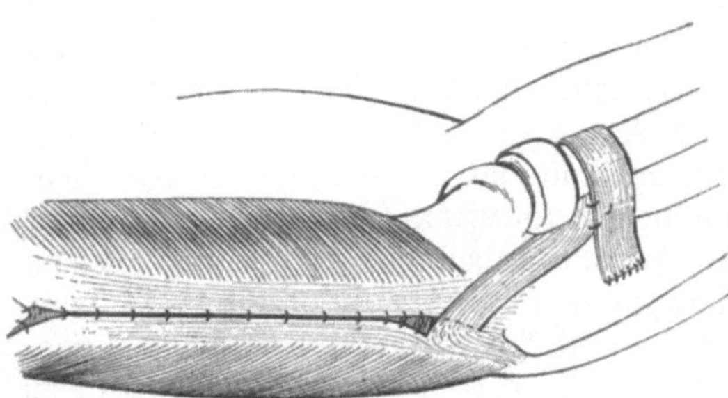

Abb. 54. Luxation des Speichenköpfchens. Ringbandplastik aus
der Tricepssehnenplatte. (Nach HOFFMANN.)

tende Kraft entgegengesetzt. — Eine Resektion des Speichenköpfchens
ist möglichst zu vermeiden, besonders im jugendlichen Alter.

Bei der seltenen *isolierten Luxation der Ulna* verschiebt diese sich an
die hintere Seite derTrochlea, wärend der Radius meist nicht verlagert wird. Die Verletzung entsteht durch Fall auf die Hand bei
Überstreckung und Pronation des Vorderarmes. Die ulnare Seite des
Vorderarmes ist verkürzt, und der Ellbogen steht in Varusstellung.
Die Reposition erfolgt durch Zug bei radialer Abduktion und Supination
des Vorderarmes.

7. Vorderarmfraktur.

a) Im proximalen Teil.

Die **Olecranonfraktur** entsteht in der Mehrzahl der Fälle durch direkte
Gewalteinwirkung bei Fall oder Schlag auf den gebeugten Ellbogen.
Selten ist die Entstehung durch starke Kontraktion des Triceps oder bei
Hyperextension durch Anstemmen an die Fossa supratrochlearis. Es
handelt sich meist um einen Querbruch in der Mitte des Olecranon,
wobei das obere Fragment durch den Triceps in die Höhe gezogen wird
und eine Diastase zwischen den Fragmenten entsteht. Diese kommt
nicht zustande bei Erhaltung des Periosts und des sehnigen Triceps-
ansatzes. Bei direktem Trauma kann es auch zu Splitterbrüchen
kommen. Der Ellbogenbruch ist bisweilen kombiniert mit Ellbogenverrenkung nach vorn oder Fraktur des Proc. coronoideus bzw. Radiusköpfchens.

Die *klinischen Erscheinungen* sind durch die deutlich tastbare Fragmentverschiebung gekennzeichnet; bei Bewegungsversuchen ist Crepitation nachweisbar. Die Knochenvorsprünge des Gelenkes sind nicht verändert. Beugefähigkeit ist frei, dagegen aktive Streckbewegung eingeschränkt. Diese kann bei herabhängendem Arm durch die Schwerkraft des Gliedes vorgetäuscht sein; zur Prüfung der Streckfähigkeit läßt man bei horizontal erhobenem Arm und nach oben gerichtetem Olecranon den herunterhängenden Vorderarm nach aufwärts strecken. — Die Röntgenaufnahme in seitlichem Strahlengang läßt die Fragmentdislokation erkennen. Differentialdiagnostisch sind in der Tricepssehne auftretende isolierte, bis kastaniengroße Sesambeine („Patella cubiti") abzugrenzen. Bei Jugendlichen können die Verknöcherungsverhältnisse der Epiphyse Anlaß zu Verwechslung mit einer Fraktur geben; ein oder zwei Knochenkerne treten im 10. bis 12. Lebensjahr auf, und erst im 17.—20. Lebensjahr kommt es zu vollständiger Verknöcherung der Epiphysenlinie. — Bisweilen treten Schädigungen des N. ulnaris ein, und zwar primär durch das Trauma oder sekundär durch Callusdruck.

Für die *Behandlung* ist zu unterscheiden, ob es sich um eine Fraktur ohne oder mit Diastase der Bruchstücke han-

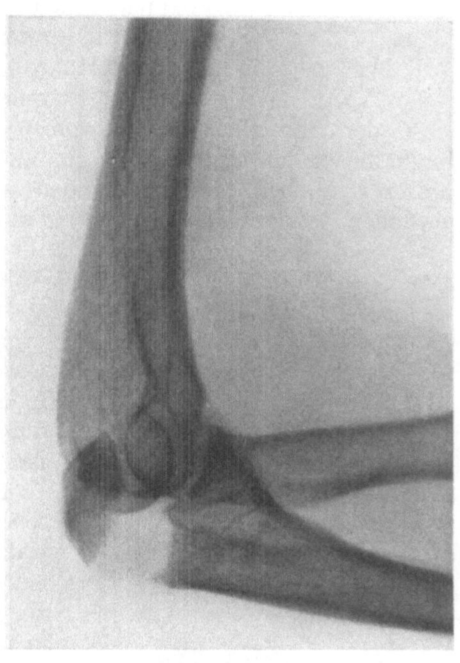

Abb. 55. Abrißfraktur des Olecranon. Proximales Fragment um 2 cm verschoben. (61jährige Frau, Fall auf linken Arm.)

delt. Im ersteren Falle ist ein Gipsverband für 3—4 Wochen ausreichend. Die Fixierung erfolgt bei rechtwinklig gebeugtem Ellbogengelenk, da dies die günstigste Stellung ist, um nach der Gipsabnahme möglichst bald den vollen Bewegungsumfang wieder zu erreichen (BLECHSCHMIDT). — Bei Frakturen mit geringer Diastase und nicht ausgesprochener Streckhemmung wird ein Schienenverband in Streckstellung angewendet, um eine Annäherung der Fragmente zu erzielen; dabei ist Überstreckung wegen Gefahr von Zirkulationsstörungen zu vermeiden. Die Annäherung der Bruchstücke kann durch Heftpflasterstreifen unterstützt werden, die mittels Achtertour die Spitze des Olecranon umgreifen und auf der Beugeseite des Vorderarmes sich kreuzen. Nach Ablauf von 2 Wochen kann allmählich zunehmend in Beugestellung übergegangen werden.

Bei Frakturen mit einer über 1 cm weiten Diastase der Fragmente und Zerreißung des Bandapparates kann ein gutes Heilungsergebnis nur durch *Operation* erreicht werden. Ausschlaggebend hierfür ist die möglichst genaue Adaption der Bruchstücke, um eine knöcherne Verheilung zu gewährleisten. Wenn diese auch für die Tricepsfunktion nicht unbedingt erforderlich ist, so ist doch erwiesen, daß eine fibröse Heilung zur Ausbildung einer Arthritis deformans disponiert. Für die Fixierung eignet sich am besten die Drahtnaht, während bei Nagelung oder Verschraubung das abgerissene kleine Bruchstück leicht bersten kann. Um zu verhindern, daß das proximale Fragment schon beim Bohren oder beim festen Anziehen der Drahtschlinge durchschneidet, empfiehlt HERZOG, in der Längsachse des abgesprengten Fragments und schräg zur Längsachse der Elle einen Kanal von 1,5 mm Durchmesser zu bohren; durch die beiden Kanäle wird ein zweiter Draht von 1 mm Durchmesser geschoben. Die Drahtenden werden nicht zu einer Schlinge gewunden, sondern zu einer Spirale aufgewickelt (Spirale in Richtung zur Hand, nicht zum Olecranon, Abb. 57). — Nach der Operation wird 3—4wöchige Ruhigstellung in rechtwinkliger Stellung durchgeführt. Durch aktive Bewegungen der nicht fixierten Gelenke wird der Ausbildung einer Muskelatrophie vorgebeugt.

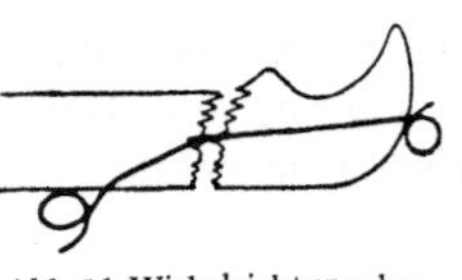

Abb. 56. Wirbelrichtung der Spirale am langen Bruchfragment. (Nach HERZOG.)

Pseudarthrosen werden bei konservativ behandelten Olecranonfrakturen beobachtet. Als Ursache ist die Diastase der Bruchstücke anzusehen. Die Behandlung besteht in Anlegung einer Drahtnaht nach Anfrischung der Fragmente.

Offene Olecranonfrakturen werden infolge der oberflächlichen Lage nicht selten beobachtet, wobei die Gefahr der Infektion und Knochennekrose besteht. Die Behandlung muß das Ziel verfolgen, durch Ausschneiden der Wunde und Hautnaht die Fraktur in eine geschlossene zu verwandeln und bei Ausbleiben infektiöser Erscheinungen in einer zweiten Operation die Fragmentdiastase durch Drahtnaht zu versorgen.

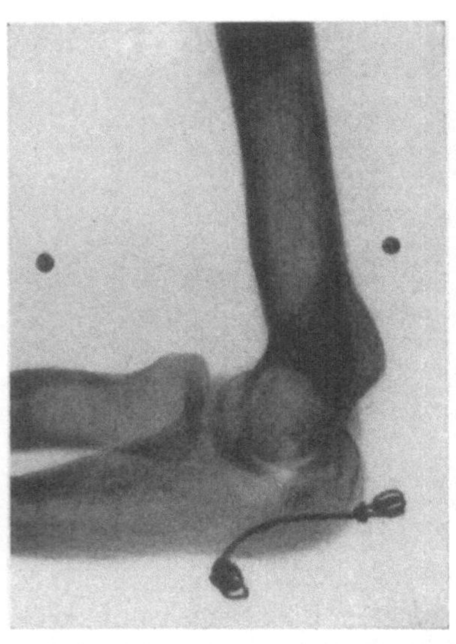

Abb. 57. Olecranonbruch mit drittem Fragment. Im Röntgenraumbild sehr gute Stellung des Bruches. Bruchlinie völlig mit Callus überbrückt. (Nach HERZOG.)

Die **Fraktur des Processus coronoideus ulnae** kommt selten isoliert vor, häufiger als Begleitsymptom der Ellbogenluxation nach hinten; in diesem Falle besteht leichte Repositionsmöglichkeit, aber auch Neigung zur Reluxation. Es handelt sich bei Fall auf die Hand bei flektiertem Arm um einen Abscherungsbruch, indem der Stoß in der Längsachse gegen die Trochlea fortwirkt. Auch bei Olecranon- und

Radiusköpfchenfraktur wird Absprengung des Kronenfortsatzes beobachtet. Reine Rißfrakturen durch extremen Zug des M. brachialis können eintreten, wenn der Proc. coronoideus an seiner Basis abbricht, da der Muskel sich unterhalb der Spitze ansetzt. — Zu einer nennenswerten Dislokation der Fragmente kommt es in der Regel nicht wegen der starken Seitenbänder, die an dem Fortsatz ansetzen. Nach MATTI kommt es gelegentlich zu einer scharnierartigen Umkippung des Spitzenfragments, so daß die proximale Fragmentkante hochsteht.

Die *Symptome* deuten hin auf eine schwere Gelenkverletzung. Infolge der durch die Weichteile an der Ellenbeuge verdeckten Lage ist direkte Palpation der Bruchstücke unmöglich. Die Beugefähigkeit ist eingeschränkt; bei aktiver Beugung des pronierten Armes tritt umschriebener Druckschmerz ein. — Auf der seitlichen Röntgenaufnahme sind die Fragmente deutlich erkennbar.

Die Entstehung einer Myositis ossificans im M. brachialis int. wird im Anschluß an die Fraktur des Kronenfortsatzes beobachtet.

Die *Behandlung* besteht in Ruhigstellung im Gipsschienenverband bei rechtwinkliger Beugung des Ellbogengelenkes und Mittelstellung des Vorderarmes für 3—4 Wochen. Bei Verschiebung der Fragmente ist operative Befestigung angezeigt.

Frakturen am proximalen Ende des Radius sind relativ selten. Dies wird von FESSLER begründet mit der geschützten Lage des Radiusköpfchens hinter den großen Muskelmassen der Ellenbeuge, mit seiner guten, aber doch sehr frei beweglichen Verankerung im Lig. annulare, das ihm gestattet, sich frei zu drehen und sogar seitlich etwas auszuweichen. Es kommt hinzu, daß im Ellbogengelenk Traumen sich meist auf die Elle auswirken. — Für den Bewegungsmechanismus des Ellbogengelenkes bildet das Radiusköpfchen einen wichtigen Bestandteil, besonders bei Pro- und Supination. Ein Fortfall des abstützenden Speichenköpfchens hat daher eine Einschränkung der Drehbewegung zur Folge; ebenso kann nach F. KRAUSS die oft schon primär geschädigte Membrana interossea mit der Chorda obliqua noch mehr schrumpfen.

Man unterscheidet die Frakturen des Köpfchens und des Halses, und zwar handelt es sich um intraartikuläre Verletzungen.

Die **Radiusköpfchenfraktur** kann als unvollständige oder Totalfraktur auftreten. In ersterem Fall handelt es sich um Fissuren, Infraktionen und Absprengungen, in letzterem um Quer-, Schräg- oder Zertrümmerungsbrüche; eine besondere Form stellt die Meißelfraktur (BRUNS) dar. — Die *Entstehung* des Bruches erfolgt auf direktem und indirektem Wege. Bei Fall auf die Hand bei gebeugtem und proniertem Vorderarm kann sich der Stoß axial zum Radiusschaft weiter auswirken und die Elle unbeteiligt bleiben. Wie auch sonst am Skelet wird es an dem spröden Knochen Erwachsener leichter zu einem vollständigen Bruch kommen, bei Kindern eher zur Infraktion und zum Stauchungsbruch im Radiushals (HERTEL). Der Meißelbruch entsteht infolge Fortleitung des Druckes vom Oberarm zum Vorderarm über das Radiusköpfchen. Diese Form wird im Kindesalter nicht beobachtet, was von JANZ auf

die noch geringe Ausbildung des Köpfchens und die große Widerstandsfähigkeit der Epiphysenzone zurückgeführt wird. In vielen Fällen ist
über den Entstehungsmechanismus kein eindeutiges Bild zu gewinnen.

Die *Diagnose* ist oft schwierig; der intraartikuläre Bluterguß führt
leicht zur Verwechslung mit Kontusion und Distorsion. Neben genauer
Klärung des Unfallherganges ist wesentlich die funktionelle Prüfung
des Ellbogengelenkes; aktive Beugung und Streckung sind behindert,
besonders charakteristisch ist die Einschränkung der Supination. Über
dem Radiusköpfchen besteht lokaler Druckschmerz, nicht selten wird
ausgesprochener Stauchungsschmerz beobachtet. Die Diagnose wird

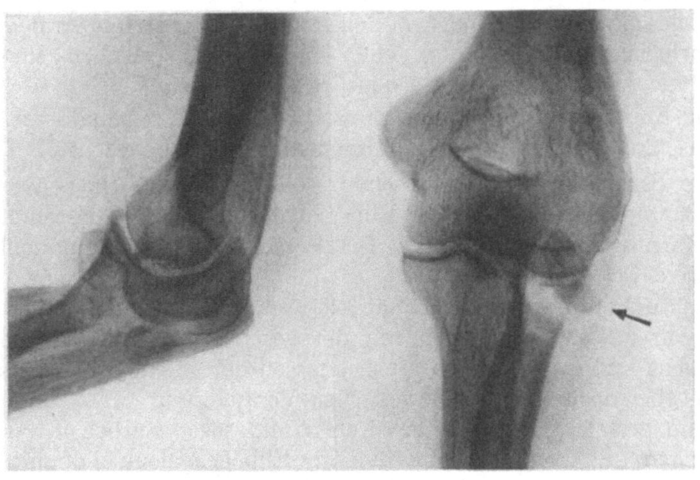

a   b

Abb. 58 a u. b. Abbruch des Radiusköpfchens. (66jährige Frau, Fall auf rechte Hand.)

gesichert durch das Röntgenbild; bei Einschränkung der Drehfähigkeit
des Vorderarmes läßt sich durch schräge Projektion die Fraktur zur
Darstellung bringen. Bei Epiphyseolyse des Radiusköpfchens treten
dieselben Symptome auf wie bei Fraktur. — Bei direkten Frakturen
besteht die Gefahr einer Schädigung des N. radialis mit Bewegungsstörungen an Hand und Fingern.

Die *Behandlung* soll nach Möglichkeit konservativ durchgeführt
werden. Diese ist stets angezeigt bei Fissuren, Infraktionen, Absprengungen sowie Frakturen ohne erhebliche Seitenverschiebung der
Fragmente. Ruhigstellung mit Gipsverband oder dorsaler Gipsschiene
von Schulter bis Handwurzel wird für die Dauer von 3—4 Wochen
durchgeführt. Die Nachbehandlung erfolgt mit Heißluft und aktiven
Übungen; von Massage ist Abstand zu nehmen, da durch diese vielfach
ein Anreiz zu übermäßiger Callusbildung und Arthritis deformans beobachtet wurde.

Bei Frakturen mit Dislokation der Bruchstücke läßt sich die *unblutige
Reposition* in vielen Fällen erfolgreich durchführen. Für die Rentention
empfiehlt KRAUSS, einen zirkulären Gipsverband anzulegen, aus dem

in ganzer Länge ein Streifen herausgeschnitten wird; durch Unterpolsterung von Filzstückchen und Schnürung des Gipses wird über dem Speichenköpfchen ein Dauerdruck bewirkt. — In den Fällen mit erheblicher Fragmentverschiebung bei Zerreißung des Lig. annulare, bei denen das konservative Verfahren mißlingt, ist die *Reposition auf operativem Wege* angezeigt. Dabei wird das Köpfchen in seine ursprüngliche Lage gebracht, so daß die Fragmente aufeinander gestellt werden können. Bei zackiger Beschaffenheit derselben wird ein nachträgliches Abrutschen vermieden. Bei stärkerer Dislokation und glatten Bruchflächen ist eine Befestigung zweckmäßig. Hierfür werden Drahtstifte empfohlen; auch Umhüllung mit Fascie oder einem Kapselstück sowie Fixierung mit Seidenfäden, die durch Bohrkanäle gezogen werden, hat sich bisweilen als ausreichend erwiesen. — Eine Resektion des Köpfchens soll nur bei schwerer Zersplitterung desselben oder bei völligem Versagen der konservativen Methode vorgenommen werden. Nach Entfernung des Speichenköpfchens werden im allgemeinen ungünstige Spätresultate beobachtet, neben Behinderung der Pro- und Supination auch störende arthritische Veränderungen im Operationsgebiet. Bei Jugendlichen ist Exstirpation des Köpfchens zu vermeiden.

Die **Fraktur des Radiushalses** ist eine seltene Verletzung. Sie ist lokalisiert zwischen Capitulum und Tuberositas radii und kann durch direkte und indirekte Gewalt verursacht werden. Bei Pro- und Supination fehlt die Mitbewegung des Köpfchens. Bei Rotationsbewegung wird Schmerzhaftigkeit ausgelöst. — Die Behandlung bei Frakturen ohne Dislokation besteht in fixierendem Verband bei rechtwinklig gebeugtem Ellbogengelenk für die Dauer von 4 Wochen mit nachfolgender aktiver Übungsbehandlung. — Bei Halsfrakturen mit Verschiebung der Fragmente, bei denen durch Pronation und Extension sich keine günstige Stellung erreichen läßt, erfolgt blutige Reposition und Fixierung, für die Matti Drahtstifte verwendet, die von oben schräg nach unten vorgetrieben werden.

b) Vorderarmschaftfraktur.

Die Knochen des Vorderarmes sind ausgesprochen dorsal gelagert; die Muskulatur der Beugeseite ist wesentlich dicker und kräftiger als die der Streckseite, und in ihrer möglichen Arbeitsleistung auf die Beuge- und Streckachse des Handgelenkes verhalten sie sich wie 5:2 (v. Lanz-Wachsmuth). Speiche und Elle werden in ihrer ganzen Länge durch die Membrana interossea miteinander verbunden, so daß für Pro- und Supination des Vorderarmes eine statische Einheit besteht. In Mittelstellung ist die Membran straff gespannt, und die Knochenschäfte rücken am weitesten auseinander. In den übrigen Stellungen sind die Faserzüge der Membran entspannt, so daß bei Pronation beide Knochen bis auf einige Millimeter genähert sind. Für die bei Frakturen der Vorderarmknochen entstehenden Dislokationen sind die Muskelverhältnisse von wesentlicher Bedeutung. Alle Muskeln mit Ausnahme des Pronator quadratus bewirken eine Verkürzung; M. pronator teres und quadratus ziehen Speiche und Elle zusammen. Der Umstand, daß die Muskeln auf beide Knochen eine verschiedene Wirkung ausüben, macht die Verschiebungen noch unübersichtlicher (BÖHLER). Bei Frakturen oberhalb des Ansatzes des Pronator teres (proximales Drittel) steht das obere Fragment durch Wirkung des Biceps und Supinator in Supination, unterhalb des Ansatzes in Mittelstellung, und das untere in Pronation.

Frakturen beider Vorderarmknochen kommen häufig vor, zum **größten** Teil im unteren Drittel, weniger häufig in der Mitte und am seltensten

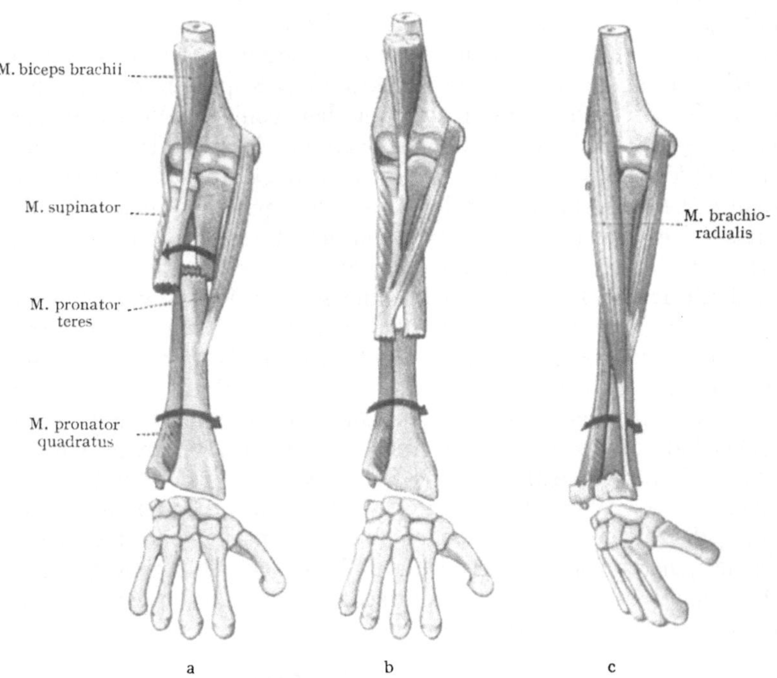

Abb. 59a—c. Muskelzug bei Unterarmbrüchen in verschiedener Höhe. a Proximal zum Ansatz des M. pronator teres: Supination des proximalen, Pronation des distalen Teiles: Einrichten und Ruhigstellung des Unterarms in Supination. b Distal zum Ansatz des M. pronator teres: Mittelstellung des proximalen, Pronation des distalen Teiles. Einrichten und Ruhigstellung des Unterarmes in Mittelstellung. c Im distalen Drittel: Pronation des proximalen, Dorsal-, Radialverschiebung und geringe Supination des distalen Teiles. Einrichten und Ruhigstellung des Unterarms in Pronation. (Nach v. LANZ-WACHSMUTH.)

im proximalen Abschnitt. Die Entstehung erfolgt in der Mehrzahl durch direkte Gewalteinwirkung, wie Stoß, Schlag, Überfahrung usw. Hierbei werden beide Knochen meist in gleicher Höhe gebrochen. Die Bruchlinie verläuft meist quer. Seltener ist die Ursache eine indirekte Einwirkung durch Stoßwirkung bei Fall auf die Hand, wobei die Bruchstellen an den schwächsten Stellen der Vorderarmknochen liegen (Radius in der Mitte, Ulna an der Grenze des mittleren zum unteren Drittel). Es handelt sich vorwiegend um kurze Schrägfrakturen infolge Biegungsmechanismus. Diese Fraktur kommt im Kindesalter besonders häufig vor. Dabei kann es sich um Infraktionen mit reiner Achsen-

knickung ohne laterale Verschiebung und mit Erhaltung des Periost-
schlauches („Grünholzfraktur") handeln.

Eine *Dislokation der Fragmente* tritt in der überwiegenden Mehrzahl
der Fälle ein. Die Richtung derselben ist abhängig von der einwirkenden
Gewalt und der Muskelwirkung. Bei indirekten Frakturen besteht
häufig Rotationsverschiebung der Fragmente. Infolge hochgradiger
Längs- und Seitenverschiebung können sich die Fragmente übereinander-
legen; ebenso können die oberen und unteren Bruchstücke zueinander
genähert sein oder nach Zerreißung der Membrana interossea auseinanderweichen bzw. proniert oder supiniert stehen.

Die erheblichen Verschiebungsmöglichkeiten bringen für die Heilung
mannigfache Schwierigkeiten mit sich und sind für die *Prognose* von
ausschlaggebender Bedeutung. Abgesehen von der Schwierigkeit, bei
Frakturen an parallel stehenden Knochen einen genauen Ausgleich,
besonders hinsichtlich der Rotationsverschiebung und Fragmentkreuzung
zu erreichen, treten bisweilen besondere Heilungsstörungen auf. Bei
gegenüberstehenden Bruchflächen kann durch Callusmasse eine so
erhebliche Verdickung eintreten, daß Störungen der Pro- und Supination
verursacht werden. Ebenso kann eine callöse Verlötung der 4 Bruchenden miteinander (Synostose) oder eine spangenartige knöcherne Verbindung beider Knochen eintreten, wodurch die Drehbewegung der Hand
völlig aufgehoben wird. Dieser sog. *Brückencallus* und ferner die Neigung
zur *Pseudarthrosenbildung*, besonders bei offenen Frakturen, sind die
Gefahren, die bei Vorderarmfrakturen auftreten können.

Die *Symptome* bestehen in lokaler Schwellung und Druckschmerz-
haftigkeit sowie abnormer Beweglichkeit an der Bruchstelle. Der
Vorderarm kann nicht frei gehalten werden, sondern wird mit der
unverletzten Hand unterstützt. An der Verletzungsstelle tritt eine
Knickung mit einem dorsalwärts offenen Winkel ein. Bei starker
Fragmentverschiebung ist der Vorderarm verkürzt. Zur genauen
Diagnose ist das Röntgenbild notwendig in zwei senkrecht zueinander
stehenden Ebenen.

Die *Behandlung* setzt im Hinblick auf die Schwierigkeiten, die der
Heilung entgegenstehen können, eine genaue Kenntnis der klinisch
anatomischen Grundlagen voraus, um sie zielbewußt und erfolgreich
durchzuführen. Eine exakte Reposition der Bruchstücke und Beseitigung einer vorhandenen Achsenknickung ist Grundbedingung für
ein günstiges Heilergebnis. Um die normalen Beziehungen der Vorderarmknochen wiederherzustellen, wird bei Frakturen im oberen Drittel
die Hand in Supinationsstellung gehalten, bei solchen im mittleren und
unteren Drittel in Mittelstellung. Die Reposition erfolgt in örtlicher
Betäubung durch Zug an Fingern und Daumen sowie Gegenzug am
Oberarm bei rechtwinklig gebeugtem Ellbogen. Bei fortwirkendem Zug
wird ein Gipsverband von den Fingerfalten bis zur Schulter angelegt.
Wegen der Schwierigkeit, ein nachträgliches Abgleiten der Fragmente
zu verhindern, wurde von BÖHLER der Doppeldrahtgipsverband (ungepolstert) eingeführt (Abb. 60). Das Prinzip besteht nach EHALT darin,
die gut eingerichteten Knochen mittels Draht direkt an den harten

Gips zu befestigen; es wird ein 15 mm breiter, rostfreier Draht 3 Querfinger distal von der Olecranonspitze durch die Elle und ein weiterer 3 Querfinger proximal von der Spitze des Ellengriffels durch beide Vorderarmknochen gebohrt (bei Frakturen nahe dem Handgelenk durch den 2.—5. Mittelhandknochen). Durch Stellschrauben, die man nachher mit eingipst, werden die Drähte an die Gipswand fixiert. Da die Entfernung beider Drähte sich nicht ändern kann, ist der eingerichtete Bruch gleichsam verspannt. — Die Dauer der Ruhigstellung ist mit Rücksicht auf die ungünstigen Verhältnisse für die Callusbildung auf 8—10 Wochen auszudehnen. Refrakturen werden häufig im Kindesalter beobachtet, ebenso Zirkulationsstörungen nach der Einrichtung (KOTRNETZ).

Zur Beseitigung von Einwärtsknickungen wird auch das Einpressen von runden Holzstäbchen zwischen beide Knochen vor Anlegen des fixierenden Verbandes empfohlen, wobei jedoch eine Druckschädigung der Haut vermieden werden muß.

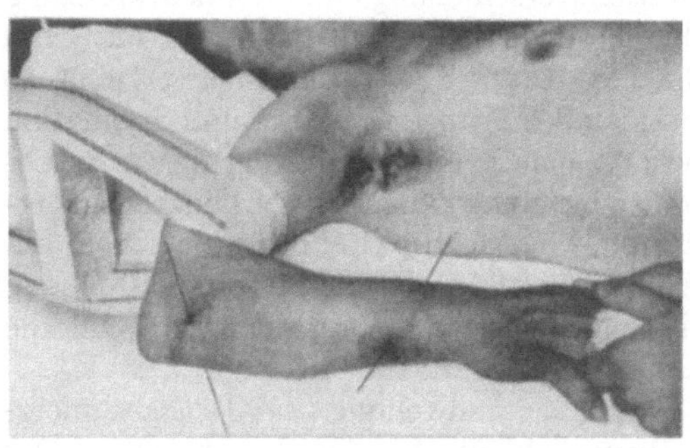

Abb. 60. Einrichtung eines Vorderarmbruches unter Zug und Gegenzug. Drähte durch das Olecranon und den distalen Vorderarmteil gebohrt. (Nach BÖHLER.)

Mit der konservativen Methode lassen sich viele Vorderarmfrakturen in günstiger Stellung mit vorzüglicher Funktion zur Heilung bringen. Es kommen aber auch derart ungünstige Einzelfälle zur Beobachtung, die von vornherein eine *operative Behandlung* angezeigt erscheinen lassen. Ungünstige Heilungsverhältnisse bestehen bei Brüchen im unteren Drittel mit glatter, querer Durchtrennung des Periosts und nur geringer Eröffnung der schmalen Markhöhle (SCHNEK). Im allgemeinen kann jedoch das Indikationsgebiet zum blutigen Eingriff eng begrenzt werden. Bei Frakturen im oberen Drittel der Speiche ist er kontraindiziert. — Es wird bei Frakturen die Querfragmentvereinigung durch Periostknochenspan oder Metallplatten, bei Schrägfrakturen Drahtumschlingung vorgenommen. Bei distal gelegenen Frakturen genügt es häufig, die Radiusfragmente zu vereinigen, da die Ulnafraktur sich dann von selbst einstellt; sonst ist die Verschraubung nur eines Knochens zu widerraten. Auch die KÜNTSCHERsche Marknagelung wird von BODE als sehr zweckmäßig für die Fixierung der Fragmente empfohlen; die Anwendung dieser Methode an den Vorderarmknochen setzt große klinische Erfahrung und technisches Können voraus.

Verzögerte oder ausbleibende Konsolidation wird bei Vorderarmfrakturen nicht selten beobachtet. Nach MATTI steht hinsichtlich der Frequenz der *Pseudarthrosenbildung* der Vorderarm an vierter Stelle. Diese bringt eine schwerwiegende Funktionsschädigung der Hand mit

sich: Aufhebung der Pro- und Supination und Fehlen kräftiger Greif-
fähigkeit. Die Ulna ist durch die ungewöhnliche Einspannung in
Muskel- und Bandapparat disponiert („Vorschub der Elle", MAATZ).
Die Behandlung besteht in BECKscher Bohrung, Aufsplitterungsver-
fahren nach KIRSCHNER oder Osteosynthese nach Anfrischung der
Fragmentenden.

Die operative Beseitigung des Brückencallus besteht in vollständiger
Abtragung aller Callusmassen sowie des zwischen den Knochen liegenden
Narbengewebes. Eine erneute Synostosenbildung wird durch Zwischenlagerung eines Fettlappens verhindert. — Komplizierte Vorderarmfrakturen werden durch Wundexcision und Hautnaht in geschlossene
verwandelt und nach den allgemeinen Regeln weiterbehandelt; bei ausgedehnter Weichteilverletzung wird sekundär operative Fragmentvereinigung vorgenommen.

Die **isolierte Fraktur des Ulnaschaftes** entsteht meist auf direktem
Wege durch Schlag oder Stoß. Sie kommt in typischer Form im oberen
Drittel als sog. *Parierfraktur* zustande, wenn der zum Schutz des Kopfes
vorgehaltene, rechtwinklig gebeugte Arm durch einen Schlag getroffen
wird. Eine wesentliche Verschiebung der Bruchstücke tritt nicht ein,
da der intakte Radius wie eine Schiene wirkt. Häufig ist jedoch der
Ellenbruch mit einer Luxation des Speichenköpfchens kombiniert,
wodurch die schützende Schienung dieses Knochens fortfällt und eine
Dislokation der Ulnafragmente hervorgerufen wird. Die Ulnafraktur
mit Luxation des Radiusköpfchens nach vorn wurde zum ersten Male
1814 von MONTEGGIA beschrieben.

Die *Diagnose* der Ulnafraktur ohne Fragmentverschiebung ist durch
umschriebenen Druckschmerz und Hämatom zu klären. Bei stärkerer
Dislokation tritt eine Verkürzung der Ulna ein. Dagegen wird häufig
die Luxation des Radiusköpfchens übersehen, die eine Einschränkung
der Beugefähigkeit hervorruft. — Bei der Röntgenuntersuchung in
2 Ebenen ist daher stets das Ellbogengelenk einzubeziehen.

Die *Behandlung* der gut stehenden Ulnafraktur erfolgt mit Schienenverband für 4—5 Wochen. Bei Brüchen mit Fragmentdislokation und
häufig kombinierter Radiusluxation muß eine genaue Reposition vorgenommen werden durch kräftigen Zug am Vorderarm und direkten
Druck auf das Speichenköpfchen bei flektiertem Vorderarm. Ein
Schienenverband wird in Supination und rechtwinklig gebeugtem Ellbogen angelegt. Gelingt die Reposition nicht, so ist operative Behandlung der Verrenkung des Radiusköpfchens (s. S. 112) angezeigt.

Isolierte Frakturen des Radiusschaftes sind seltener als die der Ulna.
Sie entstehen durch direkte Gewalteinwirkung (Stoß, Schlag, Quetschung), dagegen weniger häufig indirekt durch Fall auf die Hand. Es
handelt sich meist um Querbrüche, doch kommen auch Schräg- oder
Spiralfrakturen durch forcierte Pro- oder Supination vor. Das untere
Fragment hat die Neigung, sich nach innen zu verschieben, während
das obere sich in Supination stellt. Die Fraktur ist meist in der Mitte
der Diaphyse lokalisiert. Liegt sie nahe der unteren Epiphyse, so besteht

häufig gleichzeitig eine dorsale Luxation der Elle oder Abbruch ihres Griffelfortsatzes.

Die *Diagnose* kann bei muskulösen Patienten, wenn die Fragmentverschiebung geringfügig ist, schwierig sein. Bei stärkerer Dislokation ist abnorme Beweglichkeit nachweisbar; es besteht ferner umschriebener Druckschmerz, Stoßempfindlichkeit sowie Schmerzhaftigkeit bei Pro- und Supination.

Für die *Behandlung* ist bei günstiger Stellung der Bruchstücke ein Schienen- oder Gipsverband ausreichend für 4—5 Wochen. Bei stärkerer Dislokation ist Reposition und Fixierung in Supinationsstellung der Hand durchzuführen. EHALT empfiehlt die Anwendung des Doppeldrahtgipsverbandes, besonders bei schrägen Bruchflächen, die zum Abgleiten neigen und zu Verkürzung, Achsenknickung und Subluxatio radio-ulnaris führen. Bei Versagen des unblutigen Verfahrens wird Osteosynthese vorgenommen. — Die Ausbildung einer *Pseudarthrose* ist selten, außer bei Schußfrakturen; dabei tritt eine radiale Adduktionsstellung der Hand hervor. Die Behandlung erfolgt auf operativem Wege.

c) Vorderarmfraktur im distalen Teil.

Die Fraktur der Radiusepiphyse wurde früher als „typischer Speichenbruch" bezeichnet. Es ist jedoch erwiesen, daß die Form dieser Fraktur außerordentlich wechselnd ist, so daß man vielmehr die Bezeichnung „*Fractura radii loco typico s. classico*" wählen muß. Es handelt sich um die häufigste Bruchform (10% der Gesamtzahl der Frakturen). Am häufigsten sind Männer betroffen, vom 5. Lebensjahrzehnt ab verteilt sich die Frequenz gleichmäßig auch auf Frauen.

Die Bruchlinie befindet sich meist an der Übergangsstelle der Compacta des Schaftes in die breite spongiöse Ausladung des Gelenkendes (1—3 cm oberhalb der Gelenkfläche). Sie kann bisweilen auch durch die Epiphyse selbst verlaufen, wobei nur eine kleinere Knochenabsprengung zustande kommt.

Die *Entstehung des Speichenbruches* erfolgt durch Sturz auf die Volarfläche der Hand, durch Kurbelrückschlag bei Automobilisten oder Rückstoß eines Wagens beim Schieben. Die Hand steht in Dorsalflexion, wobei an der Beugeseite des Handgelenkes das feste Lig. carpi volare die weitere Überstreckung hemmt. Bei Fortwirkung der Gewalt kommt es nicht zum Einreißen des Bandes, sondern zu einem Rißbruch des unteren Speichenendes sowie gleichzeitig durch Anstemmen der oberen Karpalreihe gegen den dorsalen Vorsprung des unteren Speichenendes zu einem Abknickungsbruch. Durch die kombinierte Stoß- und Rißwirkung erleidet das abgesprengte untere Bruchstück eine dorsale Verschiebung. Häufig erfährt das periphere Fragment auch eine radiale Seitenverschiebung; ihre Entstehung ist nach v. LANZ-WACHSMUTH durch den Verlauf der Konstruktionsachse des Armes zu erklären, die in den Griffelfortsatz der Elle ausläuft. Ferner tritt nicht selten infolge der nach der Vola manus gerichteten Stoßwirkung des Radiusschaftes eine Drehung des peripheren Fragmentes um die Ulnarachse ein.

In der größeren Zahl der Fälle bei Überwiegen der Längskompression gleitet der Speichenschaft volarwärts weiter, wodurch es zu einer *Einkeilung* seines Dorsalrandes mit dem Volarrand des peripheren Fragments kommt. Selten sind die isolierten Fissuren des unteren Speichenendes; dagegen kommen isolierte Abrißbrüche des Proc. styloideus radii häufiger vor. Am häufigsten beobachtet man Quer- oder Schrägbrüche mit dem Verlauf der Bruchlinie von unten distal nach oben proximal. Durch sekundäre Dislokationen der Fragmente entstehen T- oder Y-förmige Bruchlinien. Die schwersten Formen von Speichenbrüchen

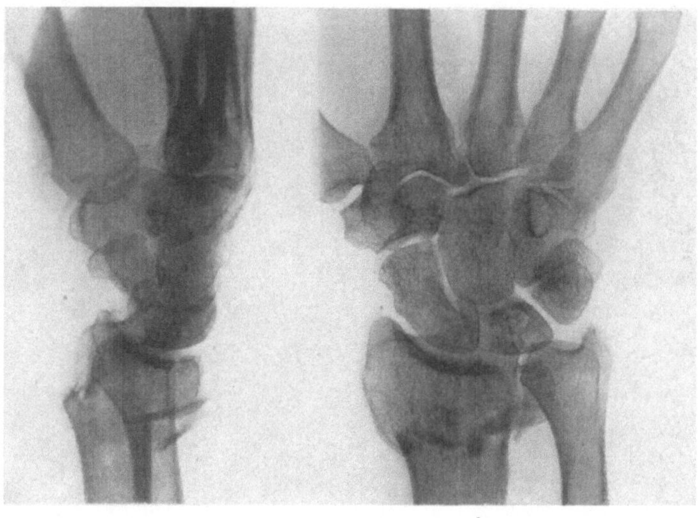

a   b

Abb. 61a u. b. Radiusfraktur loco typico. (69jähriger Mann, Fall bei Glatteis auf die rechte Hand.)

sind die *Zertrümmerungsfrakturen*, die bei Sturz aus größerer Höhe entstehen und nicht selten doppelseitig sind. Hierbei ist das periphere Bruchstück in zahlreiche Splitter zerbrochen und auch die distale Radiusgelenkfläche zerstört mit gleichzeitiger Sprengung des Radioulnargelenkes. Eine weitere schwere Form stellt die Luxationsfraktur im Radiocarpalgelenk dar, bei der ebenfalls das distale Radioulnargelenk mitbeteiligt ist. Nach EHALT ist eine volare Lippe der distalen Speichengelenkfläche oder der Speichengriffel samt der volaren Lippe der Gelenkfläche abgebrochen und samt dem Carpus nach volar und zentral verschoben.

Bei Frakturen durch Fall auf den Handrücken mit Volarflexion des Handgelenkes tritt eine Auswirkung der Kräfte in entgegengesetzter Richtung ein. Dabei kommt es fast immer zur Einkeilung.

Die häufigste Mitverletzung der Radiusfraktur ist der *Abbruch des Proc. styloideus ulnae* infolge gewaltsamer Verschiebung der Hand, während die Fraktur des Gelenkendes der Ulna selten ist. Abrisse an der Spitze des Griffelfortsatzes verlaufen relativ symptomlos; dagegen entstehen bei Aussprengungen an der Basis desselben Beschwerden, weil sie mit einer Lockerung der Dreiecksplatte (s. unten) verbunden sind.

Die Bedeutung der *Schädigung des distalen Radioulnargelenkes sowie der dreieckigen Bandscheibe* (Discus articularis), die am distalen Rande

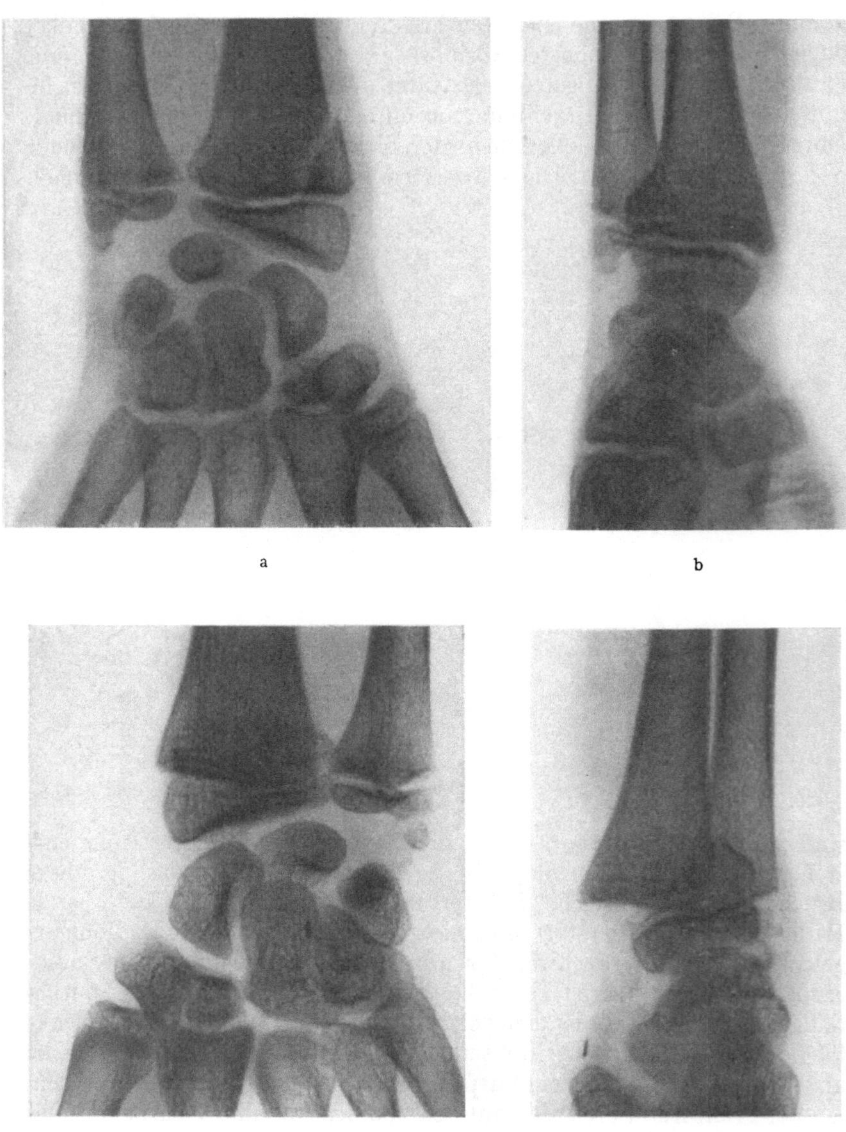

Abb. 62a—d. a und b Radiusfraktur rechter Hand. c und d Epiphysenlösung linker Hand. (11jähriger Knabe, Fall im Neubau durch ein Stockwerk auf Kopf und beide Hände.)

der Incisura ulnaris radii breit ansetzt, wird vielfach unterschätzt. Außer bei Trümmer- und Verrenkungsbrüchen kommt es nach LANG bei allen Frakturen des Radius, die zu einer Störung im ursprünglichen Längenverhältnis zwischen Speiche und Elle führen, aus mechanischen

Gründen zu Veränderungen in der distalen Verbindung zwischen den beiden Vorderarmknochen. Als traumatisch bedingte frische Veränderungen im distalen Radioulnargelenk bei Radiusfraktur werden angeführt: Subluxation bei Luxation der Elle nach dorsal, volar oder distal; totale oder teilweise Zerreißung des Discus articularis und seiner Haltebänder; Einrisse in die Gelenkkapsel, Gelenkfrakturen und -fissuren. Diese können auch nach gelungener Reposition zu Späterscheinungen, wie Schmerzen, Funktionsstörung und Gelenkdeformierung Anlaß geben.

Andere Begleitverletzungen sind Frakturen von Handwurzelknochen, Mondbeinluxation, Zerreißung der Sehnenscheiden des M. ext. poll. long., Sehnenriß des M. extensor carpi rad. Verletzungen des N. medianus und ulnaris machen sich geltend in Parästhesien und Funktionsstörung; bei Schädigung des tiefen Astes des N. radialis (N. interosseus dorsalis) kommt es nach TURNER zu Ödembildung des Handrückens und Steifheit des 4. Fingers.

Die *Symptome* der Radiusfraktur sind abhängig von Art und Form der Fragmentdislokation. Querbrüche an typischer Stelle ohne Verschiebung, dorsale Corticalisabsprengungen und Fissuren, die längs

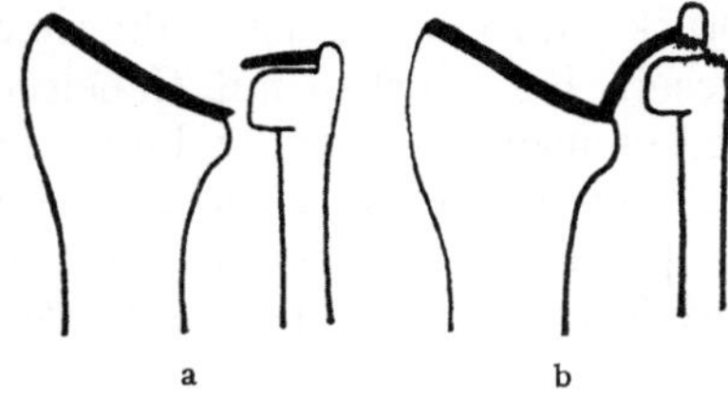

Abb. 63a u. b. Verhalten der Dreiecksplatte. a Vollkommener Abriß des Discus am radialen Ansatze. b Abriß des P. styloid. ulnae, Discus intakt. (Nach LANG.)

oder schräg verlaufen, werden oft verkannt und für Distorsionen des Handgelenkes gehalten. Es bestehen Schmerzen im Bereich des Handgelenkes, Druckempfindlichkeit des unteren Speichenendes und Herabsetzung der Beuge- und Streckfähigkeit. Über dem peripheren Fragment bildet sich eine leichte Schwellung. — Bei Stauchungsfrakturen mit Einkeilung und Epiphysenlösung im jugendlichen Alter sind die Symptome ebenfalls wenig ausgeprägt; im letzteren Fall liegt in der Regel nur eine geringgradige Dorsalverschiebung vor. Die Diagnose wird entschieden durch die Röntgenaufnahme in zwei Ebenen, wobei häufig nur ein feiner quer oder schräg verlaufender Frakturspalt erkennbar ist.

Die *Erscheinungen der Radiusfraktur mit Fragmentverschiebung* sind außerordentlich charakteristisch. Die Handgelenkgegend ist verbreitert. Durch die Verschiebung des peripheren Fragments nach dem Handrücken und Andrängen des proximalen gegen die Flexoren wird die sog. Gabelrückenform („Fourchettestellung") der Hand hervorgerufen; diese tritt wegen der Supination des peripheren Bruchstückes auf der Speichenseite stärker hervor (Abb. 64). Infolge der radialen Seitenverschiebung der Handachse und Vorspringen der Ulna ist bei Betrachtung von der Dorsalfläche die sog. „Bajonettstellung" festzustellen (Abb. 65). Die Vorderarmachse weicht ellenwärts ab. An der Volarseite ist die Bruchfläche des proximalen Fragments als Vorwölbung nachweisbar. Hand- und Fingerbewegungen sind eingeschränkt. Der Vorderarm wird mit der gesunden Hand gestützt gehalten, da jede Bewegung und Erschütterung schmerzhaft ist. Abnorme Beweglichkeit des peripheren

stückes sowie Crepitation ist gelegentlich nachzuweisen. Wichtiger ist
die Feststellung des lokalisierten Schmerzpunktes, der an der Speichenseite 2—3 cm oberhalb der Gelenklinie zu palpieren ist.

Differentialdiagnostisch kommt bei Frakturen ohne Dislokation die
Distorsion und Kontusion des Handgelenkes in Betracht; hierbei ist die

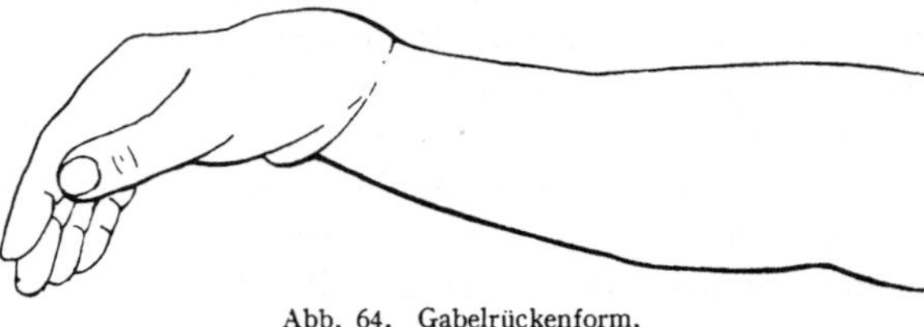

Abb. 64.   Gabelrückenform.

Druckschmerzhaftigkeit in die Gelenklinie lokalisiert statt proximal von
dieser. Bei Brüchen mit Gabelrückenstellung können Verwechslungen
vorkommen mit dorsaler Luxation des Handgelenkes. Diese ist jedoch
sehr selten und zeigt keine radiale Adduktion; es ist keine Bruchstelle
zu palpieren, dagegen ist am Handrücken der Carpus tastbar. Im
Zweifelsfall entscheidet das *Röntgenbild*. Bei diesem muß in jedem Fall

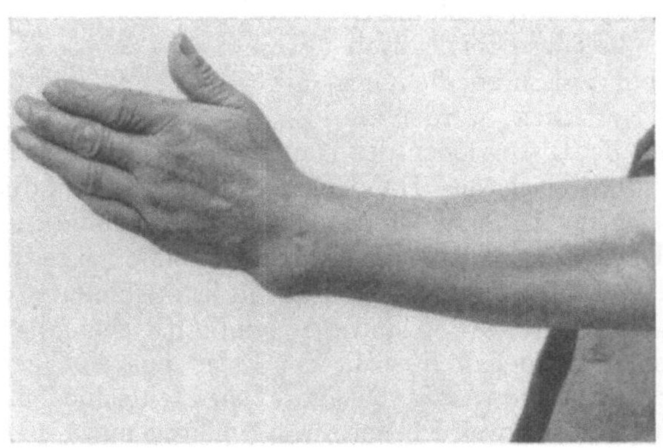

Abb. 65.   Bajonettstellung der Hand bei Radiusfraktur. (Nach MATTI.)

die Handwurzel einbezogen werden, und der einfallende Zentralstrahl
muß auf die Mitte des Handgelenkes gerichtet sein. Für die Beurteilung
des Radioulnargelenkes ist neben der dorso-volaren und Seitenaufnahme
noch ein Bild im volar-dorsalen Strahlengange erwünscht (LANG).

Die *Prognose* der Radiusfraktur ist in hohem Maße abhängig von der
Behandlung; bei sachgemäßer Durchführung derselben ist knöcherne
Heilung mit günstigem funktionellem Ergebnis zu erzielen. Dabei ist
jedoch zu berücksichtigen, daß sich die Ansprüche bezüglich des kos-
metischen Resultates in letzter Zeit gesteigert haben. Der Unfall-
chirurg ist bisweilen bei sehr gutem Resultat einer unvernünftigen
Kritik ausgesetzt (KOTRNETZ und GEISINGER). Andererseits wird häufig
nicht berücksichtigt, daß nach scheinbar gut geheilten Speichenbrüchen

längere Zeit nach Abschluß der Behandlung Beschwerden auftreten können (bei Belastung der Hand, kräftigem Faustschluß, Aufstützen usw.), die auf Sprengung des distalen Radioulnargelenkes bzw. Lockerung der Dreiecksplatte zurückzuführen sind. Das späte Auftreten wird von LANG dadurch begründet, daß bestimmte anatomische Umbildungsprozesse erst ein gewisses Stadium erreichen müssen.

Diese Erwägungen führen zu der Einsicht, daß die durch die Mannigfaltigkeit der Bruchform bedingten Schwierigkeiten nicht zu unterschätzen sind, und die *Behandlung* ist streng individuell durchzuführen. Die Häufigkeit des Speichenbruches und der relativ günstige Ablauf in einer großen Zahl von Fällen dürfen nicht zu einem schematisierten Verfahren verleiten. ,,Das Endresultat liegt mehr am behandelnden Arzt als an der Stellung des Handgelenkes'' (SOMMER). — Bei einfachen Querfrakturen und dorsalen Corticalisabsprengungen ohne Verschiebung sowie Längsfissuren wird für die Dauer von 3 Wochen eine dorsale Gipsschiene angelegt, die vom Ellbogen bis über die Mittelhand reicht. Die Fingergelenke bleiben frei und werden vom ersten Tage an geübt, das Handgelenk steht in Mittelstellung oder leichter Dorsalflexion mit geringer ulnarer Abduktion. Nach Abnahme des Verbandes werden die gymnastischen Übungen fortgesetzt, unterstützt durch Heißluftbehandlung, warme Handbäder und Massage.

Für alle Frakturen mit Verschiebung der Fragmente ist eine exakte Reposition oberster Grundsatz. Hiergegen wird in der Praxis häufig verstoßen, wenn es sich um Dislokationen geringen Grades oder Einkeilung der Bruchstücke handelt. Wenn auch auf die häufig auffallende Diskrepanz zwischen anatomisch genauer Stellung und Funktion hingewiesen wird, so wird von LANG auf Grund seiner Studien über Verletzungen im distalen Radioulnargelenk hervorgehoben, daß gerade hier eine exakte Reposition und genügend lange Fixation die wichtigsten Vorbedingungen für eine folgenlose Heilung darstellen. Dieser Tatsache ist unbedingt Rechnung zu tragen, um Spätschäden vorzubeugen.

Für das Gelingen der Reposition ist völlige Entspannung der Muskulatur Voraussetzung. Man verwendet einen Chloräthylrausch oder eine Kurznarkose mit Eunarcon. Ebenso läßt sich Lokalanästhesie mit 1- oder 2%iger Novocainlösung durchführen; nach BÖHLERs Vorschrift erfolgt bei starker Verschiebung die Injektion von der Streckseite, bei geringer auch von der Beugeseite her. Die Gegend des Griffelfortsatzes der Elle wird mit 10 ccm umspritzt, weil auch bei fehlender Fraktur desselben fast immer eine starke Zerrung des ulnaren Bandapparates vorliegt. Die Einrichtung erfolgt bei rechtwinklig gebeugtem Ellbogen durch gleichmäßig schonenden Längszug in Richtung der Speichenachse am Daumen und 2.—4. Finger. Eine Einkeilung wird gelöst durch Vermehrung der Dorsalflexion und Radialadduktion; nach sicherer Lösung der Fraktur, die am deutlichen Nachgeben zu erkennen ist, erfolgt Übergang in Volarflexion, Pronation und Ulnarabduktion. Das Zurückbringen der Fragmente in die richtige Lage läßt sich durch direkten Druck unterstützen, wobei die Handfläche auf einem Sandsack, dem Knie des Operateurs oder KLAPPschen Stempel als Hypomochlion ruht.

Nach gelungener Reposition wird Fixation durch Anlegen einer dorsalen ungepolsterten Gipsschiene vorgenommen, während der gleichmäßige Zug bis zum Erhärten des Gipses aufrechterhalten wird. — Über die günstigste Stellung des Handgelenkes im Verband sind die Ansichten noch geteilt. Von der starken Volarflexion in SCHEDEscher Schiene ist man allgemein abgekommen, da sie Erschlaffung der Beugemuskeln und Überdehnung und Verlängerung der Streckmuskulatur bewirkt. MATTI bevorzugt Dorsalextensionsstellung der Hand nach der zutreffenden Erwägung, daß diese die Normalstellung für die Aktion der Finger darstellt, und der Faustschluß hierbei kräftiger ausführbar ist. — Als sehr zweckmäßig hat sich nach BÖHLERs Vorschlag die Mittelstellung des Ellbogengelenkes zwischen Pro- und Supination bei Mittelstellung des Handgelenkes zwischen Volar- und Dorsalflexion erwiesen; die gleichzeitige Ulnarabduktion wird so stark gewählt, daß der Daumen in der Achse des Vorderarmes steht. Die Gipsschiene muß den 2. und 5. Mittelhandknochen seitlich bis zur Beugeseite fassen und nach vorn bis zu den Zwischenfingerfalten reichen, nicht nur bis zu den Fingergrundgelenken, weil sonst an dieser Stelle eine starke Schwellung entsteht, die sich auf die Finger ausdehnt. Die Finger müssen vollkommen beweglich sein, und der Daumen darf nicht unter die Finger eingeschlagen werden. — Es ist von größter Wichtigkeit, daß unmittelbar nach Anlegen des fixierenden Verbandes mit Bewegungen der Finger und des Daumens begonnen wird.

Für den *Zeitpunkt der Reposition* wird von einigen Chirurgen empfohlen, 24 Stunden nach der Verletzung abzuwarten, um Zirkulationsstörungen zu vermeiden. Diese Vorsicht erscheint bei einwandfreier Technik unnötig; es ist vor allem zu vermeiden, daß Dellenbildungen in der Gipsschiene oder Einschnürungen am Rande entstehen, ferner empfiehlt es sich, die Schiene am Handgelenk und unter dem proximalen Ende mit einem zugeschnittenen Stück aus Wiener Watte zu unterpolstern. Bei der nach 24 Stunden durchzuführenden Kontrolluntersuchung ist auf Schwellungen der Finger, Parästhesien, Cyanose genau zu achten. Für die Entscheidung, ob es sich um leicht vorübergehende Zirkulationsstörungen handelt oder bedrohliche Schwellungen, bietet der von FELSENREICH festgestellte Ausfall der Streckfunktion der Fingerendgelenke einen Anhalt, den er auf durch Reizzustand infolge der Schwellung hervorgerufene Kontraktur der langen Fingerbeuger zurückführt. Die bei passiver Streckung der Fingerendgelenke ausgelöste Schmerzhaftigkeit wird danach als pathognomonisch für bedrohliche Zirkulationsstörung angesehen.

Nachträgliches Abgleiten der Fragmente ist besonders bei älteren Menschen mit atrophischen Knochen möglich. Nach KOTRNETZ und GEISINGER ist nur die volare Corticalis tragfähig, da die dorsale meist zertrümmert ist. Bei nicht exaktem Aufsitzen der Fragmente (Stufe auf seitlichem Röntgenbild) findet die volare Corticalis an der stark verdünnten Spongiosa des proximalen Bruchstückes keinen genügenden Widerstand, sondern gleitet ab. — Es ist nun eine Erfahrungstatsache, daß sich nicht jeder Speichenbruch anatomisch genau einrichten läßt.

Wenn die Röntgenkontrollbilder nach einigen Tagen eine Verschiebung zeigen, so ist ein *Korrekturversuch* nur angezeigt, wenn man glaubt, die volare Corticalis zur Deckung bringen zu können, oder um eine durch Lockerung des Gipses entstandene dorsale Knickung auszugleichen. Dagegen ist der Versuch, eine radiale Knickung auszugleichen, zwecklos, wenn nämlich eine Verkürzung des Radius besteht und dadurch die Ulna relativ verlängert ist. Ein erneuter Repositionsversuch, der an sich schon ein schweres Trauma darstellt, würde in diesem Fall nur ein Klaffen des Bruchspaltes und eine Störung der Callusbildung zur Folge haben. So wünschenswert ein gutes *kosmetisches Resultat* ist, so sehr ist es verfehlt, eine unbedingt anatomische Reposition zu erzwingen. Im übrigen steht fest, daß sich gute funktionelle Ergebnisse auch bei ungenügendem kosmetischem Resultat erzielen lassen. Die Anwendung eingreifender Mittel würde sich vielmehr schädlich für die Funktion auswirken.

Bei starker Dorsalflexion des peripheren Fragmentes und bei *Epiphysenlösung* gelingt die Wiederherstellung der normalen Achsenverhältnisse durch bloßen Längszug nicht, sondern die Einrichtung muß mit erheblicher Gewalt durch Knickung an der Frakturstelle vorgenommen werden.

Für die Behandlung der *Trümmerbrüche*, bei denen auch die distale Gelenkfläche der Speiche zerstört ist, empfiehlt EHALT die Anwendung des bei den Vorderarmschaftbrüchen beschriebenen Doppeldrahtgipsverbandes. Dieser eignet sich auch gut bei manchen Formen von Luxationsfrakturen im Radiocarpalgelenk, bei denen häufig gleichzeitig ein Verrenkungsbruch im distalen Radioulnargelenk vorliegt.

Pseudarthrosen des Griffelfortsatzes der Elle können auf dem Röntgenbild durch kleine Kalkschatten vorgetäuscht werden. Sie kommen jedoch nicht selten vor und bereiten nur in den Fällen Beschwerden, wenn neben der Pseudarthrose des Proc. styloid. ulnae eine Subluxation oder Luxation des Carpus gegenüber der Ulna besteht (KOTRNETZ).

Die *Dauer der Ruhigstellung* wird auf Grund der reichhaltigen Erfahrungen auf 3 Wochen begrenzt, bei schweren Trümmerfrakturen auf 4 Wochen. Während dieser Zeit ist eine laufende Kontrolle durchzuführen, um einer durch Verbandlockerung eintretenden erneuten Verschiebung vorzubeugen. Nach Abschwellung etwa zu Beginn der zweiten Woche ist eine erneute Röntgenkontrolle zweckmäßig. — Bei der *Nachbehandlung* werden passive Übungen unbedingt vermieden. Es ist nur aktive Übungsbehandlung durchzuführen, die durch Heißluftoder Handbäder ergänzt wird. Ebenso sind Knetübungen zu empfehlen, bei hartnäckigem Ödem auch Sandbäder. Sport und Spiel (mit Bällen) sind wichtig für Wiederherstellung der Handfunktion.

Bei Frakturen, die durch konservative Methoden sich nicht einrichten lassen, besonders bei solchen, die erst einige Zeit nach dem Unfall zur Behandlung kommen, ist auf *operativem Wege* eine exakte Stellung der Fragmente durchzuführen; es läßt sich auch nur auf diesem Wege eine anatomische Wiederherstellung des Radioulnargelenkes erreichen. Nach instrumenteller Reposition kann gegebenenfalls eine Verschraubung oder Nagelung der Fragmente erfolgen. Bei Korrektur von alten, schlecht stehenden Frakturen erfolgt Durchmeißelung der alten Bruchstelle und Abtragung der vorspringenden Knochenkante; bei starker Verkürzung der Speiche kann eine Teilresektion der Elle (Montant) zum Erfolg führen oder Einsetzen eines Tibiaspans nach stufenförmiger Anfrischung. — Ist der Discus zerrissen, so soll er entfernt werden, da bei Unversehrtheit des dorsalen radio-ulnaren Ligamentes die Gelenkfunktion auch nach der Discusentfernung garantiert bleibt (Lang).

Bei *komplizierten Radiusfrakturen* greift eine Infektion leicht auf das Handgelenk über; nach Ausheilung besteht die Neigung zu fehlerhafter Stellung in Volarflexion. Bei Schußverletzungen der Speiche am unteren Ende tritt meist eine Subluxation radialwärts ein. Defektpseudarthrosen kommen nach infizierten Schußfrakturen vor, während diese bei geschlossenen Brüchen außerordentlich selten sind.

Bisweilen wird die Wiederherstellung der Gebrauchsfähigkeit der Hand durch sekundäre Tendovaginitis verzögert, die meist sehr lang dauernd ist.

8. Handgelenkluxation.

Verrenkungen des Handgelenkes, sowohl im Radiokarpal- wie im Radioulnargelenk sind außerordentlich selten. Im *unteren Speichenellengelenk* kann das Ellenköpfchen dorsal und volar verschoben sein. Die dorsale Luxation entsteht direkt durch Fall oder durch forcierte Pronation, die volare direkt oder durch extreme Supination. Es kommt dadurch stets zu einer Zerreißung der zur Dreiecksplatte führenden Bänder; auch das Lig. interosseum wie die Gelenkkapsel müssen einreißen (Sommer). Bei Wäscherinnen kommt es infolge des Auswringens zu Subluxation in diesem Gelenk, ebenso nach Sonntag bei kleinen Kindern, die beim Stolpern von der führenden Person an der Hand hochgezerrt werden.

Bei der dorsalen Luxation ist die Vorwölbung des Ellenköpfchens oberhalb des Handgelenkes deutlich erkennbar. Bei seitlicher Betrachtung ist die Gegend des Handgelenkes verbreitert. Bewegungen des Handgelenkes sind sehr schmerzhaft. Als Begleitverletzung kommt Abbruch des Griffelfortsatzes vor. — Bei der volaren Luxation steht die Hand in Supinationsstellung; Pronation und Volarflexion sind gestört. Sie bedingt an der Hand eine deutliche Vorragung und Verdickung, die den Verdacht einer Lunatumluxation aufkommen lassen könnte, wenn dieselbe nicht etwas oberhalb des Handgelenkes säße; außerdem geht die Ellenkante in diese Verdickung über (Sommer).

Die *Einrenkung* erfolgt durch direkten Druck auf das Ellenköpfchen bei Fixierung des Radius. Eine Verhakung am Speichenende wird durch Pronations- bzw. Supinationsbewegung gelöst. Danach erfolgt Ruhigstellung im Gips- oder Schienenverband für 3 Wochen und Nachbehandlung mit Bewegungsübungen, Heißluft oder warmen Handbädern.

Bei der *eigentlichen Handgelenkluxation* tritt eine Verschiebung der proximalen Handwurzelreihe gegen das untere Radiusende ein. Die Seltenheit des Vorkommens ist bedingt durch die festen Bandmassen (Lig. carpi dorsale und volare). Die Diagnose wurde früher häufig gestellt; dabei handelte es sich aber in der überwiegenden Zahl um Speichenbruch am typischen Ort. Die Verrenkung kann in dorsaler und volarer Richtung erfolgen; sie entsteht durch Fall auf die Hand oder Überbiegung. Bei der dorsalen Form schiebt sich der proximale Teil der Handwurzel auf das Vorderarmende, wodurch die Sehnen der Extensoren in die Höhe gehoben werden. Bei der noch selteneren volaren Form ist die Stellung der Knochenteile umgekehrt.

Die Vorwölbung ist steiler als bei der Radiusfraktur und nimmt die ganze Handbreite ein. Die Handlänge ist unverändert, dagegen die Entfernung von der Spitze des Mittelfingers bis zum Olecranon vermindert. Die Finger stehen gebeugt und sind aktiv und passiv nicht beweglich. Abrißfrakturen der Proc. styloid. radii et ulnae sind häufig Begleitverletzungen.

Das Röntgenbild ist außerordentlich charakteristisch; da beide Handwurzelreihen sich decken, wird der Eindruck hervorgerufen, als ob nur eine Reihe vorhanden wäre (Abb. 77).

Die Reposition erfolgt durch Extension und Flexion im gleichen Sinne des Entstehungsmechanismus sowie Druck und Gegendruck.

9. Frakturen an der Hand.

a) Fraktur der Handwurzelknochen.

Verletzungen der Handwurzel werden häufig übersehen und als Verstauchung behandelt. Als Grund hierfür sind anzusehen: Unterlassung einer Röntgenuntersuchung bei scheinbar klinisch sicherer Diagnose, technisch nicht einwandfreies Röntgenbild oder fehlende Übung in der Auswertung des Bildes, die durch enge Begrenzung der kleinen Knochen und zahlreiche Überschneidungslinien erschwert ist. Es kommt hinzu, daß auch nach der Röntgenära in den ersten Jahrzehnten die Verletzungen der Handwurzelknochen nicht genügende Beachtung fanden; um so stärker ist das Interesse in den letzten 10 Jahren gewachsen, und eine große Zahl von Abhandlungen über dieses praktisch wichtige Gebiet ist entstanden.

Die 8 Handwurzelknochen liegen „wie eine Mosaikkarte" aneinander. Mit Ausnahme des Pisiforme sind sie untereinander verbunden durch kräftige Bänder, die an der Außenseite von dem einen Knochen auf den anderen übergehen, sowie in den Gelenken durch die Ligg. interossea, ausgenommen im Gelenk zwischen Capitatum und Multangulum minus (VAN EDEN). Diese anatomischen Verhältnisse sind maßgebend für Entstehung und Form der Verletzungen; sie würden zweifellos noch häufiger vorkommen, wenn die Knöchelchen nicht den natürlichen Schutz durch feste und zähe Bänder hätten. Besonders die Beugeseite, wo die in den Rinnen zwischen den Karpalknochen verlaufenden Beugesehnen

in Scheiden gehüllt sind, und darüber das Lig. carpi commune sich ausbreitet, ist gegen traumatische Einwirkungen gut geschützt. Die
Neigung einzelner Knochen zu echten Brüchen, anderer zu Absprengungen
ist ebenfalls in den anatomischen Beziehungen der Bandmassen be-

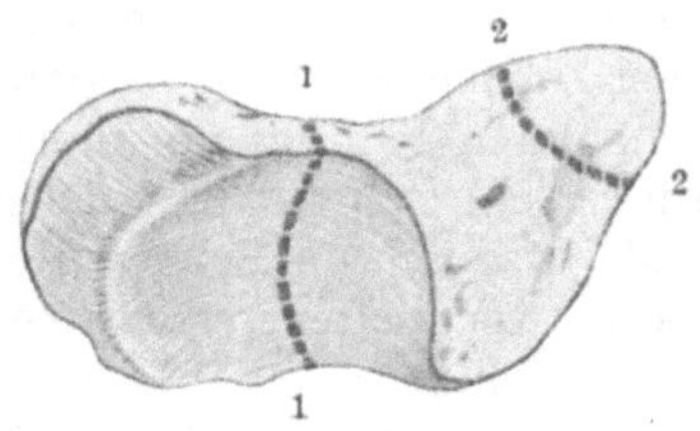

Abb. 66. Frakturlinien des Kahnbeinbruches
(in ein normales Os naviculare eingezeichnet).
1 — 1 Querfraktur des Kahnbeinkörpers;
2 — 2 Fraktur der Tuberositas ossis
naviculis. (Nach HIRSCH.)

gründet. Bei Gewalteinwirkungen ist
die proximale Reihe der Handwurzelknochen häufiger betroffen, überwiegend auf indirektem Wege und in erster
Linie Kahnbein und Mondbein. Die
distale Reihe erleidet seltener Verletzungen, meist durch direktes Trauma.
Die **Fraktur des Os naviculare** kommt
häufig vor (1—2% aller Frakturen und
die Hälfte der Handwurzelbrüche). Der
Knochen wird bei einer in der Richtung
der Vorderarmachse fortwirkenden Ge-

walt am stärksten beansprucht, ebenso auch im Sinne der Biegung und
Abscherung. SCHNEK hat ferner nachgewiesen, daß durch die grazile
Längsform mit der Verschmächtigung in der Mitte an der Anheftungs-

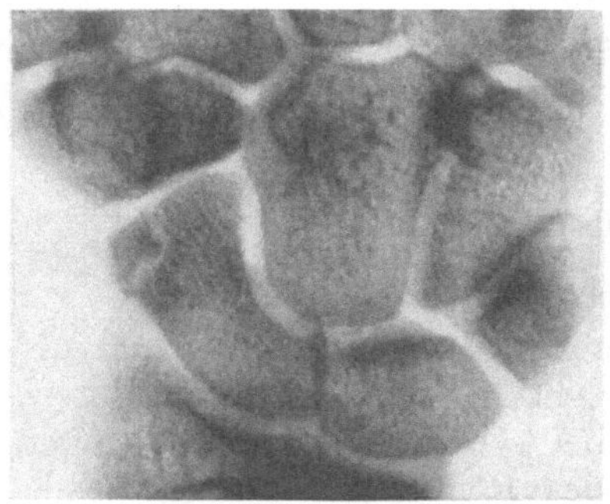

Abb. 67. Frische Fraktur des Kahnbeinhöckers.
(Nach SCHNEK.)

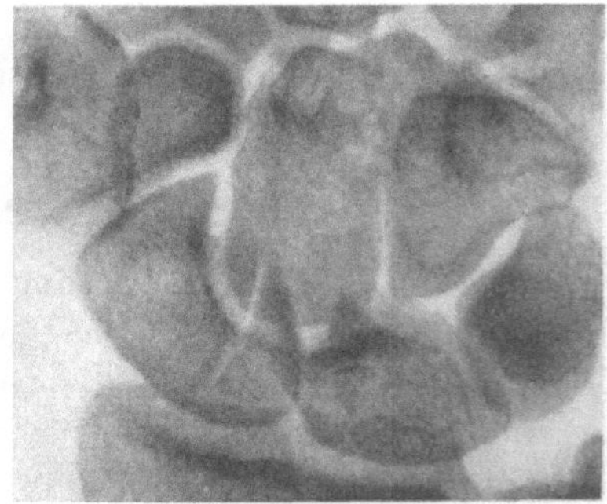

Abb. 68. Frische Querfraktur des Kahnbeinkörpers.
(Nach SCHNEK.)

stelle der Bänder eine gewisse Bruchdisposition geschaffen wird. Am
meisten betroffen ist das mittlere Lebensalter, wobei das männliche
Geschlecht überwiegt.

Die Fraktur des Kahnbeines erfolgt in der Regel durch indirekte,
seltener direkte Gewalteinwirkung. Die häufigste *Ursache* ist Sturz auf
die zum Schutz vorgestreckte dorsalflektierte Hand. Auch durch Kurbelrückschlag bei Automobilisten kommt der Bruch zustande. Auf direktem
Wege kommt es bei Schlag oder Sturz gegen den Daumenballen zum
Abscherungsbruch des vorstehenden Tuberculum. Nach dem Verlauf
der Bruchlinien unterscheidet man Fraktur des Kahnbeinkörpers und
Fraktur der Tuberositas ossis naviculis.

Die **Fraktur des Kahnbeinkörpers** ist die häufigste Form; sie verläuft
rein intraartikulär. Der Bruchspalt durchsetzt den Knochen in der
Mitte. Neben dieser einfachen Querfraktur kommen Brüche mit aus-

gedehnter Nekrotisierung der Spongiosa vor. Ihre Entstehung wird auf pathologisch vermehrte Resorption infolge von Ernährungsstörungen zurückgeführt (Schnek); nach dieser Auffassung handelt es sich nicht um eine eigene Bruchform, sondern ein älteres Stadium des einfachen Querbruches.

Die **Fraktur der Tuberositas** liegt extraartikulär und ist prognostisch günstiger. Der Kahnbeinhöcker ist völlig abgelöst oder in einzelne Stücke zersprengt.

Nach dem Entstehungsmechanismus sind zu unterscheiden: Riß-, Kompressions- und Biegungsbruch. Die Rißfraktur betrifft die Tuberositas, an der das vom Griffelfortsatz der Speiche abgehende Lig. collaterale radiale ansetzt. Sie kommt zustande bei forcierter Ulnarflexion durch übermäßige Spannung des Bandes. Die Kompressions- und Biegungsfraktur haben nach Hirsch neben Radialflexion auch eine Dorsalflexion von etwa 90° zur Voraussetzung. Letztere fixiert durch die Bänderspannung die einzelnen Handwurzelknochen, das Kahnbein kann nicht ausweichen und muß der Gewalt unterliegen; da es als Puffer zwischen Radius und Capitatum eingeschaltet ist, wird es in der wenig elastischen Querachse getroffen und zerdrückt. Der Biegungsbruch kann auch bei Ulnarflexion entstehen. — Die Ligamente und der Kapselapparat bleiben unverletzt, so daß keine Fragmentverschiebung entsteht.

Von den *Symptomen* ist am wichtigsten der heftige lokalisierte Druckschmerz, der sich auf die Tabatière beschränkt. In dieser Gegend besteht bei frischen Verletzungen Schwellung durch den Bluterguß, der sich über die ganze Kapsel des Handgelenkes ausdehnt. Charakteristisch ist die Einschränkung der Beweglichkeit des Handgelenkes, besonders in dorsaler und radialer Richtung, weil hierbei das Kahnbein am stärksten beansprucht wird. Auch die Beweglichkeit des Daumens ist eingeschränkt und schmerzhaft. Crepitation ist im allgemeinen nicht nachweisbar. Häufig besteht Stauchungsschmerz von Daumen und Zeigefinger her, gelegentlich auch in der Achse des Mittelfingers auslösbar.

Für die Diagnostik ist eine gute *Röntgenaufnahmetechnik* unerläßlich; insbesondere muß für den Vergleich die Aufnahme beider Handwurzeln in gleicher Projektion ausgewertet werden. Dabei ist die Hand in starke Ulnarflexion zu stellen, weil sich hierbei das Kahnbein am besten entfaltet. Schnek empfiehlt außerdem leichte Dorsalflexion, um störende Überschneidungen auszuschalten. Frakturen des Kahnbeinhöckers werden durch Profilaufnahmen dargestellt. Bisweilen kommen kaum sichtbare Fissuren zur Beobachtung, die erst nach einigen Wochen sicher geklärt werden können infolge Erweiterung des Bruchspaltes durch Resorption. Eine meist deutlich hervortretende Aufhellung in der Mitte des Kahnbeinkörpers ist charakteristisch für zentrale Resorptionscysten; dabei ist die Frakturlinie schwer erkennbar.

Differentialdiagnostisch ist ein *Naviculare bipartitum* auszuschließen; hierbei handelt es sich um eine anlagemäßig bedingte Zweiteilung. Beiderseitiges Vorkommen, Breite des Spaltes, glatte Ränder und völlige

Beschwerdelosigkeit sprechen für die angeborene Abnormität. Nach PAAS ist das Naviculare bipartitum Traumen gegenüber besonders anfällig; es genügt eine relativ geringe Gewalteinwirkung, um Lockerung oder Verschiebung der Teilstücke herbeizuführen.

Die *Prognose* der Fraktur der Tuberositas ist günstig; es tritt in 4—6 Wochen knöcherne Heilung ein. Bei dem Bruch des Kahnbeinkörpers sind die Heilungsbedingungen durch Fehlen des Periosts erschwert. Die frühere Anschauung, daß eine knöcherne Konsolidierung nicht eintrete, läßt sich nach neueren Forschungsergebnissen nicht aufrechterhalten, da eine Vereinigung der Fragmente durch Markcallus erfolgt. Die intraartikuläre Kahnbeinfraktur heilt ebensogut knöchern wie jede andere, nur braucht sie längere Zeit und vor allem Ruhe (SCHNEK). Die Prognose ist abhängig von rechtzeitiger Erkennung des Bruches und zweckmäßiger Behandlung. Fälle, bei denen die Diagnose erst nach längerer Zeit gestellt wurde, haben auch bei Ruhigstellung ein unbefriedigendes Ergebnis.

Für die *Therapie* der frischen intraartikulären Kahnbeinfraktur ist lang dauernde Ruhigstellung die Methode der Wahl. Am besten eignet sich der zirkuläre Gipsverband, der in leichter Dorsalflexion und Ulnarabduktion der Hand angelegt wird; das Daumengrundgelenk wird in die Fixation einbezogen, während die Finger volle Bewegungsmöglichkeit haben müssen. Die Dauer der Fixierung beträgt 8—10 Wochen, bei Frakturen der Tuberositas 3 Wochen. Besonders für Brüche im körpernahen Drittel sowie solche mit einem Biegungskeil empfiehlt BÖHLER für 10 Wochen Ruhigstellung. Die Notwendigkeit derselben erklärt VAN EDEN mit der Ernährung des Knochens, die nur möglich ist von den an demselben festhaftenden Bändern, die sich entwickelnden Gefäßsprossen sind nicht kräftig und werden bei der geringsten Bewegung zerrissen. Anschließend folgt Nachbehandlung mit Bädern, Bewegungsübungen, Heißluft, Diathermie und Massage.

Die Indikation zur operativen Behandlung ist seit der Erkenntnis, daß auf konservativem Wege knöcherne Heilung zu erzielen ist, erheblich zurückgedrängt worden; insbesondere ist die Frühoperation nicht mehr gerechtfertigt. Die früher vorgeschlagene frühzeitige Exstirpation des Naviculare wird nicht mehr durchgeführt. MATTI hat vorgeschlagen, diese verstümmelnde Operation zu ersetzen durch Osteosynthese mittels eines feinen Nagels, senkrecht auf der Bruchfläche.

Bei der Höhlenbildung (sog. DWIGHTsche Cyste) genügt bisweilen ein Gipsverband, der aber eine ganze Reihe von Monaten liegenbleiben muß (HUECK). Es ist aber wichtig, eine *Pseudarthrose* nicht zu übersehen. Die Neigung der Navicularefraktur zur Bildung derselben besteht, besonders bei glattem Querbruch durch die Mitte des Kahnbeinkörpers. In der Mehrzahl der Fälle ist die Pseudarthrose die Folge zu spät erfolgter bzw. nicht durchgeführter Fixation; ebenso wirkt sich ungenügend lange vorgenommene Ruhigstellung ungünstig aus. Es ist unzweifelhaft, daß Massage und passive Bewegungen die Entstehung einer Pseudarthrose fördern.

Bei ausgesprochener Pseudarthrose ist eine fixierende Behandlung zwecklos. BÖHLER erklärt das dadurch, daß in diesem Endstadium die Bruchflächen durch einen kalkdichten, glatten Deckel abgeschlossen sind, wodurch ein Einwachsen von Gefäßen vom peripheren Bruchstück in das zentrale unmöglich ist. In einzelnen Fällen können Beschwerden fehlen, in anderen mit erheblichen Motilitätsstörungen ist operative Therapie angezeigt. Von den zahlreichen Operationsmethoden hat sich vielfach die BECKsche Bohrung bewährt, die ein schonendes Verfahren darstellt, so daß die Handgelenkmechanik nicht gefährdet wird. Für die Ausführung schlägt POLANO die Bohrung unter Sicht des Auges vor; Freilegung des Knochens durch bogenförmigen Hautschnitt, vom unteren Radiusende ulnarwärts abbiegend und Anlegen von 10 Bohrkanälen. Als Nachbehandlung empfiehlt WESTERMANN Fixierung des Handgelenkes mindestens für 6 Wochen durch dorsale Gipslonguette. MATTI empfiehlt Freilegung des Pseudarthrosespaltes, Auskratzung und Auffüllung mit Spongiosabälkchen, die aus dem Trochanter entnommen werden. HUECK bezeichnet diese Methode als jedem anderen Verfahren überlegen.

Die **Fraktur des Os lunatum** kommt nicht so selten vor wie früher angenommen. Es handelt sich meist um eine Kompressionsfraktur, die durch Fall auf die aufgestützte Hand entsteht. Auch Kurbelrückschlag sowie Auffangen eines schweren Gegenstandes mit der aufgestützten Hand können zu dieser Bruchform führen. Nach SCHNEK werden auch beim Boxen Lunatumverletzungen hervorgerufen, da hierbei das in Streckstellung befindliche Handgelenk stark gestaucht wird. — Häufig bestehen gleichzeitig Verletzungen der Nachbarknochen (Naviculare und Triquetrum). Neben Randabsprengungen, besonders am Hinterhorn, treten deutlich erkennbare Bruchlinien auf. Wenn diese fehlen, so ist die Formveränderung des Knochens charakteristisch.

Die *Symptome* bestehen in heftigem Schmerz, der ulnarwärts von der Tabatière lokalisiert ist, und Bewegungseinschränkung des Handgelenkes, besonders der Dorsalflexion. Sehr wichtig ist der Stauchungsschmerz bei Beklopfen des III. Metacarpus (HIRSCH). — Die Diagnose ist schwierig; auch das Röntgenbild kann zu Irrtümern führen; insbesondere ist die Abgrenzung der Mondbeinnekrose bisweilen kaum möglich. Die Prognose ist ungünstig. Es kommt im Laufe der Jahre zu Zerstörungsprozessen mit arthritischen Veränderungen des ganzen Handgelenkes. In vielen Fällen führen diese zur Versteifung.

Für die *Behandlung* hat FINSTERER den Versuch einer Reposition durch Längszug am Mittelfinger und direkten Druck auf den gebrochenen Knochen vorgeschlagen. Die Fixation geschieht nach der Technik von BÖHLER und SCHNEK mittels einer Drahtfingerschiene, die durch eine dorsale ungepolsterte Gipsschiene fixiert wird, und mit Drahtextension durch die Beere des 3. Fingers. — Ob durch operative Entfernung des Lunatum eine Besserung zu erreichen ist, erscheint zweifelhaft.

Als Spätfolge einer schweren Quetschung des Mondbeins tritt bisweilen eine deformierende Ostitis (KIENBÖCK) ein.

Die Frakturen der übrigen Handwurzelknochen sind selten; das Röntgenbild gewinnt hier eine besondere diagnostische Bedeutung. Die *Triquetrumfraktur* entsteht durch Stauchung bei dorsalflektiertem, proniertem und ulnar abduziertem Handgelenk. Nach der Form unterscheidet man dorsale Absprengung, die häufig mit einem Abriß am Lunatum verwechselt wird, ferner Fraktur der radialen Ecke und sternförmige Fraktur. Letztere ist häufig kombiniert mit Längsfissur des Radius. Neben Schwellung und lokalisiertem Druckschmerz am ulnaren Abschnitt der Handwurzel besteht Einschränkung der Beuge- und Streckfähigkeit des Handgelenkes. Die Behandlung ist in Ruhigstellung mit dorsaler Gipsschiene für die Dauer von 3—4 Wochen durchzuführen.

Die **Fraktur des Os pisiforme** entsteht meist durch direkte Gewalteinwirkung (Schlag gegen den ulnaren Handballen oder Fall auf die dorsalflektierte Hand). Die Bruchlinie teilt den Knochen quer oder längs in zwei Hälften oder breitet sich sternförmig ähnlich wie bei der Patellarfraktur aus (SCHNEK). Bei seitlichem Röntgenbild ist die Hand in halber Supination zu stellen, um den Gelenkspalt gegen das Triquetrum deutlich zu machen. Es besteht umschriebene Druckschmerzhaftigkeit; nach PFAB treten heftige, in den Kleinfinger ausstrahlende Schmerzen auf. Die Behandlung besteht in Ruhigstellung für 3 bis 4 Wochen.

Bei den erheblich seltener vorkommenden Frakturen der distalen Handwurzelreihe überwiegt das direkte Trauma; es handelt sich meist um Quetschungen (z. B. Stanzmaschine). Die Fraktur des *Os multangulum majus* ohne Mitverletzung anderer Knochen (z. B. Metacarpus I) ist sehr selten. KÖHLER bezeichnete 1931 diese Fraktur als „fast unmöglich". Es sind jedoch einige einwandfreie Fälle beschrieben. Die Entstehung erfolgt meist durch Stauchung des Daumens (SCHNEK); dabei handelt es sich stets um ein heftiges Trauma. Bewegungen des Daumens sind äußerst schmerzhaft. KANERT konnte durch Röntgenkontrolle knöcherne Heilung feststellen. Die Behandlung besteht in Fixation durch Gipsschiene in Streckstellung und Abduktion des Daumens. — Die *Fraktur des Os multangulum minus* entsteht nach PETERS durch starke Dorsoradialflexion. Es besteht Schmerzhaftigkeit bei Hyperextension des Zeigefingers.

Der Bruch des *Os capitatum* kommt direkt durch Quetschung der Hand, meist unter Mitverletzung des Metacarpale III, vor, oder indirekt durch Fall auf die ausgestreckte Hand. Es besteht Funktionseinschränkung des Handgelenkes; der Faustschluß ist kraftlos.

Die **Fraktur des Os hamatum,** die früher nur kursorisch erwähnt wurde, ist von J. VOLKMANN als scharf umrissene Verletzung erkannt worden, deren Entstehung auf direkte stumpfe Gewalteinwirkung zurückzuführen ist (starke Pressung der Hand gegen eine Unterlage, z. B. zwischen Eisenbahnpuffern, Riemen und Riemenscheibe usw.). Neben Abbruch des Hakenfortsatzes mit Verschiebung medialwärts gegen das Capitatum (STEINMANN) und Fraktur des Hakenbeinkörpers kommen Abbrüche an der dem V. Metacarpus zugewandten äußeren Ecke vor. Die untere äußere Kante dieses Knochens zeigt nach VOLK-

MANN häufig gleichzeitig Abbrüche. Es besteht Stoßschmerz vom 4. und 5. Finger aus. Auch bei dieser Bruchform ist ruhigstellender Gipsschienenverband für die Dauer von 3—4 Wochen anzuwenden.

b) Fraktur der Mittelhandknochen.

Die Brüche der Mittelhandknochen sind häufig (nach OBERST 2,3 % aller Frakturen); das männliche Geschlecht ist vorwiegend betroffen, insbesondere das 3. und 4. Lebensdezennium. Sie entstehen durch direkte Gewalteinwirkung (Quetschung, Aufschlagen mit dem Handrücken) oder indirekt (Fall oder Stoß auf die Fingerspitze oder bei gebeugten Fingern auf das Mittelhandköpfchen, Abknickung beim Ringen und Boxen). Die direkten Frakturen können an jeder Stelle des Knochens lokalisiert sein; es handelt sich dabei um Quer-, Schräg- oder offene Splitterfrakturen. Bei den indirekt entstandenen kommt es meist neben der Stauchung zu einer Torsionswirkung durch den zugehörigen gebeugten Finger (Spiralfraktur). Ein derartiger Verletzungsmechanismus wird bei Skifahrern beobachtet, denen der Stock aus der Hand geschlagen wird.

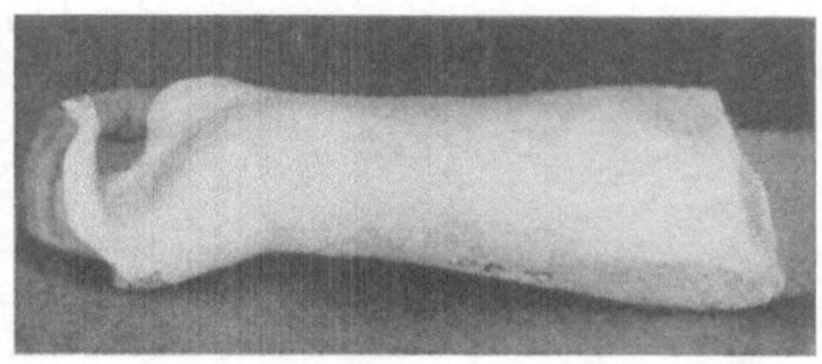

Abb. 69. Mittelhandfraktur. Gipsverband für Metacarpalfrakturen. Zuerst Anlegen einer 40 cm langen, 15 cm breiten Gipsschiene an der Beugeseite von Fingerspitzen bis Ellbogen; darüber am nächsten Tag zirkuläre Gipsbinde unter Freilassung von Daumen und Streckseite der Finger. Handgelenk in Beugestellung von 5—15°, Mittelgelenke 70—90°, Endgelenke 30—40°. (Nach BÖHLER.)

Die Verschiebung der Bruchstücke nach der Seite ist meist nicht erheblich. Durch Zugwirkung der Mm. lumbricales und interossei entsteht Verkürzung mit Scheitelwinkel nach dem Handrücken. Das distale Fragment springt in der Regel nach der Hohlhand vor, so daß bei Faustschluß das Köpfchen des gebrochenen Metacarpus aus der Reihe der übrigen zurücktritt. Bei der Fraktur der Mittelhandköpfchen sinkt mit dem Köpfchen auch die Grundphalanx des zugehörigen Fingers volarwärts, so daß eine volare Verrenkung desselben vorgetäuscht werden kann.

Die *Symptome* bestehen in Schwellung, Druckschmerzhaftigkeit und Stauchungsschmerz an dem betreffenden Finger. Bisweilen läßt sich abnorme Beweglichkeit und Crepitation nachweisen, ebenso Vorspringen der Bruchstelle auf dem Handrücken. — Für die Röntgenuntersuchung ist in jedem Falle auch eine seitliche Aufnahme vorzunehmen. Diese muß in Oppositionsstellung des Daumens und nach BÖHLER bei einer Pronation von 10—20° erfolgen; bei genau seitlicher Einstellung überdecken sich alle 4 Knochen.

Die *Behandlung* besteht in Reposition durch kräftigen Zug an dem zugehörigen Finger und direkten Druck vom Handrücken her. Die Retention erfolgt durch Schienenverband. Um der Volarflexion des peripheren Fragments entgegenzuwirken, wird nach der BÖHLERschen Technik bei leichter Dorsalbewegung des Handgelenkes eine volare

Gipsschiene angelegt. Darüber kommt eine dorsale von den Zwischenfingerfalten bis zum Ellbogen, die mit einer Mullbinde festgewickelt wird. Es werden dabei nur die zugehörigen Finger ruhiggestellt, die übrigen freigelassen. Während des Erhärtens der Gipsschiene wird gegen die Köpfchen der Mittelhandknochen sowie auch leicht gegen die Bruchstelle gedrückt, um eine oberflächliche Delle zu erzeugen. Bei stärkerer Fragmentverschiebung wird ein Extensionsverband angewendet. Bei dem Verfahren nach ZUPPINGER wird an der Beugeseite des Vorderarmes, der Handfläche und des zugehörigen Fingers eine Blechschiene anbandagiert; durch Biegung der Fingerschiene wird der Finger in Semiflexionsstellung gebracht, so daß eine leichte Extension an ihm wirksam wird. Nach demselben Prinzip verwendet BÖHLER Schienen aus geglühtem biegsamem Eisendraht. — Wenn die Notwendigkeit einer stärkeren Zugwirkung vorliegt, so wird häufig die Extension am Finger mittels Heftpflaster oder mit Mastisol befestigtem Handschuhfingerling (sog. Tennisschlägerverband) durchgeführt. Dieses Verfahren hat jedoch Nachteile, insbesondere Schmerzen, nicht unerhebliche Schädigung der Haut oder Ernährungsstörungen. MELTZER hat daher Drahtextension an den Fingerphalangen vorgeschlagen. An dem Draht wird ein leichter länglicher Bügel durch Schrauben befestigt, der über eine Spiralfeder

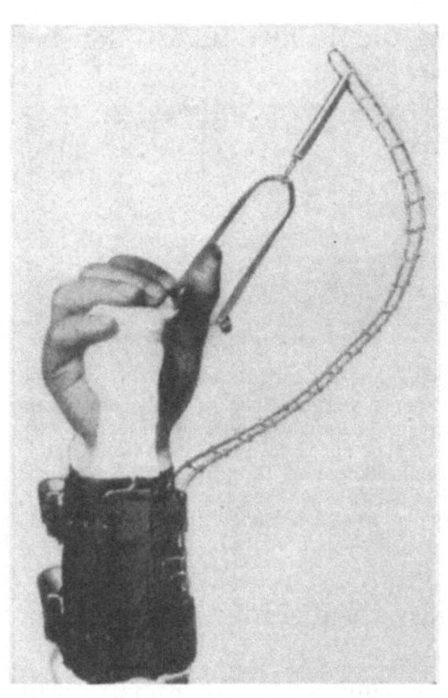

Abb. 70. Fingerextension. Abduktionsstellung der KRAMER-Schiene, die in Unterarmmanschette steckt. Aluminiumstütze für Hohlhand. (Nach MELTZER.)

zu einer schmalen KRAMER-Schiene führt, die in einer Unterarmmanschette steckt. Diese trägt an der volaren Seite einen Lederriegel, der eine biegsame Aluminiumschiene aufnimmt, durch die die Hand in bequemer Dorsalflexionsstellung gehalten wird (Abb. 70).

Die Dauer der Schienenbehandlung wird auf 4 Wochen ausgedehnt; die Fingerschienen werden nach 2—3 Wochen entfernt. Nachbehandlung erfolgt mit Bädern und Übungen mit Knetgummi, Bällen und Federhantel.

Eine besondere Stellung unter den Metakarpalfrakturen nimmt die typische Luxationsfraktur im I. Carpometakarpalgelenk, die sog. BENNETsche *Fraktur*, ein. Diese betrifft häufig Sportler („typische Boxerverletzung"). Ihr Vorkommen wird von STAMIN nach Erhebungen an seinem Unfallmaterial in Riga auf 0,6% berechnet. Die Entstehung ist auf Hyperextension oder Hyperflexion des Daumens zurückzuführen. Stöße, die den Daumen in der Längsrichtung stauchen, finden in dem Sattelgelenk ein festes Widerlager und führen daher zu einem Stauchungsbruch der Basis des I. Mittelhandknochens (v. LANZ-WACHSMUTH).

Nach Absprengung der proximalen Gelenkfläche wird der Schaft des Metacarpus dorsal und radial verschoben, so daß eine dorsale Luxation vorgetäuscht wird; ebenso kann an der ulnar-volaren Seite ein dreieckiges Stück abgesprengt werden. Die Diagnose durch Röntgenaufnahme in 2 Ebenen ist deshalb von Bedeutung, weil die wichtigsten Bewegungen des Daumens (Adduktion, Abduktion, Opposition) nicht im Daumengrundgelenk, sondern im I. Carpometacarpalgelenk ausgeführt werden.

Die *Symptome* bestehen in Schwellung und Deformierung der Basis des I. Mittelhandknochens sowie Abflachung der Tabatière. Bewegungen des Daumens sind schmerzhaft; besonders charakteristisch ist nach STAMM, daß die Verletzten bei Umfassung eines Gegenstandes, z. B. eines Hammerstieles, nicht genügend Kraft haben und mit dem abduzierten Daumen wegen Schmerzen in dem Sattelgelenk keinen Druck ausüben können.

Die funktionelle Wichtigkeit des I. Carpometacarpalgelenkes macht die Beseitigung der Folgeerscheinungen durch exakte Reposition erforderlich. Das von BÖHLER angegebene *Behandlungsverfahren* bringt gute Erfolge; es besteht bei leichteren Fällen ohne Subluxation oder stärkere Zerstörung der Gelenkfläche im Anlegen eines Gipsverbandes, wobei an dem abduzierten Daumen ein Längszug ausgeübt wird. Für die schwereren Formen empfehlen BÖHLER und EHALT eine für längere Zeit liegende Drahtextension

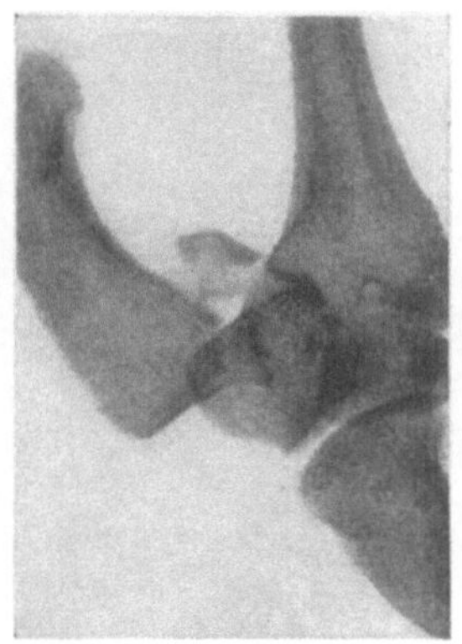

Abb. 71. BENNETsche Fraktur an der Basis des Metacarpus I mit gleichzeitiger radiäldorsaler Verrenkung des Daumenstrahles. (Nach SCHINZ-BAENSCH-FRIEDL.)

mittels eines durch die Fingerbeere durchgezogenen weichen Drahtes und durch Angipsen eines aus einer dünnen KRAMER-Schiene geformten Bügels. Dieses „indirekte Extensionsverfahren", das mittels zwischengeschalteter Gelenke angreift, wurde von FELSENREICH durch Durchführen des Drahtes durch das Capitulum des Metacarpus I modifiziert. Nach dem gleichen Prinzip verwendet THOMSEN Extensionsdraht mit Extensionsgurt und Pelottenschrauben, wobei diese in den Gipsverband einbezogen werden. SCHUPP nimmt die Befestigung an einem an den Vorderarmgips eingefügten Metallbügel mit Schraubengewinde vor.

Da die BENNETsche Fraktur nicht selten übersehen wird, so kommen infolge der zurückbleibenden Kraftlosigkeit des Daumens und dadurch bedingter Arbeitsminderung veraltete Fälle zur Behandlung, für die die Operation das Verfahren der Wahl ist. Die Knochennaht (STAMM, WINK) gibt ein gutes anatomisches und funktionelles Resultat. Wenn die Reposition nach blutiger Freilegung unmöglich ist, läßt sich durch Abmeißelung des zeigefingerwärts liegenden kleinen Gelenkfortsatzes oder Resektion der Basis ein befriedigendes Ergebnis erzielen.

c) Fraktur der Fingerglieder.

Die Brüche der Fingerknochen sind häufig und zeigen mannigfache
Formen. Je nach der Art der Gewalteinwirkung handelt es sich um
Quer-, Schräg-, Längs- und Spiralfrakturen; Splitterbrüche sind
häufiger offene als geschlossene. Sie entstehen in der Mehrzahl durch
direkte Gewalt; indirekte Frakturen werden hervorgerufen durch Fall
oder Stoß gegen das Fingerende oder durch Sehnenabriß am Endglied.

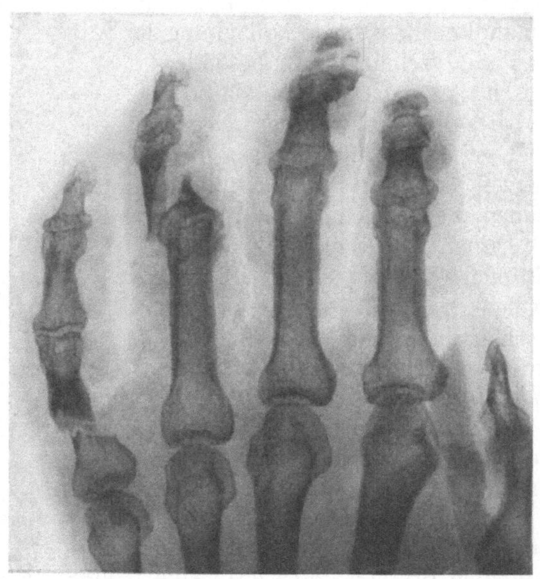

Abb. 72. Komplizierte Frakturen des 4. und 5. Fingers. (58jähriger Mann, Arbeitshandschuh von
Bohrmaschine erfaßt.)

An der Grundphalanx sind häufig die Stauchungsfrakturen an der
Basis, ferner Torsions- und Schrägbrüche, die indirekt entstehen. Bei
direkter Einwirkung kommt es meist zu Querfrakturen. Eine Fragmentverschiebung kann durch die flektierende Wirkung der Interossei und
die extendierende der Lumbricales ausgelöst werden; meist tritt eine
deutliche volare Knickung ein. — Am Mittelglied werden Längs-, Quer-
und Schrägfrakturen beobachtet; häufig sind auch Abbrüche der dorsalen Gelenkfläche. Für die Verschiebung der Bruchstücke ist die
Lagebeziehung zur Ansatzstelle des Flexor dig. sublimis von Bedeutung.
Die Endphalanx ist am häufigsten von Abbruchfrakturen betroffen.
Nach BAER finden sich Frakturen der Tuberositas unguicularis, Quer-
oder Splitterbrüche des Schaftes, Stückfrakturen an der Basis und Längsfrakturen. Eine besondere praktische Bedeutung hat die Abrißfraktur
des Strecksehnenansatzes (BUSCHsche Fraktur, Abb. 73); diese entsteht
bei gestrecktem Finger durch forcierte Beugung des Endgelenkes (z. B.
durch Stoß beim Auffangen des Faustballes) dadurch, daß beim Abriß
der Strecksehne ein Knochenstückchen abgerissen wird. Bei Frakturen

im distalen Teil der Endphalanx entstehen keine wesentlichen Verschiebungen, weil dieser Teil frei von jeder Muskelwirkung ist; dagegen
steht der proximale Teil unter dem Einfluß der Mm.
flexor dig. prof. und extensor communis. Bei Frakturen im proximalen Teil tritt häufig dorsale Verschiebung ein.

Am Daumengrundglied wird nicht selten eine kombinierte Längs- und Schrägfraktur beobachtet (BAER).

Die *Diagnose* ist bei Längsfrakturen und kleineren
Absprengungen häufig nicht einfach. Die Formveränderung des Knochens wird meist durch Weichteilschwellung verdeckt. Es besteht lokaler Druckschmerz
und Stauchungsschmerz. Abnorme Beweglichkeit und
Crepitation sind auch bei stärkerer seitlicher Fragmentverschiebung meist nicht nachweisbar. Eine sichere
Diagnose vermittelt das Röntgenbild in zwei zueinander
senkrechten Ebenen.

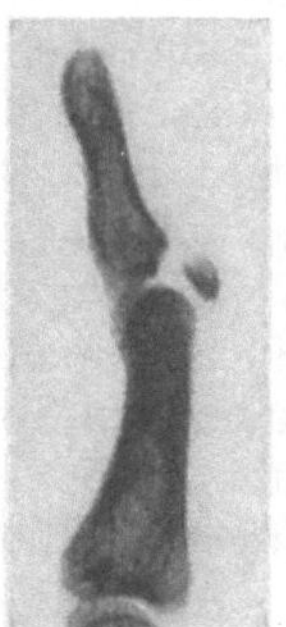

Abb. 73.
Buschsche Frak-
tur.(Nach Schinz-
Baensch-Friedl.)

Bei den Fingerfrakturen ist der Grundsatz einer frühzeitigen
funktionellen *Behandlung* von besonderer Wichtigkeit, da erfahrungsgemäß Finger bei Ruhigstellung leicht versteifen. In früherer Zeit
wurde eine beträchtlich hohe Invalidität nach
Fingerfrakturen festgestellt. Es ist daher auch
unbedingt zu vermeiden, die nicht verletzten
Finger in die Fixierung einzubeziehen, da sonst
schwer auszugleichende Immobilisierungs-
schäden entstehen können.

Die Reposition bietet im allgemeinen keine
Schwierigkeiten; dagegen ist die Erhaltung
der reponierten Stellung infolge Zuges der
Fingersehnen und -aponeurosen nicht leicht.
Es ist daher erforderlich, die retrahierenden
Kräfte auszuschalten; das gelingt, indem nach
durchgeführter Reposition sämtliche Gelenke
in leichte Volarflexion gestellt werden. Für
die Fixation werden zu leichter Semiflexionsstellung gebogene Aluminium- oder Filzstahl-
schienen verwendet. Die ZIEGLERschen Fingerschienen sind aus gehämmertem Aluminium
hergestellt; der Finger ruht in einer etwas
abgebogenen Hohlrinne, die in einen breiten
Ansatz zur Stütze und Befestigung in der Hohlhand ausläuft. — Die Fixation wird in der
Regel 2—3 Wochen durchgeführt und die
Übungstherapie angeschlossen.

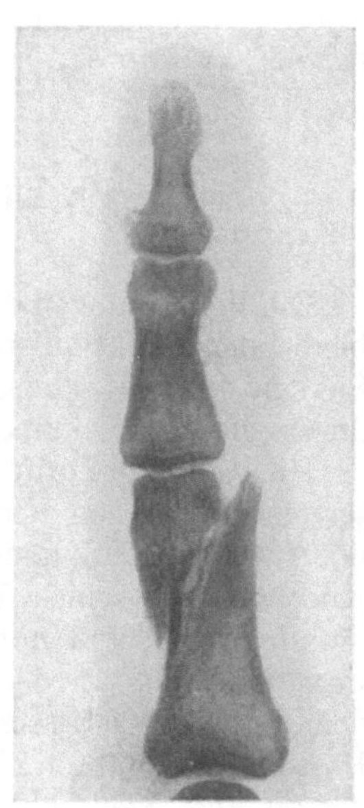

Abb.74. Schrägfraktur des Zeige-
fingergrundgliedes mit Längsverschiebung. (Nach Matti.)

Bei stärkerer Verschiebung der Bruchstücke genügt die einfache
Fixation nicht, sondern es muß eine Extension durchgeführt werden
unter Verwendung der BÖHLERschen Drahtschiene oder des KLAPPschen
Extensionsbügels, der sich besonders für komplizierte Frakturen eignet.

Auch die von MELTZER angegebene Fingerextension (s. S. 138) ergibt gute Resultate, sowie auch die Zugvorrichtung nach dem zweckmäßigen Modell von THOMSEN. Bei Zertrümmerungsbrüchen der Endphalanx der Finger wird primäre Amputation vorgenommen, wenn keine Aussicht auf Wiederherstellung der Funktion des Endgelenkes besteht. Beim Daumen ist jedoch die Erhaltung erforderlich, auch wenn mit Versteifung des Endgelenkes gerechnet werden muß. Bei zunehmender Versteifung des Fingers infolge Gelenkbeteiligung ist diese in leichter Flexionsstellung zu bewirken; ein in Beugestellung versteifter Finger kann zum Greifen noch von Nutzen sein, während ein gestreckter Finger stets störend wirkt. Auch beim Daumen ist leichte Beugung die günstigste Stellung.

Als *Nachbehandlung* werden Handbäder und Übungen an einem Rollenzug mit Gewichten oder mit Pressen von Gummibällen durchgeführt. Wenn die Fingerbeugung nur langsame Fortschritte macht, empfiehlt BÖHLER elastische Wickelung in Beugestellung für eine halbe Stunde nach dem heißen Bad. Um auch die Endgelenke zu beugen, wird dabei über den Endgliedern eine Zellstoffrolle eingelegt.

Frakturen der Sesambeine sind sehr selten und nur durch Röntgenbild sicherzustellen. Differentialdiagnostisch sind sie abzugrenzen gegen kongenitale Teilungen der Sesambeine; für diese ist die rundliche oder ovale Form charakteristisch gegenüber den scharfen Ecken und Spitzen bei der Fraktur (A. KÖHLER).

10. Luxationen an der Hand.

a) Carpalknochen.

Die Verrenkungen der Handwurzelknochen haben wegen der zurückbleibenden Funktionsstörungen eine wesentliche praktische Bedeutung. Sie sind klinisch schwierig festzustellen; ihre Kenntnis wurde uns erst durch die Entwicklung der Röntgendiagnostik vermittelt.

Die häufigste Form ist die *Mondbeinverrenkung*. Sie hat den Charakter einer typischen Verletzung. Nach den Untersuchungen von KIENBÖCK und DELBET handelt es sich nicht um eine Aussprengung dieses Knochens aus seinen Verbindungen, sondern um eine wirkliche Verrenkung der Hand mit einer vom Ulnar- zum Radialrand ziehenden Luxationslinie. In den meisten Fällen ist das Lunatum nicht gegen den Radius luxiert, sondern die übrigen („perilunären“) Knochen der Handwurzel erfahren eine Dorsalluxation im Bogen um das Mondbein, das an einer Stelle bleibt. Deshalb wurde die Bezeichnung „*perilunäre Dorsalluxation der Hand*“ (KIENBÖCK) gewählt. Diese Form der Luxation ist als I. Phase aufzufassen. Durch Zurücktreten der Handwurzel in die normale Stellung tritt eine Druckwirkung, besonders durch das Capitatum, gegen die dorsale Spitze des Lunatum ein. Dieses führt eine Rotationsbewegung um das Lig. radio-lunare volare aus um 90—180°, so daß es aus seiner Lage herausgedrängt wird. Diese II. Phase mit sekundärer Dislokation des Lunatum stellt einen höheren Grad der einfachen perilunären Luxation der Hand dar (HIRSCH). Deshalb wird vielfach die Bezeichnung „Lunatumluxation" beibehalten.

Neben dieser reinen Form der perilunären Luxation kommen häufig als Nebenverletzungen vor Frakturen eines oder beider Griffelfortsätze sowie die Kombination mit Navicularefraktur (intercarpale Luxationsfraktur nach DE QUERVAIN). Der Bruch des Naviculare erfolgt hierbei an typischer Stelle; das an das Mondbein angrenzende Fragment luxiert mit diesem volarwärts.

Die *Entstehung* ist in der überwiegenden Zahl der Fälle auf Sturz auf die ausgestreckte, meist dorsalflektierte Hand zurückzuführen. Auch durch Kurbelrückschlag beim Ankurbeln eines Motorwagens wurde diese Verletzung häufig beobachtet.

Die *Symptome* der frischen Verletzung bestehen in Weichteilschwellung und ausgesprochener Schmerzhaftigkeit des Handgelenkes. Dieses steht in leichter Dorsalflexion und die Finger in Beugestellung; der Mittelfinger ist stärker gebeugt, da seine Sehne durch das Mondbein stärker vorgebuchtet wird. Faustschluß ist nicht möglich. Beuge- und Streckfähigkeit des Handgelenkes ist eingeschränkt; dabei löst die aufgehobene Dorsalflexion eine stärkere Behinderung aus wegen des

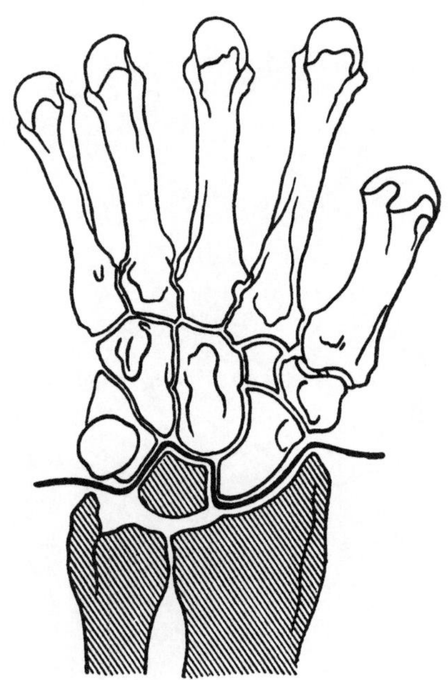

Abb. 75. Schema der perilunären Luxation. ▬ Luxationslinie; ▨ luxiert. (Nach HIRSCH.)

Unvermögens, sich auf die überstreckte Hand aufzustützen (CUPEY). — Besonders auffällig sind die Erscheinungen nach Abklingen der akuten Erscheinungen. Das ist darin begründet, daß die Verschiebung der Knochen infolge der Bänderschrumpfung rasch zunimmt, andererseits die kurzen Handmuskeln atrophieren, und so das Knochengerüst stärker hervortreten lassen (SCHNEK). Bei der reinen perilunären Luxation ist charakteristisch die Gabelrückenstellung der Hand infolge der dorsal dislozierten Handwurzel und geringe Verkürzung der Handwurzel. Bei der II. Phase ist ein volarer Knochenvorsprung tastbar, um so deutlicher, je stärker das Mondbein rotiert ist; der Carpus ist stark verkürzt. Charakteristisch sind die nervösen Störungen im Gebiet des N. medianus, seltener des N. ulnaris. Neben Herabsetzung der Sensibilität kommt es zu trophischen Störungen, wie Glanzhaut, Nägelpigmentierung; infolge Atrophie der Mm. interossei tritt das Bild der sog. Krallenhand auf.

Da die Verletzung noch häufig übersehen wird, was einen weitgehenden Funktionsausfall der Hand zur Folge hat, so ist in jedem Fall von Verstauchung der Handwurzel eine Röntgenaufnahme in zwei Ebenen vorzunehmen. Für die *Röntgendiagnostik* ist die Seitenaufnahme besonders wichtig, da sie über die Rotation des Lunatum sowie die Stellung des Capitatum zum Radius Aufschluß gibt.

Für die *Behandlung* ist wie bei jeder Luxation die unblutige Einrenkung die Methode der Wahl. Diese wird nach HIRSCH durch Dorsalflexion, Druck auf das Mondbein und gleichzeitige Volarflexion unter ständigem Zug vorgenommen. Das häufige Mißlingen der Reposition wird von BÖHLER darauf zurückgeführt, daß der Extensionszug nicht genügend gewirkt hat. Sein Schüler SCHNEK weist darauf hin, daß das Zurückbringen des Kopfes des Capitatum in die Pfanne des Mondbeines nur möglich ist, wenn zuerst durch genügenden Längszug der zur Aufnahme des Lunatum bestimmte Raum entfaltet, und das Kopfbein so weit vom Radius abgezogen wird, daß seine gewölbte Fläche über das vorragende Horn des Lunatum zurückschlüpfen kann. Daher ist starkes und genügend langes Ziehen am Handgelenk (nach BÖHLER 10 Minuten) notwendig, um die vom Kopfbein ausgefüllte Mondbeinlücke wieder zu bilden.

Bei Spätfällen wird von BÖHLER die operative Reposition vorgenommen; für die Distraktion verwendet er seinen Schraubenzugapparat mit STEINMANN-Nagel oder BECKschem Draht durch das Olecranon und 2.—5. Mittelhandknochen.

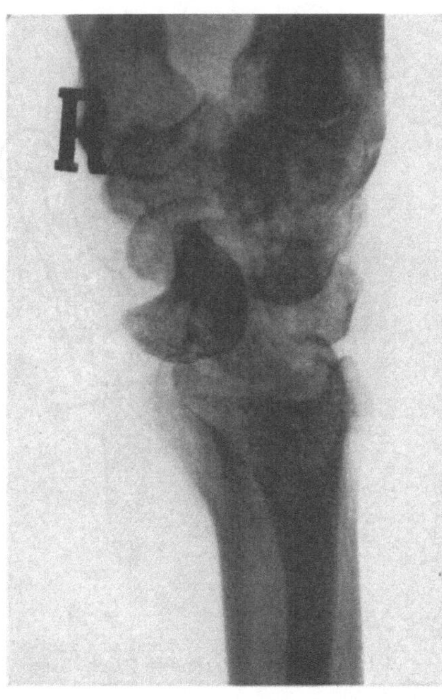

Abb. 76. Luxation II. Phase. Mondbein hat sich um 90° gedreht, so daß seine konkave Fläche volarwärts gekehrt ist. (40jähriger Mann, vom Gerüst gefallen, mit der rechten Hand aufgeschlagen.)

Nach Freilegung des Bettes für das Mondbein wird dieses zurückverlagert. — Wenn mehr als 6 Monate vergangen sind, sind die Bänder weitgehend geschrumpft, und die Luxation ist irreponibel. In diesen Fällen wird die Exstirpation des Mondbeines vorgenommen. PICH und BRACHER raten zu dieser Maßnahme — abgesehen von Störungen im Medianusgebiet — auch wegen der Gefahr einer Aufrauhung bzw. Zerreißung einer Flexorensehne. Für die *Technik der Lunatumexstirpation* bewährt sich nach HIRSCH der volare Längsschnitt über der prominenten Stelle zwischen Flexor carpi radialis und M. palmaris. Nach Durchtrennung des Lig. radioulnare und sekundärer Verwachsungen wird der Knochen herausgehebelt und entfernt.

Die *Behandlungsergebnisse* sind bei frühzeitig erkannter und unblutig reponierter Lunatumluxation funktionell recht günstig, bei blutiger

Reposition etwas ungünstiger. Die Erfolge der Exstirpation sind nach
SCHNEK wechselnd, da sich im Laufe der Jahre sekundäre Veränderungen im Sinne einer deformierenden Arthritis ausbilden; die Entfernung eines wichtigen Knochens ist für das Handgelenk nicht gleichgültig.

Die Nachbehandlung nach der Reposition besteht in Ruhigstellung
des Handgelenkes in leichter Dorsalflexion für 3 Wochen. Danach
erfolgen Bewegungsübungen mit Handbädern und leichter Streichmassage. Durch forcierte, insbesondere passive Bewegungen kann ein
traumatischer, serös-hämorrhagischer
Erguß hervorgerufen werden, der zu
abnormen Verwachsungen Anlaß gibt
(FRISCH). Diese können den Enderfolg
beeinträchtigen.

Die *Luxationen der übrigen Handwurzelknochen* sind äußerst selten und
von geringer praktischer Bedeutung.
Die straffen Gelenkverbindungen sowie
der volare und dorsale Bandapparat
stellen einen natürlichen Schutz gegen
eine Verrenkung dar. Der Luxation des
Naviculare liegt der gleiche Entstehungsmechanismus wie bei der Fraktur zugrunde, wobei eine Zerreißung
aller Bandverbindungen vorliegt. Die
Reposition wird durch Dorsalflexion,
Zug am Daumen und direkten Druck
vorgenommen. Vom *Triquetrum* sind
nur einige Fälle beschrieben. Die Lu-

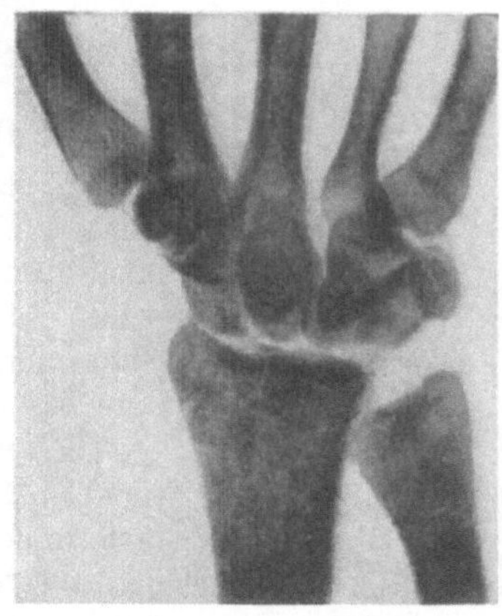

Abb. 77. Luxation der proximalen Carpalreihe nach vorn. Abriß des Proc. styloideus
rodii. Beide Carpalreihen decken sich (anscheinend nur eine Carpalreihe vorhanden).
(Nach SCHINZ, BAENSCH, FRIEDL.)

xation des *Pisiforme* entsteht durch unmittelbaren Stoß oder indirekt
durch starke Kontraktion des M. flexor carpi uln. Die isolierten Verrenkungen der *Multangula* sind sehr seltene Unfallfolgen. In einem
Fall wurde das große Vielecksbein durch Kompression der Hand in
einer Maschine luxiert (PATEL), in einem anderen durch Mitreißen der
Hand in einem Mähbinder (SCHWÄDT). Bei Versagen der konservativen
Maßnahmen ist Reposition auf operativem Wege vorzunehmen. —
Capitatum und *Hamatum* können besonders durch übertriebene Volarflexion aus der zweiten Reihe der Handwurzelknochen heraustreten
und dorsal verrenken (SOMMER).

b) Intercarpalgelenk.

Die Luxation zwischen proximaler und distaler Handwurzelreihe
(L. intercarpalis) gehört zu den größten Seltenheiten. Sie setzt eine
erhebliche Gewalteinwirkung voraus und kann nach der volaren oder dorsalen Seite erfolgen. Die Beweglichkeit der Finger ist aufgehoben, ebenso
wird durch die Sehnenspannung das Handgelenk fixiert. Die Einrichtung
erfolgt meist nach tiefer Schmerzbetäubung leicht (ZUR VERTH) unter
Zug und Druck; bei Schwierigkeiten wird sie operativ vorgenommen.

c) Carpometacarpalgelenk.

Die Verrenkung in der carpometacarpalen Gelenklinie ist sehr selten. Sie erfolgt volar oder häufiger dorsal, wobei ein einzelner oder mehrere Mittelhandknochen beteiligt sind. Die Entstehung erfolgt durch Kantung des Knochens, und durch gleichzeitige seitliche Kompression wird die divergierende Form hervorgerufen (Sommer). Häufig besteht Kombination mit Knochenabbrüchen. — Bei der Luxation im I. Carpometakarpalgelenk kommt es zum Einriß des volaren und dorsalen Bandes; der Effekt ist derselbe wie bei der Bennetschen Fraktur.

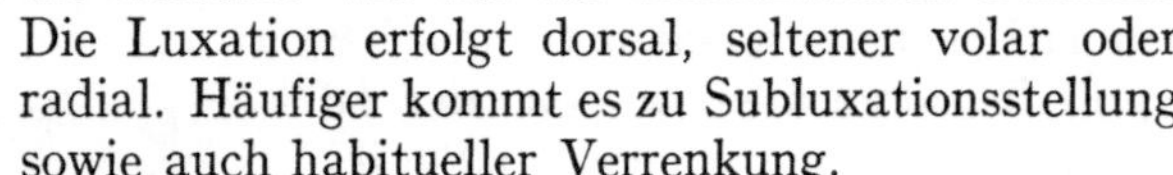

Die Luxation erfolgt dorsal, seltener volar oder radial. Häufiger kommt es zu Subluxationsstellung sowie auch habitueller Verrenkung.

d) Metacarpophalangealgelenke.

An den Grundgelenken der Finger sichert der bilaterale straffe Bandapparat den Bewegungsspielraum; Luxationen sind am 2.—5. Finger selten. Das Daumengrundgelenk ist ein reines Scharniergelenk und nimmt unter den Verrenkungen eine besondere Stellung ein.

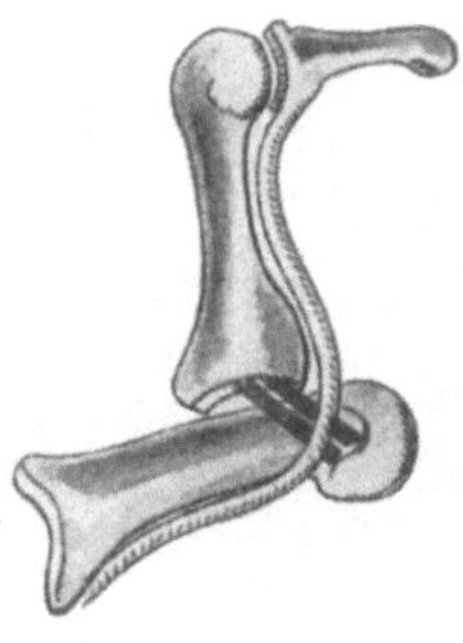

Abb. 78. Luxatio pollicis completa (schematisch). Zwangsstellung des Grundgliedes senkrecht zum I. Mittelhandknochen. (Nach Sommer.)

Die **Luxatio pollicis** ist eine häufige Verletzung (nach Gurlt 4,9% aller Verrenkungen). Sie tritt fast immer dorsalwärts ein, was auf die Schwäche der volaren Kapselteile zurückzuführen ist. Man unterscheidet nach der Stellung der Grundphalanx unvollständige und vollständige Luxation. Bei der L. incompleta berühren sich die Gelenkflächen noch, und die Sesambeine liegen auf dem Rand des Mittelhandknochens. Das Grundglied des Daumens steht zum Metacarpus in stumpfem Winkel. Bei der *Luxatio completa* ist die Basis der Grundphalanx auf die Dorsalseite über das Köpfchen des I. Metacarpus getreten. Die Grundphalanx steht bajonettförmig, und die Sesambeine sind auf das Dorsum des Mittelhandknochens gerückt. — Nach der Stellung der Sesambeine wird als III. Form noch die *Luxatio complexa* abgegrenzt, die häufig aus der Luxatio completa entsteht durch Zug am Daumen bei unsachgemäßem Repositionsversuch. Die Grundphalanx steht hierbei parallel zum I. Metacarpus, und die Sesambeine sind umgedreht interponiert.

Die *Entstehung* der Daumenverrenkung erfolgt durch Hyperextension, wobei der hintere Rand der Basis des Grundgliedes sich gegen das Köpfchen des I. Mittelhandknochens stemmt; der volare Kapselapparat reißt ein und läßt das Capitulum durchtreten, während sich auf diesem die Grundphalanx des Daumens senkrecht aufstellt. Die Seitenbänder reißen mit ein, und die Sehne des M. flexor pollicis longus gleitet an die Innenseite des I. Mittelhandköpfchens. Dieser Mechanismus wird beobachtet bei plötzlichem Stöß auf die Volarfläche des Daumens (u. a. beim Ringen und Boxen).

Die *Symptome* treten deutlich hervor durch die Fixation des Daumens infolge des Zuges der umgebenden Weichteile. Bei ausgedehnter Bandzerreißung bestehen jedoch abnorme Wackelbewegungen des Daumens. In der Vola wölbt sich das Metacarpusköpfchen vor. Die Daumenmetacarpalachse ist verkürzt; das Endgelenk des Daumens steht in Beugestellung.

Die *Behandlung* besteht in Reposition, die ohne Gewaltanwendung durchzuführen ist. Der Daumen wird in Überstreckstellung gebracht und die Basis der Grundphalanx durch direkten Druck nach vorn in in das Gelenk geschoben. Bei gleichzeitig bestehender seitlicher Luxation sind rotierende Bewegungen mit Ulnarabduktion auszuführen. Die Einrenkung geschieht im allgemeinen leicht; es können jedoch Repositionshindernisse auftreten. Diese bestehen in Interposition der Kapsel oder eines Sesambeines, ferner Verhakung der Sehne des Flexor pollicis longus oder in starker Umschnürung des Capitulum in dem volaren Schlitz durch die Kapselteile.— Bei Mißlingen der Reposition ist blutige Reduktion durchzuführen durch Arthrotomie, von einem radiären Seitenschnitt als Zugang ausgehend. Bei veralteten Fällen ist bisweilen die Resektion des I. Mittelhandköpfchens erforderlich.

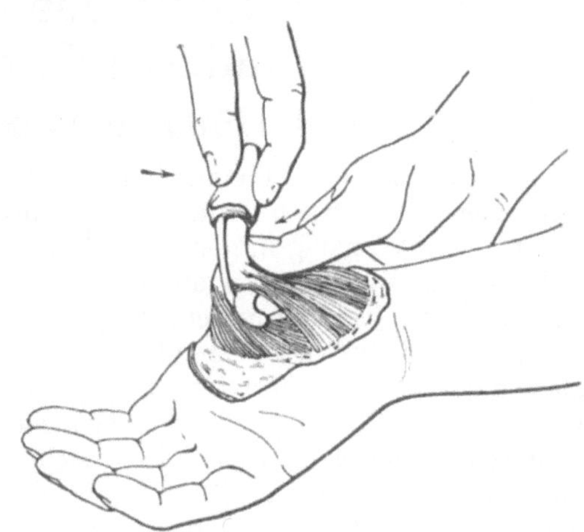

Abb. 79. Reposition bei Daumenverrenkung. Der Daumen wird in hyperextendierter Stellung nach vorn geschoben. (Nach HELFERICH.)

Die **volare Daumenluxation** ist außerordentlich selten; dabei besteht gleichzeitig Abduktionsstellung sowie häufig Interposition der Strecksehne.

Die **Luxation in den Grundgelenken des 2.—5. Fingers** ist außerordentlich selten und erfolgt meist dorsalwärts. Die Entstehung erfolgt durch Stoß gegen den überstreckten Finger. Der scharfe Rand der Gelenkfläche ist deutlich dorsal fühlbar; der Finger ist scheinbar verkürzt. Das Köpfchen des Mittelhandknochens bleibt meist in der Reihe stehen, so daß er volar nicht vorspringt (SOMMER). Bei Zerreißung der Seitenbänder zeigt der Finger laterale Winkelstellung.

Die *Reposition* erfolgt durch Überstreckung und Vorschieben der Basis des Grundgliedes. Auch hier kommt Kapselinterposition vor. — Bei volarer Luxation wölbt sich das Capitulum des zugehörigen Metacarpus auf dem Handrücken vor.

e) Interphalangealgelenke.

Die Luxationen im End- und Mittelgelenk der Finger sind nicht so selten. Sie erfolgen dorsal, volar oder nach Zerreißung der Seitenbänder seitlich. Die Ursache ist Stoß in der Längsachse oder kräftige

10*

Überstreckung. Die Diagnose ist einfach; der Finger erscheint verkürzt, meist besteht starke Weichteilschwellung. Die Verhältnisse gleichen den bei der Daumenluxation beschriebenen. Die Reposition erfolgt durch Zug und Gegenzug sowie Vorschieben der Phalanx. Bei Einklemmung der Beugesehne sind rotierende und seitliche Bewegungen auszuführen. — Bei Luxation des Endgelenkes wird häufig Strecksehnenabriß beobachtet. Im Anschluß an die Reposition erfolgt Schienenverband für 3—4 Tage, danach Übungsbehandlung.

XV. Frakturen und Luxationen der unteren Extremität.
1. Hüftgelenkluxation.

Die traumatischen Luxationen des Hüftgelenkes sind seltene Verletzungen. Sie stehen trotz der gewaltigen Beanspruchung dieses Gelenkes zahlenmäßig hinter den Schulter- und Ellbogenverrenkungen weit zurück, was auf den anatomischen Aufbau der Hüfte zurückzuführen ist. Der Oberschenkelkopf wird zu zwei Dritteln von der Gelenkpfanne umgriffen, deren Umfang durch das randständige Labrum glenoidale noch vergrößert ist. Die starken Bandmassen verleihen dem Gelenk wesentliche Festigkeit; neben der dicken, festen Kapsel wird es durch 3 kräftige Längsbänder gesichert. Das vorn und oben verlaufende Lig. iliofemorale (BERTINI) ist das stärkste Band des menschlichen Körpers, ferner befindet sich vorn das Lig. pubocapsulare und hinten das Lig. ischiocapsulare. Ferner ist das Gelenk in sehr kräftige Muskulatur eingebettet, die wie ein Schutzwall gegen mittelbare Gewalten wirkt.

Deshalb ist die *Entstehung* einer Hüftverrenkung durch direkte Gewalt außerordentlich selten. Sie kommt vielmehr auf indirektem Wege zustande durch Dreh- oder Hebelwirkung des langen Oberschenkelschaftes, und zwar am häufigsten durch Übertreibung der physiologischen Bewegung des Beckens bei fixiertem Bein. Ein derartiges Ereignis kann eintreten bei Sturz aus beträchtlicher Höhe, Überfahrung, Verschüttung, Auffallen schwerer Lasten auf die Hüftgegend sowie Fall rücklings bei überstrecktem Hüftgelenk. Der Oberschenkelkopf wird aus dem Acetabulum herausgehebelt, wobei er an verschiedenen Stellen durch die zerrissene Kapsel durchtreten kann. Das Lig. teres ist stets zerrissen oder abgelöst. Der Kopf wird dann durch die unbeschädigten Kapselteile, insbesondere das Lig. iliofemorale fixiert; hierdurch entsteht eine typische Stellung, so daß diese Verrenkungsform als regelmäßige (BIGELOW) bezeichnet wird. Wenn dieses Band bei äußerst schweren Gewalten auch durchtrennt ist, sprechen wir von unregelmäßigen Verrenkungen. — Im allgemeinen sind Männer der mittleren Altersstufe von dieser Verletzung betroffen.

Je nach der Lage des ausgetretenen Schenkelkopfes unterscheiden wir folgende *Verrenkungsarten:* hintere, vordere, zentrale Luxation;

die sehr seltenen Verrenkungen nach oben und unten sind von geringer praktischer Bedeutung.

a) Luxatio posterior.

Diese kommt am häufigsten vor. Der Schenkelkopf ist über den hinteren Pfannenrand herausgetreten; je nach dem Grad der stattgefundenen Hebelwirkung nimmt er eine obere Lage auf dem Darmbein oder untere auf dem Sitzbein ein. In dieser Lage wird der Kopf durch das Lig. ilio-femorale und die Auswärtsroller gehalten. Dabei kommen gradmäßige Übergänge vor, so daß die Unterteilung in Luxatio iliaca und ischiadica praktisch nicht von Bedeutung ist. — Die Entstehungsweise ist auf starke Beugung, Adduktion und Innenrotation zurückzuführen, wobei der Kopf gegen den hinteren, unteren Kapselteil gedrängt wird, bis dieser zerreißt; der ausgetretene Kopf nimmt dann durch sekundäre Verschiebung eine der angegebenen Lagen ein.

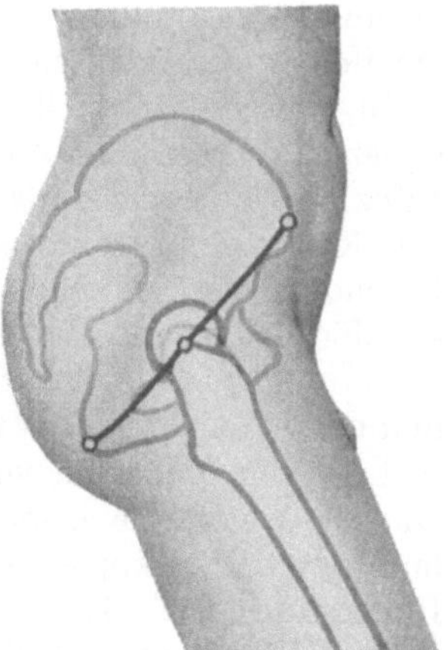

Abb. 80. Bestimmung des großen Rollhügels (Roser-Nélatonsche Linie). Spitze des großen Rollhügels überschreitet in mäßiger Beugung die Linie Spina-Tuber nicht. (Nach v. Lanz-Wachsmuth.)

Die *Symptome* bestehen in Flexion, Adduktion und Innenrotation des Beines, das scheinbar verkürzt erscheint. Die Hüftgegend ist auffallend deformiert und die Gefäßfalte nach oben gerückt. Von Nebenverletzungen ist der Pfannenrandbruch zu erwähnen sowie Schädigung des Gelenkknorpels. Ferner kann gleichzeitig eine Fraktur des Schenkelhalses, Oberschenkelschaftes und Beckens vorliegen. Von Muskelschädigung sind nach Obwegeser hauptsächlich der M. ileopsoas, adductor longus und brevis betroffen. Ebenso kann der N. ischiadicus gezerrt oder gedrückt werden. Drossart berichtet über Lähmungserscheinungen und Sensibilitätsstörungen bei nicht erkannten Fällen von L. posterior.

Für die *Diagnose* ist zu beachten, daß in besonderen Fällen auch ein geringfügiges Trauma zur Luxation führen kann. Drossart beobachtete ein solches bei einem Mann, der mit einer mäßigen Last hinstürzte und im Fallen sich drehend mit der Hand nach einem Halt griff, sowie beim Umkippen mit dem Motorrad. — Aktive Bewegungen sind aufgehoben; bei passiven ist eine Steigerung der abnormen Stellung nur unter großen Schmerzen möglich. Beim Versuch, eine Abduktion und Außenrotation auszuführen, tritt als wichtiges Merkmal die *federnde Fixation* hervor, die durch Spannung des Lig. ilio-femorale erzeugt wird; diese ist bei kleinem Kapselriß und unverletzter Muskulatur besonders deutlich. — Die Palpation des Schenkelkopfes gelingt nicht immer. Die Feststellung der Lokalisation des Trochanter major oberhalb der Roser-Nélatonschen Linie, d. h. der Verbindungslinie der Spina iliaca ant. sup. mit dem Tuber ischii, hat nur bedingten Wert. Vergleichende Messungen von orthopädischer Seite haben nämlich gezeigt, daß auch bei Innehaltung einer bestimmten Beugestellung die Spitze des großen Rollhügels nicht in diese Linie zu fallen braucht (DROSSART). — Die Messung der Beinverkürzung muß sorgfältig geschehen, da diese geringfügig sein kann.

Differentialdiagnostisch ist die Verletzung gegen Schenkelhalsfraktur abzugrenzen; bei dieser steht das Bein in Außenrotation und liegt bewegungslos auf der Unterlage. Bei eingekeilter Schenkelhalsfraktur mit Innenrotation befindet sich der Kopf an normaler Stelle in der Gelenkpfanne.

Von wesentlicher Bedeutung ist die *Röntgendiagnose*. Diese muß technisch einwandfrei und stets in 2 Ebenen durchgeführt werden, um Fehlerquellen auszuschließen. Diese haben besonders ihren Grund darin, daß die Herstellung der seitlichen Aufnahme schwierig ist im Gegensatz zu der antero-posterioren (sagittalen). Eine Beckenübersichtsaufnahme ist nach erfolgter Reposition stets zu empfehlen sowie auch ein Röntgenbild des oberen Abschnittes des Oberschenkelschaftes. Besonders wertvoll sind stereoskopische Röntgenaufnahmen. Der halbkreisförmige, annähernd kugelige Schenkelkopf verläuft im Röntgenbild des normalen Gelenkes immer parallel dem vorderen Rand der Hüftpfanne. Wenn sich Kopfkontur und Pfannenrandlinie überschneiden, so liegt eine Luxation vor. Für eine zuverlässige Beurteilung schlägt DROSSART vor, die beiden Linien auf einer vorgehaltenen Glasplatte mit Fettstift zu kopieren. Wichtig ist ferner die Feststellung, daß bei Innenrotation der Trochanter minor in den Oberschenkelschaft hineinprojiziert und darum nicht sichtbar ist, während der Trochanter major deutlich hervortritt. Umgekehrt ist bei Außenrotation der Trochanter minor gut sichtbar, während der Trochanter major nicht genau zu erkennen ist (WASCHULEWSKI). — Die Unterscheidung, ob der Kopf hinter oder vor der Pfanne steht, ist meist schwierig. In dem Lehrbuch von SCHINZ-BAENSCH-FRIEDL wird die Stellung des Kopfes bei Nahaufnahmen beschrieben: steht er hinter der Pfanne, so liegt er gewöhnlich dem Film näher als diese, er erscheint relativ klein und scharf; steht er vor der Pfanne, so erscheint er relativ zur Pfanne zu groß und unschärfer.

b) Luxatio anterior.

Diese Form tritt seltener auf als die Luxatio posterior; nur die Luxatio obturatoria wird häufiger beobachtet. Die Verrenkungen nach vorn kommen zustande durch extreme Überstreckung des Beines im Hüftgelenk nach hinten und Außenrotation. Der Kapselriß wird entweder in dem vorderen oberen Abschnitt hervorgerufen durch den vordrängenden Kopf mit Verlagerung desselben nach vorn oben auf das Schambein (Luxatio suprapubica), oder im vorderen unteren, wobei der Kopf unter das Schambein zu liegen kommt (Luxatio infrapubica). Die Flexion ist besonders bei der zweiten Form erheblich. — Bei der Luxatio obturatoria tritt der Kopf direkt auf das Foramen obturatorium; bei sehr starker Flexion kann er noch tiefer gegen den aufsteigenden Sitzbeinast zu liegen kommen.

Für die *Diagnose* ist wieder die abnorme Stellung des Beines maßgebend. Dieses steht gestreckt, abduziert und auswärts rotiert. Die
Abduktionsstellung wird stärker, je mehr sich der Kopf der Mittellinie
nähert, was auch wieder mit Beugestellung verbunden ist. Es ist zu
beachten, daß eine geringgradige Flexion durch Beckenneigung ausgeglichen werden kann. Bei der suprapubischen Form ist der Kopf in
der Inguinalgegend tastbar. Bei der Luxatio obturatoria ist Abduktion
und Flexion stärker ausgeprägt; der in der Tiefe steckende Kopf ist

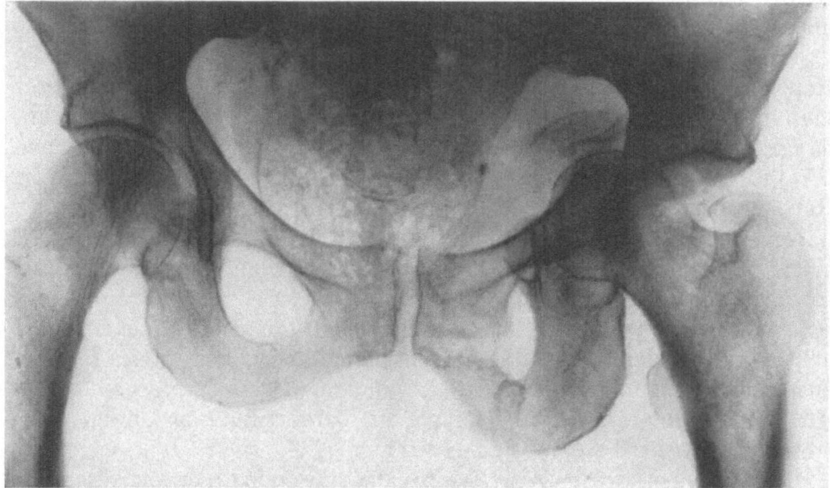

Abb. 81. Zentrale linke Hüftgelenkluxation. Linker Schenkelkopf in Daumenbreite an die Gelenkpfanne
disloziert. Obere Pfannenfläche in das kleine Becken vorgeschoben. -- Im linken unteren Schambeinast
Fraktur vorgetäuscht durch asymmetrische Aufnahme. (71jährige Frau, vom Auto angefahren und auf den
Fahrdamm geschleudert.)

nicht palpabel. Zerrungen und Quetschungen des N. femoralis und
obturatorius kommen vor.

Differentialdiagnostisch ist eine Schenkelhalsfraktur auszuschließen.
Hierfür dient der Nachweis des Kopfes an unrichtiger Stelle sowie die
charakteristische federnde Fixation.

c) Luxatio centralis.

Bei dieser wird der Kopf, z. B. bei Fall auf die Trochantergegend,
durch die zertrümmerte Pfanne nach vollständiger Zerreißung der
Gelenkkapsel in das Becken hineingetrieben. Es handelt sich demnach
um eine Luxationsfraktur, wobei der Kopf meist unversehrt bleibt. Die
klinische Diagnose ist häufig schwierig. Es besteht mäßige Verkürzung,
Außenrotation und Fixation des Oberschenkels. Durch rectale Untersuchung ist lokale Schmerzhaftigkeit der Pfannengegend festzustellen;
gegebenenfalls sind auch Bruchstücke zu tasten.

Eine zentrale Luxation kann auch ohne Trauma entstehen, wenn
der Pfannenboden durch entzündliche Prozesse zerstört ist, z. B. bei
gonorrhoischer Erkrankung, septischer Coxitis. Der Kopf rückt allmählich

durch die entstandene Lücke in das Becken hinein (Destruktionsluxation). Diese Form ist ebenso wie die Distentionsluxation bei Kapseldehnung durch starken Gelenkerguß (DROSSART) als pathologische
Luxation aufzufassen.

d) Luxation nach oben und unten.

Bei der Verrenkung nach oben (Luxatio supracotyloidea) steht der
Kopf in der Gegend der Spina ant. inf. Das Bein ist gestreckt, adduziert
und außenrotiert. Bei der Luxation nach unten (Luxatio infracotyloidea)
steht der Kopf am unteren Pfannenrand. Das Bein erscheint verlängert
und steht gebeugt, abduziert und außenrotiert.

Die *Prognose* bei der Hüftgelenkluxation ist günstig, wenn die
Reposition sofort und schonend vorgenommen wird; bei verspäteter
Durchführung werden schlechtere Ergebnisse erzielt. Sie ist ferner ab-
hängig von dem Alter des Patienten und den Nebenverletzungen
(Frakturen und Nervenschädigungen). OBWEGESER warnt davor,
Repositionsmöglichkeit gleich Prognose zu setzen. Nachuntersuchungen
haben ergeben, daß in einer Reihe von Fällen *Arthritis deformans* auftritt.
WETTE erklärt ihr Auftreten als Folge der Zerreißung der Gelenkkapsel
sowie der den Schenkelkopf ernährenden Gefäße. Eine Nekrose des
Schenkelkopfes wird bei der traumatischen Luxation seltener beobachtet als bei der kongenitalen; bei Jugendlichen kommt sie leichter
zustande wegen ungenügender Anastomosen in der Epiphysenfuge. —
Als weitere Folgeerscheinung ist die im paraartikulären Gewebe auftretende *Myositis ossificans* zu erwähnen.

Im einzelnen ist die Prognose bei der hinteren Luxation besser als
bei der vorderen. Bei der Verrenkung nach oben und unten ist sie
günstig, weil die Einrichtung leicht gelingt. Bei der zentralen Form
besteht die Gefahr einer Reluxation.

Die *Behandlung* besteht in sofortiger Reposition in Narkose, die
nicht gewaltsam durchzuführen ist; vielmehr verlangt die Feststellung,
wann der Kopf vor die Kapsellücke getreten ist, schonende Bewegungen
und sicheres Gefühl. Bei der Einrichtung muß der Oberschenkelkopf
den Weg zurückgeführt werden, den er bei der Entstehung der Verrenkung genommen hat. Demgemäß sind für die verschiedenen
Luxationsarten auch entsprechende Repositionsmethoden angegeben.
Der Körper des Patienten liegt flach auf fester Unterlage, und das
Becken wird von einem Assistenten durch die auf die beiden vorderen
oberen Darmbeinstachel gelegten Hände fixiert oder nach GERSUNY
durch das in Hüfte und Knie stark gebeugte gesunde und verletzte
Bein gegen die Brust. Häufig genügt ein gleichmäßiger, kräftiger, nach
aufwärts gerichteter Zug am rechtwinklig gebeugten Bein, um den
Kopf zum Einspringen in die Gelenkpfanne zu bringen.

Führt diese Behandlungsart nicht zum Ziel, so kommen die üblichen
Methoden nach KOCHER und MIDDELDORPF zur Anwendung. Die
KOCHERsche Methode besteht darin, daß man das rechtwinklig gebeugte
Bein zunächst noch stärker einwärts rotiert, wodurch Kapsel- und
Bandapparat erschlafft wird. Darauf wird an dem flektierten Bein ein

Zug nach oben ausgeübt, um den Kopf an die Kapsellücke zu führen, der dann durch Außenrotation eingedreht wird.

Die MIDDELDORPFsche Hebelmethode besteht in starker Beugung, Abduktion und Außenrotation. Dadurch wird der Kopf vom Becken abgehebelt und der Kapsellücke gegenübergestellt und um den Pfannenrand als Hypomochlion hineingehebelt. Schließlich wird das Bein gestreckt. Diese Repositionsverfahren werden bei den einzelnen Formen der Luxation je nach ihrer Entstehungsweise modifiziert.

BÖHLER hat ein für alle Verrenkungsarten (außer der zentralen) anwendbares Verfahren angegeben: Festschnallen des Verletzten auf einem am Boden liegenden Brett mittels Gurte, Leinentuch um den verrenkten Oberschenkel, das um den Nacken des Behandelnden geknüpft wird; dieser setzt sein Knie unter die Kniekehle des Verletzten ein und richtet seinen Oberkörper auf, wobei über das Leinentuch ein steter Zug am Oberschenkel ausgeübt wird. Verstärkung des Zuges durch gleichzeitigen Druck auf das Fußgelenk mit der Hand, dabei leichte Drehbewegungen des Beines.

Bei der zentralen Luxation bestehen häufig Repositionsschwierigkeiten, wenn der Kopf zwischen Muskelmassen eingeklemmt ist. Da ferner die zersprengte Pfanne eine wieder eintretende Luxation des Kopfes begünstigt, so ist Extensionsbehandlung durchzuführen, gegebenenfalls Drahtextension am Trochanter major.

Die *Nachbehandlung* nach Reposition besteht in Ruhigstellung und Heißluftbehandlung, bis das Hüftgelenk aktiv bewegt werden kann. Massage ist zu vermeiden, da sie die Ausbildung einer Myositis ossificans begünstigt.

Doppelseitige Hüftluxationen entstehen durch schwere äußere Gewalteinwirkungen (Verschüttungen, Stöße, Schläge), die bei den gleichförmigen symmetrisch auf den Körper einwirkten. Bei ungleichförmigen erfolgt die Einwirkung asymmetrisch, wobei der Beckenbewegung ein Drehmoment verliehen wird (MARQUARDT).

Bei *irreponiblen oder veralteten Fällen* von traumatischer Hüftluxation hat sich die blutige Reposition als wenig brauchbar erwiesen (WILLICH). Als Palliativoperation ergibt bei bestehenden Beschwerden die subtrochantere Osteotomie günstige Ergebnisse.

2. Frakturen am oberen Ende.

a) Schenkelhalsfraktur.

Das häufige Vorkommen des Schenkelhalsbruches im höheren Lebensalter erklärt sich aus der senilen Osteoporose und der Verkleinerung des Schenkelhalswinkels. Dieser beträgt im Durchschnitt 125—126^0 und verändert sich mit zunehmendem Lebensalter. Ebenso ist auch die Spongiosaarchitektur dauernder Umformung ausgesetzt. Die Gelenkkapsel erstreckt sich vom Knorpelrand der Pfanne vorn bis zur Linea intertrochanterica, nach hinten bis zur Mitte des Schenkelhalses. Die früher übliche Unterscheidung in intra- und extrakapsuläre Frakturen ist irreführend, da die Beziehungen der Bruchebenen zur Kapsel ungleichartig sind. — Für die Heilungsvorgänge ist die Gefäßversorgung des Schenkelhalses von Bedeutung. Diese erfolgt durch arterielle Gefäße im Lig. teres sowie durch ein Arteriennetz im Bereich der Epiphysenlinie, das in der Synovialmembran (Capsula reflexa) verläuft, die den Schenkelhals bis zum Knorpelrand des Kopfes überzieht. Die intermediäre Zone ist sehr gefäßarm; dagegen sind die Fossa intertrochanterica und das Trochantermassiv reichlich durch intraossale Gefäße versorgt.

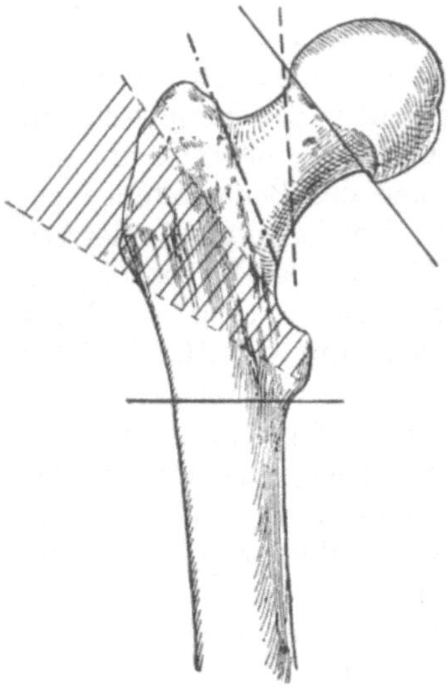

Bei älteren Leuten über dem 50. Lebensjahr, besonders bei Greisen, muß bei jeder Hüftverletzung an die Möglichkeit einer Schenkelhalsfraktur gedacht werden, besonders wenn die Beschwerden länger bestehen bleiben. Es kommen auch Formen vor, bei denen die subjektiven Erscheinungen relativ gering sind, und auch Gehfähigkeit bestehen kann, wie Fissuren oder total eingekeilte Frakturen (sog. „maskierte Frakturen").

Nach der anatomischen Lokalisation hat sich die Unterscheidung in *mediale* und *laterale Schenkelhalsfraktur* als praktisch wichtig erwiesen. Die mediale verläuft am Rande des Schenkelkopfes, dem Knorpelrand ziemlich parallel. Diese auch als „subcapital" bezeichnete Form ist ziemlich selten; sie kommt bei Jugendlichen durch Fall auf Knie oder Fuß

Abb. 82. Schema für die Systematik der Frakturen des oberen Femurendes. Fr. colli, subcapitalis, intermedia, lateralis, inter- und pertrochanterica, subtrochanterica. (Nach Matti.)

als Epiphysenlösung vor. — Die *intermediäre Fraktur* (Übergangsform nach Matti) beginnt oben an der Kopfschenkelhalsgrenze und zieht schräg zur Achse des Schenkelhalses an die konkave Seite. Die *laterale Fraktur* liegt im lateralen Abschnitt des Schenkelhalses an der Fossa trochanterica.

Die weiter lateral in der Trochantergegend gelegenen Frakturen sind nicht zu den reinen Schenkelhalsfrakturen zu rechnen; es bestehen andere Heilungsvorgänge, und für die Behandlung andere Voraussetzungen.

Die von Böhler eingeführte Unterscheidung in Abduktions- und Adduktionstypus ist für die Beurteilung der Prognose und Therapie sehr zweckmäßig. Das Wesen der *Abduktionsfraktur* ist die Valgusstellung und Einkeilung der Fragmente. Die klinischen Symptome sind verhältnismäßig gering, es besteht weder Verkürzung noch Außenrotation. Die prognostisch wesentlich ungünstigere *Adduktionsfraktur*, die viel häufiger vorkommt, zeigt Varusstellung und Achsenknickung mit einem nach unten und hinten offenen Winkel. Wegen der fehlenden Einkeilung können die Fragmente sich sekundär nach verschiedenen Richtungen verschieben; meist verlagert sich das distale Fragment nach oben, und es kommt zu einer Drehung des Schenkelkopfes. Klinische Zeichen sind Außenrotation und Verkürzung des Beines.

Die *Entstehung* der Fraktur ist in der überwiegenden Mehrzahl der Fälle auf Sturz auf den Trochanter major zurückzuführen. ODELBERG-JOHNSON nehmen dabei die Kombination einer Biegungs- und Kompressionsfraktur an, wobei die konvexe vordere Fläche durch Biegung beansprucht, der konkave hintere Teil aber hauptsächlich komprimiert wird. Seltener ist die Entstehungsursache auf Gewalteinwirkung in der Längsachse des Oberschenkels selbst zurückzuführen (Fall auf Knie oder Fuß); dabei kommt es zu einer *Abscherungsfraktur* des in der Pfanne unterstützten Gelenkkopfes von dem nicht unterstützten Teil des Schenkelhalses. Noch seltener entsteht ein Rißbruch durch Muskelzug bei forcierter Auswärtsrotation der Hüfte, während der Fuß fixiert ist.

Bei den *eingekeilten* Schenkelhalsbrüchen ist zu beachten, ob es sich um eine wirkliche Einkeilung handelt. Vielfach handelt es sich nur um eine teilweise Verhakung und Verzahnung der Bruchstücke; da-

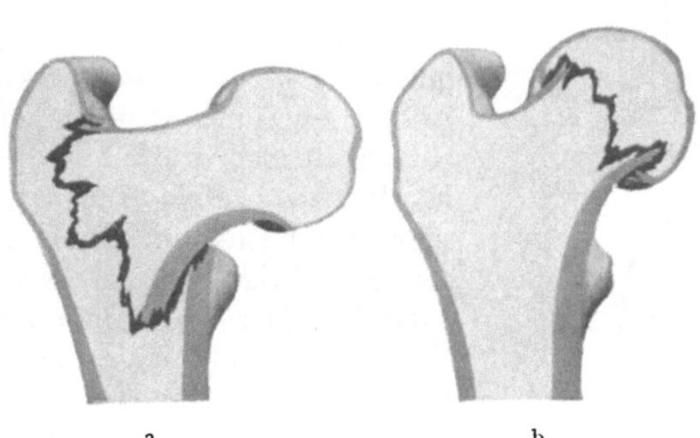

Abb. 83a u. b. Eingekeilter Schenkelhalsbruch. a Einkeilung des lateral gebrochenen Schenkelhalses in das Rollhügelmassiv. b Einkeilung des medial gebrochenen Schenkelhalsbruches in den Kopf. (Nach v. LANZ-WACHSMUTH.)

bei besteht meist klinisch Verkürzung und Außenrotation (STÖHR). Die Einkeilung kann auch vorgetäuscht werden durch Einwärtsrotation des Kopffragments und Anlehnung der hinteren Kante des äußeren Fragments an die Mitte oder den vorderen Abschnitt der Kopfspongiosa (MATTI). Diese Fälle sind abzugrenzen gegen diejenigen mit flächenhafter Einkeilung, die teils medial in den Kopf, teils lateral in das Trochantermassiv erfolgen kann. Damit ist stets eine Neigung des Schenkelhalswinkels verbunden, und es besteht außerdem die Gefahr einer späteren, sogar noch nach Jahren möglichen Lösung der eingekeilten Fragmente, wobei es zur Pseudarthrose oder Coxitis kommen kann.

Eine isolierte *Fraktur des Femurkopfes* ist sehr selten. DUPUYTREN behauptet, daß bei Fall auf die Füße oder den Trochanter major Kompressionsfrakturen eintreten können unter der Annahme einer Hüftkontusion.

Ebenso ist, wie erwähnt, die *subkapitale Fraktur* selten und führt häufig zur Pseudarthrose, zumal bei alten Leuten der abgebrochene Kopf schlecht ernährt ist. Es besteht Auswärtsrotation und Verkürzung des verletzten Beines mit Trochanterhochstand. Das gestreckt gehaltene Bein kann aktiv nicht von der Unterlage erhoben werden. Aktive Ab- und Adduktion sind unmöglich. Passive Rotationsbewegungen lösen starke Schmerzhaftigkeit aus. In der Leistengegend und in der Gegend des Hüftgelenkes besteht lokaler Druckschmerz; es besteht ferner ausgesprochener Stoßschmerz in der Längsrichtung des Beines. — Der Grad der Fragmentverschiebung ist auf dem Röntgenbild zu erkennen, für das grundsätzlich ventrodorsale und seitliche Projektion sowie Vergleichsaufnahme der unverletzten Hüfte zu wählen ist.

Differentialdiagnostisch spricht gegen Prellung und Stauchung des Hüftgelenkes die schwere Funktionsstörung, obwohl der Spontanschmerz häufig nicht erheblich ist. Gegen Beckenbruch ist die Aufhebung der normalen passiven Beweglichkeit des Hüftgelenkes sowie die Verkürzung des Beines und gegen vordere Hüftluxation die fehlende federnde Fixation zu beachten.

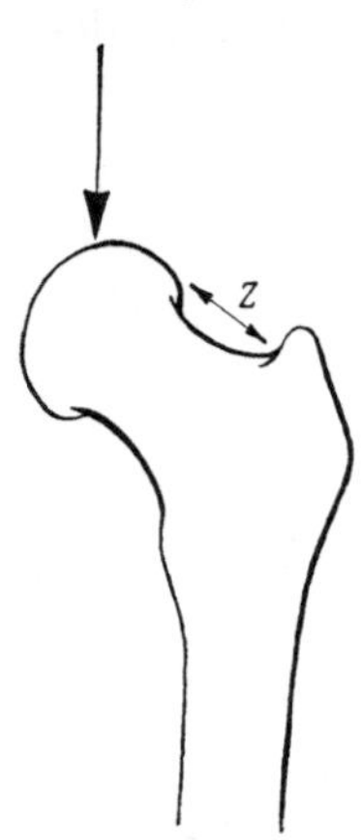
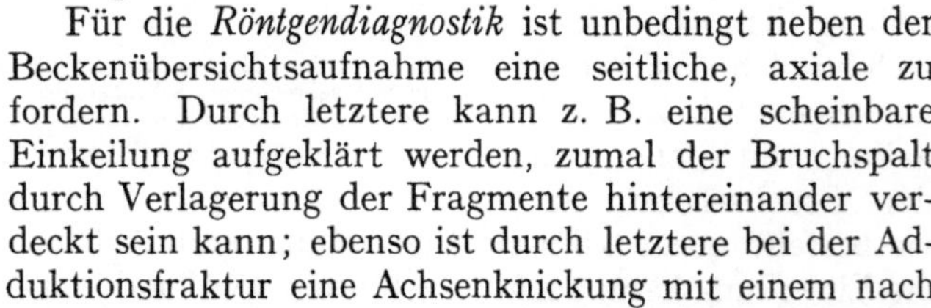
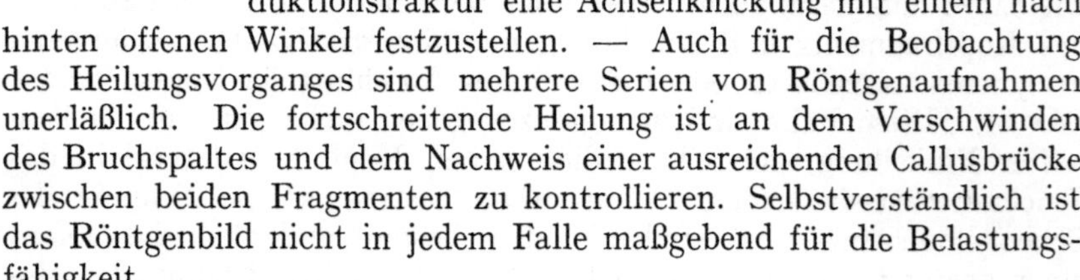

Abb.84. Schema der Zugspannung (Z) am Schenkelhals bei Druck auf den Kopf. (Nach Küntscher.)

Die klinischen Erscheinungsformen der *intermediären* und *lateralen Schenkelhalsfraktur* sind bei dem häufigeren Adduktionstypus ohne Einkeilung sehr ausgeprägt. Es besteht Außenrotation und Verkürzung des Beines. Häufig tritt eine Aufwärtsverschiebung des Oberschenkelschaftes und Drehung des Schenkelkopfes um die Sagittalachse ein, wodurch eine Varusstellung entsteht. Der Trochanter steht oberhalb der ROSER-NÉLATONschen Linie. Es besteht Spontanschmerz sowie Unmöglichkeit, das Bein zu belasten oder anzuheben.

Für die *Röntgendiagnostik* ist unbedingt neben der Beckenübersichtsaufnahme eine seitliche, axiale zu fordern. Durch letztere kann z. B. eine scheinbare Einkeilung aufgeklärt werden, zumal der Bruchspalt durch Verlagerung der Fragmente hintereinander verdeckt sein kann; ebenso ist durch letztere bei der Adduktionsfraktur eine Achsenknickung mit einem nach hinten offenen Winkel festzustellen. — Auch für die Beobachtung des Heilungsvorganges sind mehrere Serien von Röntgenaufnahmen unerläßlich. Die fortschreitende Heilung ist an dem Verschwinden des Bruchspaltes und dem Nachweis einer ausreichenden Callusbrücke zwischen beiden Fragmenten zu kontrollieren. Selbstverständlich ist das Röntgenbild nicht in jedem Falle maßgebend für die Belastungsfähigkeit.

In der *prognostischen Beurteilung* der Schenkelhalsfraktur, insbesondere der medialen, hat sich in dem letzten Jahrzehnt ein Umschwung vollzogen, nachdem die Heilungsvorgänge genauer erforscht und neuzeitliche Behandlungsmethoden eingeführt wurden. KOCHER hatte die knöcherne solide Heilung der echten intrakapsulären Schenkelhalsbrüche direkt als eine Ausnahme bezeichnet. Verf. hat bei Nachuntersuchung von 135 Fällen reiner Schenkelhalsbrüche, die in verschiedenen Krankenhäusern nach allen möglichen Methoden behandelt waren und in den Jahren 1912—1921 die Poliklinik der Charité aufgesucht hatten, in 74,8% Fehlergebnisse festgestellt, beurteilt nach Röntgenuntersuchung und Gehfunktion. Mit Einführung der Behandlungsmethoden von WHITMAN und LÖFBERG trat ein Umschwung ein.

Diese Autoren konnten nachweisen, daß die Mißerfolge der bisherigen konservativen Behandlung weniger auf schlechte Blutversorgung des Kopffragments, Fehlen des Periosts am intrakapsulären Abschnitt und sekundären Abbau zurückzuführen sind, als vielmehr auf eine schlechte Adaptation der Bruchflächen und ungenügend lange Fixation. MATTI weist darauf hin, daß, je mehr das Kopffragment auf Blutversorgung vom Schenkelhals her angewiesen ist, desto größere Bedeutung einer genauen und möglichst lückenlosen Adaptation der Bruchflächen zukommt; sie ist infolge der mangelhaften Knochenproduktion des Synovialüberzuges auch dort ausschlaggebend, wo das zentrale

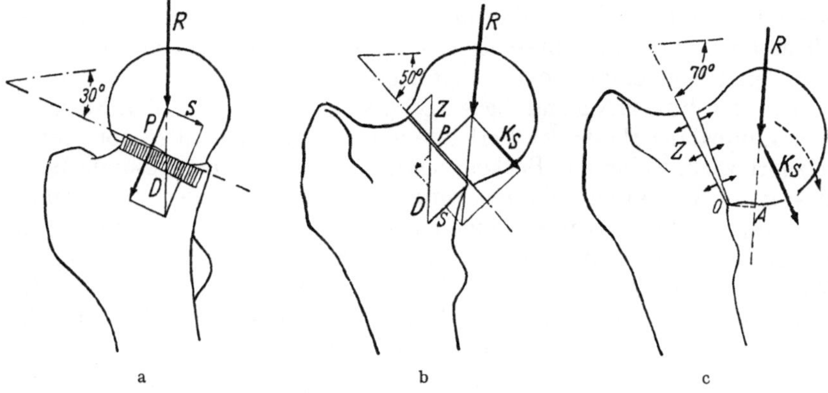

Abb. 85a—c. Schenkelhalsbruch 1.—3. Grades. (Nach PAUWELS.)

Fragment primär ausreichend mit Blut versorgt wird. Die genaue anatomische Reposition jeder medialen Schenkelhalsfraktur ist deshalb für die Erzielung knöcherner Heilung unerläßlich. — Bei der intermediären Form, wobei die Capsula reflexa außerhalb der Bruchstelle liegt, ist die Ernährung des medialen Fragments stets ausreichend, und eine knöcherne Heilung ist bei sachgemäßer Behandlung in der Regel zu erreichen.

In dem Bestreben, der Fraktur günstige Heilungsbedingungen zu verschaffen, wurden die mechanischen Verhältnisse des Schenkelhalsbruches herangezogen. Den Ausgangspunkt bildet das ROUXsche Gesetz: Die Fraktur ist unter funktionelle Druckbeanspruchung zu setzen, Scher- und Kippkräfte sind fernzuhalten oder zu beseitigen, und K. LEHMANN hat darauf hingewiesen, daß der mehr lotrechte oder mehr waagerechte Verlauf der Bruchlinie im Schenkelhals die Prognose derselben beeinflußt. Es ist das Verdienst von PAUWELS, nachgewiesen zu haben, daß die Druckspannung, frei von verschiebenden Spannungen, als der den Schenkelhalsbruch heilende Faktor anzusehen ist. Entscheidend ist, welchen Winkel die Frakturebene mit der Horizontalen einschließt; mit Verstärkung dieses Neigungswinkels nimmt die verschiebende Kraft zu und die anpressende ab. PAUWELS nimmt, unabhängig von dem anatomischen Sitz der Fraktur, nach dem Neigungswinkel folgende Einteilung vor: Frakturen I. Grades, bei denen dieser

Winkel bis zu 30⁰ beträgt, II. Grades mit einem Winkel bis zu 50⁰ und III. Grades mit einem Winkel über 50⁰. Die Verschlechterung der Prognose mit Zunahme des Neigungswinkels hat sich vielfach bestätigt.

Die *Behandlung* der Schenkelhalsfraktur hat in letzter Zeit einen völligen Umschwung erfahren durch Einführung der Abduktionsbehandlung nach WHITMAN-LÖFBERG und der extraartikulären Nagelung nach SMITH-PETERSEN, die in der Abänderung von SVEN JOHANSSON ohne Freilegung der Fraktur durchführbar ist. Das WHITMANsche Verfahren erbrachte den Beweis, daß auf konservativem Wege knöcherne Heilung zu erzielen ist. Ausschlaggebend für den Erfolg ist eine ideale Reposition. Um die Hauptgefahr einer Coxa vara-Stellung und hierdurch bedingten Störung der Abduktion auszuschalten, muß die möglichste Wiederherstellung der anatomischen Form des frakturierten Knochens bzw. des Schenkelhalswinkels angestrebt werden.

Die von WHITMAN angegebene Technik besteht darin, daß in Narkose oder Lumbalanästhesie der Verletzte auf einer Beckenstütze horizontal gelagert wird, wobei das Becken manuell fixiert und das gesunde Bein in starker Abduktion gehalten wird. Zum Ausgleich der Verkürzung wird am verletzten Bein so lange ein Zug ausgeübt, bis die Spitze des großen Rollhügels, auf den ein unmittelbarer Druck erfolgt, in der ROSER-NÉLATONschen Linie steht. Danach wird das verletzte Bein einwärts rotiert und in stärkste Abduktion gebracht, bis das zentrale Fragment gegen die Hüftpfanne anstemmt und festgehalten wird. Hierdurch wird die Coxa vara-Stellung ausgeglichen. — Nach erfolgter Einrichtung wird ein Gipsverband von den Zehen bis unter die Achselhöhle angelegt, der in der Kreuzbeingegend zur Vermeidung von Decubitus ausgeschnitten wird.

Diese Behandlung soll möglichst in den ersten 3 Tagen nach dem Trauma durchgeführt werden, da sonst Weichteilinterposition die exakte Aneinanderlagerung der Fragmente verhindert. Der Gefahr einer Pneumonie wird durch Erhöhung des Kopfendes und häufigen Lagewechsel im Bett begegnet. Der Gipsverband bleibt nach WHITMANs Vorschrift 8—12 Wochen liegen und wird danach schalenförmig aufgeschnitten. Der Kranke verläßt die Gipsschale erst, wenn er das Bein selbständig bewegen und besonders in maximale Abduktion bringen kann. Eine Belastung des Beines soll nicht vor dem 6. Monat erfolgen, bei medialen Frakturen, je nach Ausfall der Röntgenkontrolle, wesentlich später.

Auch bei Einkeilung in ungünstiger Stellung wird Lösung und Reposition vorgeschlagen. Im allgemeinen wird man jedoch von einer Lösung des eingekeilten Bruches absehen und diesen bis zur knöchernen Vereinigung in kurzer Gipshose nach BÖHLER fixieren.

Die günstigen Erfolge mit der WHITMANschen Methode sprechen für ihre Überlegenheit gegenüber den früher üblichen Behandlungsmaßnahmen. Die Indikationsbreite wird jedoch eingeschränkt durch die lange Behandlungsdauer. Bei alten Patienten mit Kreislaufstörungen und Fettleibigen besteht die Gefahr der hypostatischen Pneumonie. In diesen Fällen ist vorübergehende *Extensionsbehandlung* angezeigt, mit nachfolgender Benutzung von Gehapparaten.

Bei Abduktionsfrakturen ist die *Drahtextension* ein schonendes Verfahren mit entsprechender Abduktionsstellung zum Ausgleich des Neigungswinkels. Die Dauer der Extension beträgt 8—10 Wochen, danach folgt aktive Übungsbehandlung im Bett und Anwendung von Gehschienen.

In der *Nachbehandlung* wird bis $^1/_4$ oder $^1/_2$ Jahr Entlastung im Gehapparat oder Schienenhülsenapparat fortgeführt. Eine freie Belastung ist erst nach $^1/_2$—1 Jahr zweckmäßig. Während dieser Zeit wird Röntgenkontrolle vorgenommen sowie heilgymnastische Behandlung.

Die *Osteosynthese* der Schenkelhalsfraktur stellt einen außerordentlichen Fortschritt in der Behandlung dar und hat in der Form der extraartikulären Nagelung nach Sven Johansson weiteste Verbreitung gefunden. Die Vorteile gegenüber allen anderen Behandlungsmethoden bestehen in der kurzen Dauer der Bettruhe, der in wenigen Wochen wiederhergestellten Belastungsfähigkeit und der erheblichen Annehmlichkeit für den Verletzten;

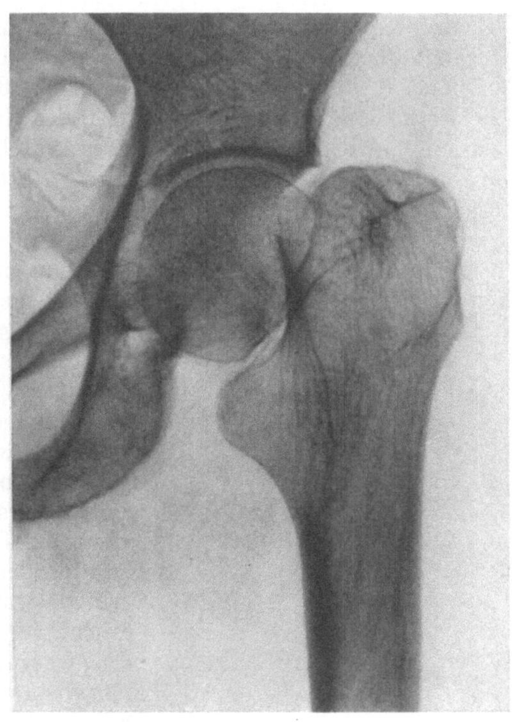

a

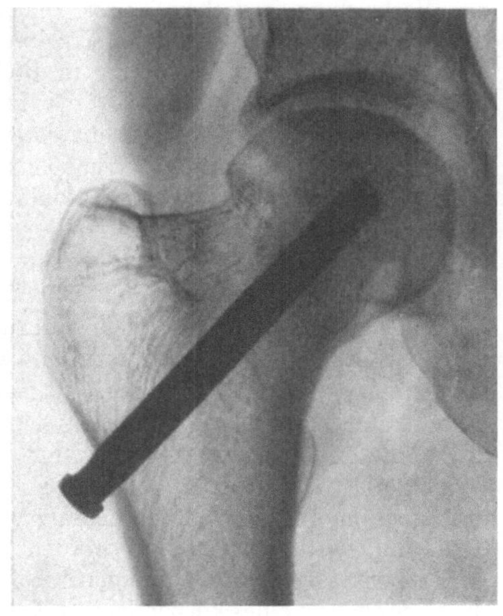

b

Abb. 86a u. b. Mediale Schenkelhalsfraktur. a Distales Fragment um 1 Querfinger nach kranial verschoben. b Nach Drahtextension Nagelung ausgeführt mit Wiederherstellung der anatomischen Form. (55jährige Frau, Ausgleiten auf der Straße und Fall auf die linke Hüfte.)

nach Durchführung der Nagelung ist der Bruchschmerz schlagartig verschwunden. Auch bei alten Patienten kann nach Kreislaufvorbereitung diese Behandlung durchgeführt werden. EXALTO berichtet von gutem Erfolg bei 4 Patienten im Alter von 80—88 Jahren.

Voraussetzung für das Gelingen der Nagelung ist die exakte Reposition, um dem Nagel, der die Frakturebene in ausreichendem Maße überschreiten soll, die gewünschte Richtung zu geben. Es empfiehlt sich daher, in der ersten Woche die Einrichtung durch Drahtextension und Lagerung auf BRAUNscher Schiene in Abduktion und Innenrotation vorzubehandeln. Dem Vorschlag, schon am 1. oder 2. Tag zu operieren,

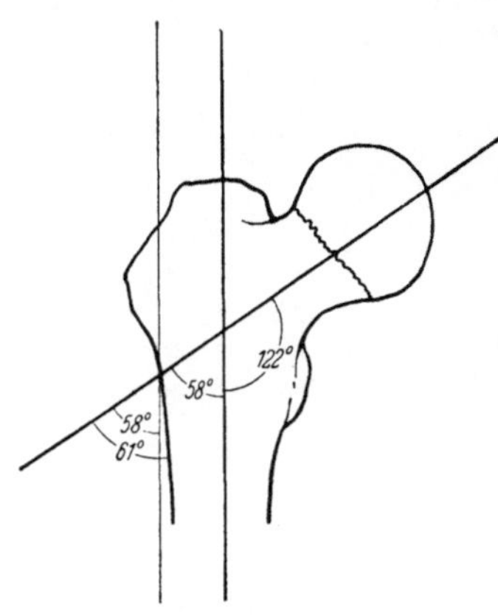

Abb. 87. Schenkelhalsnagelung. Neigung des Schenkelhalses zur Achse des Oberschenkelschafts im Durchschnitt 122°. (Nach STEIDL.)

ist entgegenzuhalten, daß man die Schockwirkung besser abklingen läßt und die Resorption des Hämatoms im Hüftgelenk abwartet. Verwendet wird der rostfreie Dreikantnagel, der infolge seines geringen Volumens wenig Knochensubstanz verdrängt, wodurch Nekrosen verhütet werden. Dieser Nagel besitzt den weiteren Vorzug, daß durch Flügelstellung eine Rotation der Bruchstücke gegeneinander verhindert, und so eine bessere Fixierung erreicht wird. Für die Richtungsbestimmung ist eine große Anzahl von Führungsinstrumenten bzw. Zielgeräten angegeben. Diese sind jedoch entbehrlich, denn man kommt, wie auch HÄBLER betont, mit den beiden Richtungspunkten aus: Grenze zwischen mittlerem und innerem Drittel der Verbindung zwischen Spina iliaca ant. sup. sowie Achse des Oberschenkels. Es werden 3 KIRSCHNER-Drähte von einem Punkt 2 cm unterhalb des Trochanter in Richtung des Collum eingebohrt und durch Röntgenaufnahmen die günstigste Richtung bestimmt. Die Verwendung von 2 Röntgenapparaten ist sehr vorteilhaft; man kommt aber auch mit dem transportablen Apparat aus für die erforderliche anteroposteriore und axiale Aufnahme. Sobald eine günstige Lage eines Drahtes festgestellt ist, werden die übrigen entfernt. Danach wird unterhalb des Trochanter eine 7—10 cm lange Incision bis auf den Knochen vorgenommen, und das Periost sowie ein Stück Corticalis abgehoben; über dem Führungsdraht wird der Hohlnagel unter Benutzung eines Vorschlageisens eingeschlagen. — Zwischenfälle können entstehen durch Lösung und Herausgleiten des Nagels; ebenso besteht eine gewisse Gefahr durch sekundären Knochenschwund.

Als Betäubungsverfahren bewährt sich das MERKsche Präparat Scopolamin-Eucodal-Ephetonin oder Lumbalanästhesie, wobei Blutdrucksenkung mit Veritol oder Zusatz von Ephetonin zum Tropacocain (STOCKER) wirksam bekämpft werden kann.

Statt des Nagels wird von einigen Autoren (NORDENBOOS, HELLNER u.a.) die Verwendung eines körpereigenen Knochentransplantates empfohlen.

In der *Nachbehandlung* wird nach Ablauf einer Woche mit aktiven Bewegungsübungen begonnen, und nach 4 Wochen werden in der Regel Gehübungen durchgeführt. Nach Einführung des hochwertigen rostfreien Materials werden Rostgranulome nicht mehr beobachtet. NABEL führte den Nachweis, daß V₂A-Stahlnagel auf Grund seines Aufbaues und seiner Form dem Gewebe gegenüber indifferent ist; nicht alle Metalle sind zur Osteosynthese geeignet. Eine Nagelentfernung ist nur bei Beschwerden oder Funktionsstörungen angezeigt.

Die Frage, ob konservative oder operative Behandlung angezeigt ist, wird im Schrifttum lebhaft erörtert. *Zweifellos führen mehrere Wege zum Ziel, und es ist nicht zweckmäßig, sich auf eine bestimmte Behandlungsart festzulegen.* ZUKSCHWERDT und REISS kommen auf Grund eigener Beobachtungen und unter Berücksichtigung zahlreicher statistischer Erhebungen zu folgendem Ergebnis: Für die Schenkelhalsbrüche ist für die Art der Behandlung maßgebend der Winkel zwischen Bruchebene und Horizontale nach PAUWELS. Beträgt dieser Winkel bis zu 30⁰, so genügt eine verhältnismäßig kurze Ruhigstellung im Gipsverband; beträgt er bis 50⁰, so

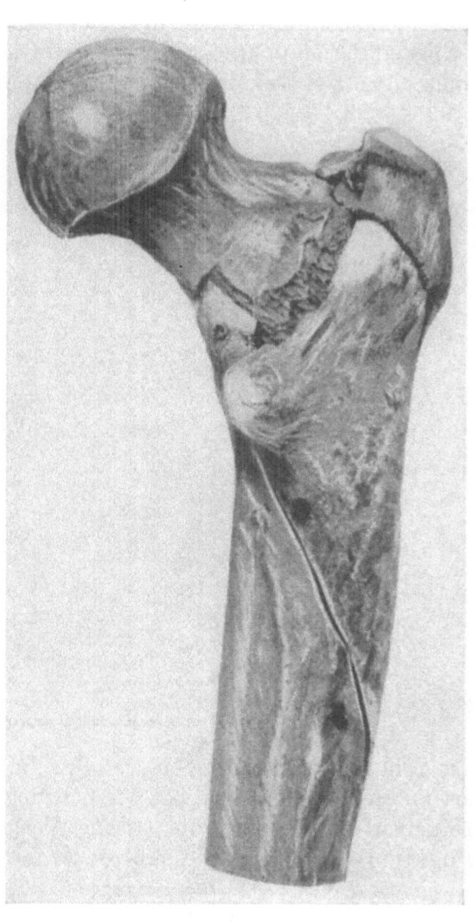

Abb. 88. Fractura pertrochanterica (als Ausläufer einer subtrochanteren Rotationsfraktur). (Nach MATTI.)

ist die typische Behandlung nach WHITMAN angezeigt. Ist der Winkel größer als 50⁰, so besteht eine klare Anzeige zur Nagelung. Bei allen 3 Gruppen ist eine anatomisch genaue Einrichtung Grundbedingung für die Heilung. — Diese Einstellung der Indikation nach dem Neigungswinkel gibt eine klare Anschauung und entspricht im allgemeinen den in einem umfangreichen Schrifttum niedergelegten Erfahrungen. *Die Nagelung der Schenkelhalsfraktur ist dann erfolgreich, wenn die Indikation eng begrenzt wird, und die technischen Voraussetzungen nach jeder Richtung gewährleistet sind.*

Die Ausbildung einer *Schenkelhalspseudarthrose* ist mit Verbesserung der Behandlungsmethoden seltener geworden. Sie ist in der Regel mit schwerer Funktionsstörung und erheblichen Beschwerden verbunden. Die klinischen Erscheinungen sind Verkürzung des Beines und Adduktionsstellung sowie Trochanterhochstand. Bei Personen mit schlechtem Allgemeinzustand begnügt man sich mit Verordnung eines entlastenden Schienenhülsenapparates. In anderen Fällen sind operative Maßnahmen angezeigt. Bei Nekrose des Schenkelkopfes wird dieser exstirpiert und

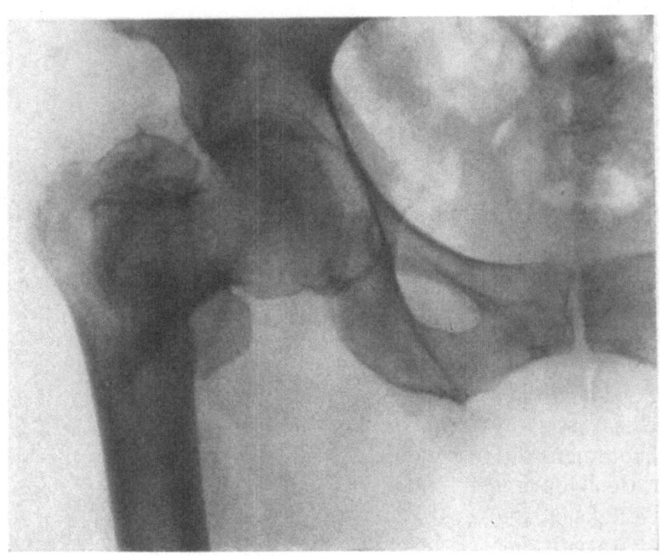

Abb. 89. Intertrochantere Oberschenkelfraktur mit Absprengung beider Trochanteren, Coxa vara. (71jährige Frau, Fall auf rechte Hüfte.)

der Schaft in die Pfanne eingestellt. In anderen Fällen läßt sich extraartikuläre Nagelung wie bei frischen Schenkelhalsbrüchen durchführen. Daneben werden arthroplastische Verfahren empfohlen. Bei starker Funktionsstörung ist die subtrochantere Osteotomie zweckmäßig.

b) Frakturen im Trochantergebiet.

Die **intertrochantere Fraktur** verläuft in der Ebene der Linea und Crista intertrochanterica schräg von oben-außen nach unten-innen. Sie ist oft kombiniert mit Frakturen des *Trochantermassivs*. Am häufigsten bricht der hintere, von der Linea intertrochanterica post. begrenzte Teil des Trochanter major in Gestalt eines länglichen Vierecks ab.

Die *Entstehung* erfolgt in der Regel durch Fall auf den großen Rollhügel. Durch breites Klaffen der vorderen Bruchspalte kommt es zur Auswärtsrotation und Adduktionsstellung. — Die *Symptome* bestehen ähnlich wie bei der lateralen Schenkelhalsfraktur in Verkürzung des Beines mit Trochanterhochstand, wobei das Trochantermassiv verbreitert erscheint. An dieser Stelle besteht ausgeprägte Druckschmerzhaftigkeit.

Die **pertrochantere Fraktur** ist dadurch charakterisiert, daß der Trochanter major am oberen Fragment sitzt. Die Entstehung ist meist auf eine von hinten außen auf das obere Oberschenkelende wirkende Gewalt zurückzuführen. Besonders charakteristisch ist nach MATTI die Entstehung durch forcierte Hyperextension beim Fall nach rückwärts und durch gewaltsame Rotationadduktion des oberen Femurendes beim Fallen nach der entgegengesetzten Seite. Dabei verschiebt sich das untere Fragment nach vorn und oben.

Die *Symptome* sind meist sehr ausgeprägt. Wenn es sich nicht um eine Einkeilung handelt, befindet sich das verletzte Bein in starker Außenrotation und ist erheblich verkürzt. Das Trochantergebiet ist aufgetrieben und druckschmerzhaft. An der Frakturstelle ist abnorme Beweglichkeit festzustellen.

Die **subtrochantere Fraktur**, bei der es sich im wesentlichen um einen Biegungs- und Torsionsbruch handelt, ist an sich zu den Oberschenkelschaftbrüchen zu rechnen; wegen einiger Besonderheiten wird er beim Trochantergebiet abgehandelt. Bei Schlag gegen den oberen Oberschenkelabschnitt oder Fall auf unebenem Boden entsteht meist ein Querbruch, wobei das untere Fragment nach innen verschoben wird

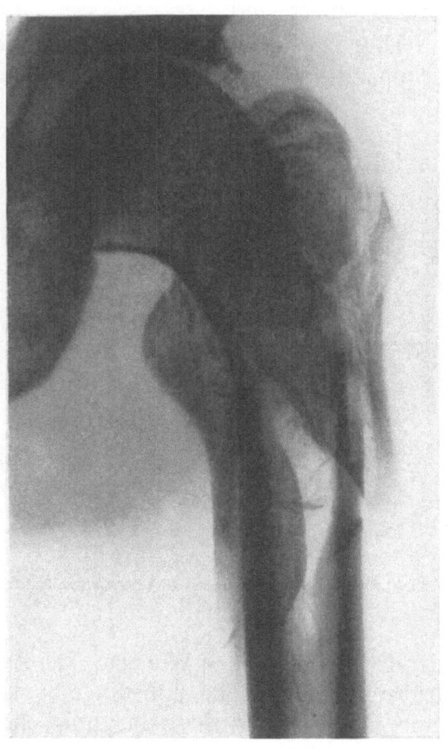

Abb. 90. Pertrochantere Oberschenkel-Spiralfraktur. (34jähriger Mann, aus Kraftwagen, der gegen einen Baum fuhr, herausgeschleudert.)

(Adduktionstypus). Auf indirekte Weise entsteht durch Torsion bei Fall auf die Füße oder Drehung des Körpers eine Spiralfraktur mit schräg verlaufender Bruchebene. BÖHLER beschreibt diese Form durch heftige Drehung bei Jugendlichen als typische Skiverletzung.

Die *Symptome* sind dadurch charakteristisch, daß das obere Fragment unter dem Einfluß des M. iliopsoas und der Glutäen sich gewöhnlich in starke Flexion stellt. Unterhalb der Trochantergegend findet sich abnorme Beweglichkeit; bei passiven Bewegungen, besonders Rotation, geht der große Rollhügel nicht mit. Die Verkürzung des Beines ist stärker als bei der Schenkelhalsfraktur, wobei aber kein Trochanterhochstand vorliegt. Der Fuß ist meist stark auswärtsrotiert.

Die Frakturen des Trochantergebietes unterliegen wesentlich günstigeren Heilungsbedingungen als die Schenkelhalsfrakturen, die durch die Art der Bruchform und die ausgiebige periostale Callusbildung gegeben sind. Aus diesem Grunde ist die *konservative Behandlung* vorherrschend, mit der knöcherne Konsolidation zu erzielen ist. Eine Operationsindikation ist bei stark dislozierten intertrochanteren Frakturen gegeben, wenn unblutige Reposition mißlingt, und besteht in Nagelung oder Verschraubung. Gelegentlich kann dieses Verfahren auch bei Personen angezeigt sein, die besonders zu Thrombose oder Pneumonie prädisponiert sind.

Die *Drahtextension* mit Abduktionsstellung des Beines ist ein schonendes Verfahren; die Dauer beträgt 8—10 Wochen mit anschließen-

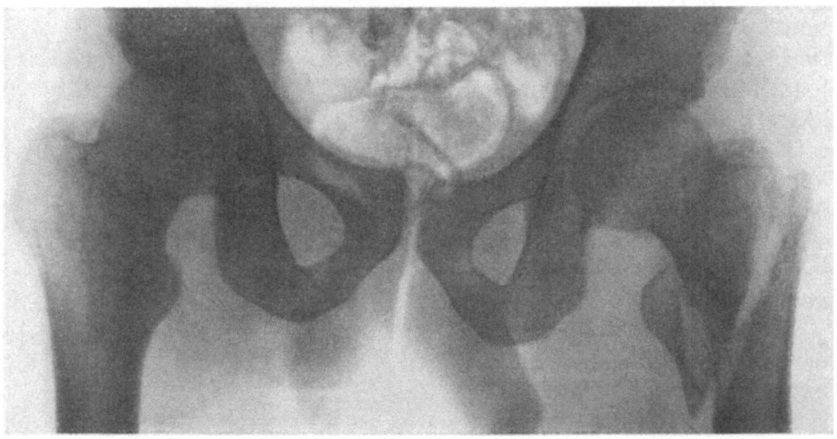

Abb. 91. Pertrochantere linksseitige Oberschenkelfraktur. (32jähriger Mann, beim Radfahren von Auto angefahren.)

der Entlastung für 4 Wochen. Bei der pertrochanteren Bruchform ist frühzeitige Belastung unbedingt zu vermeiden, weil durch Ausbildung einer Coxa vara-Stellung das funktionelle Behandlungsergebnis zunichte gemacht werden kann. — Bei der subtrochanteren Fraktur ist die Extension in der Achse des oberen Bruchstückes durchzuführen, d. h. dieses ist in Flexion zu stellen, wobei das Hüftgelenk einen Beugungswinkel von etwa 70⁰ annimmt.

c) Isolierte Frakturen der Trochanteren.

Es handelt sich um seltene Verletzungsformen; man muß unterscheiden zwischen Epiphysenlösungen, wie sie bei Jugendlichen im Alter von 12—20 Jahren beobachtet werden, und echten Abrißfrakturen durch unkoordinierten Muskelzug.

Die Fraktur des *Trochanter major* entsteht meist direkt durch Fall auf die Hüfte, besonders bei Aufschlagen der Trochanterspitze auf einen harten Gegenstand. Dabei kann der Knochen zersplittert sein, während eine stärkere Verschiebung meist nicht eintritt. — Die seltenere Abrißfraktur kommt zustande durch plötzlich ausgeführte unkoordinierte

Kontraktion des M. glutaeus med. und min., z. B. beim Heben einer schweren Last infolge Drehbewegung mit den Beinen (NECK).

Die *Symptome* sind Schwellung und Druckschmerzhaftigkeit über der Gegend des abgebrochenen Trochanter, wo sich häufig Crepitation nachweisen läßt. Die Belastungsfähigkeit des Beines ist nicht aufgehoben, Abduktion und Außenrotation sind jedoch behindert, besonders bei stärkerer Verschiebung des Fragments. — Die *Behandlung* besteht in Ruhigstellung durch Lagerung in BRAUNscher Schiene oder Streckverband in Abduktion und Außenrotation für 5—6 Wochen. In Ausnahmefällen bei starker Dislokation ist Nagelung oder Drahtfixation angezeigt.

Die Fraktur des *Trochanter minor*, die als Begleiterscheinung bei pertrochanterer Fraktur häufig beobachtet wird, kommt in seltenen Fällen als Abrißfraktur vor durch plötzliche unkoordinierte Kontraktion des M. iliopsoas. Die Verletzung betrifft meist jugendliche Personen unter 20 Jahren, während bei Erwachsenen leichter ein Muskelriß oder Abriß der Lendenwirbelquerfortsätze eintritt. Die Entstehung erfolgt durch Hochreißen des Oberkörpers, um einen Sturz zu vermeiden („Arretierungsfraktur" nach RUHL). Auch beim plötzlichen Abstoppen im Laufen kann der Abriß eintreten (ASCHER, WASCHULEWSKI). Eine Verschiebung des Fragments tritt in der Regel nicht ein, da dieses durch die Fasern des flächenhaft am Oberschenkel ansetzenden M. iliacus festgehalten wird.

Die *Symptome* sind gekennzeichnet durch plötzlichen heftigen Schmerz und unter der Mitte des Schenkelbandes lokalisierte Druckschmerzhaftigkeit. Hinkendes Gehen ist möglich, Auswärts- und Einwärtsrotation ist behindert und schmerzhaft. Charakteristisch ist das LUDLOFFsche Symptom: Unmöglichkeit, im Sitzen bei gestrecktem Kniegelenk das Bein aktiv über die Horizontale zu erheben. Dagegen ist im Liegen das Beinerheben bei erschlafftem Iliopsoas durch den M. tensor fasciae latae und M. rectus möglich. — Das Röntgenbild, in Außenrotation aufgenommen, sichert die Diagnose. — Für die *Behandlung* ist Ruhigstellung in Flexion, Außenrotation und Abduktion für die Dauer von 3—4 Wochen ausreichend. Danach folgt heilgymnastische Nachbehandlung.

3. Oberschenkelschaftfraktur.

Die Brüche des Femurschaftes kommen ziemlich häufig vor und betreffen vorzugsweise Männer im 20.—60. Lebensjahr, die körperliche Arbeit verrichten; aber auch bei Kindern ist die Frequenz nicht unbedeutend, bei Säuglingen wird diese Bruchform als Folge eines Geburtstraumas (Wendung, Extraktion) beobachtet. Der Häufigkeit nach stehen an der Spitze Frakturen des mittleren Drittels, es folgen die des oberen Drittels, am seltensten sind die des unteren Drittels.

Die *Entstehung* kann durch *direkte* Gewalteinwirkung erfolgen, wie starken Schlag, Auffallen einer schweren Last, Überfahrung. Hierbei bestehen meist starke Weichteilquetschungen. Die Bruchebene verläuft

meist quer. Häufiger ist das *indirekte* Zustandekommen als Biegungs-
oder Torsionsbruch mit schräg verlaufendem Bruchspalt. Beim Fall
oder Sprung auf die Beine wird die nach vorn konvexe physiologische
Schaftkrümmung übersteigert, und es kommt zum Bruch wie bei einem
über die Elastizitätsgrenze gebogenen Stab; die Corticalis bricht meist
an der konvexen Seite und wird an der konkaven komprimiert. —
In anderen Fällen kommt es durch
Drehbewegung des Rumpfes bei
feststehendem Fuß zu reinen

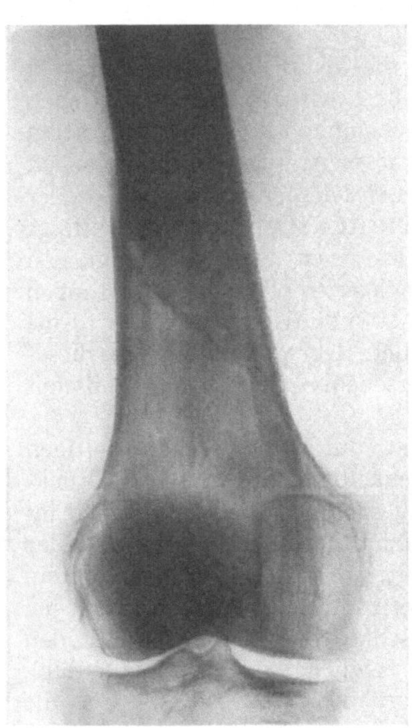
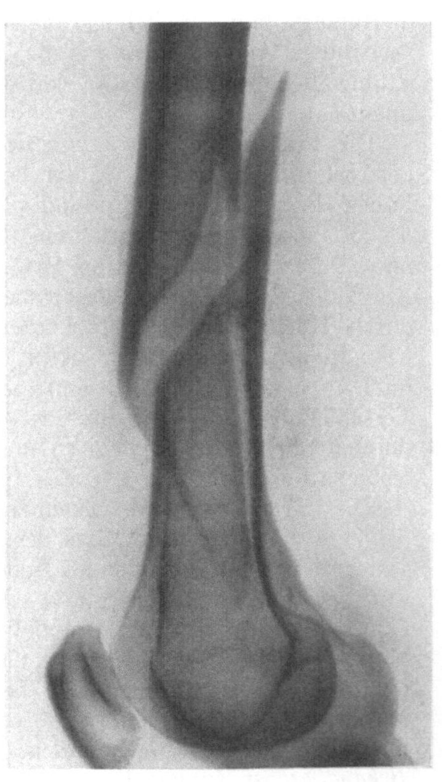

a   b

Abb. 92a u. b. Oberschenkel-Spiralfraktur. (39jährige Frau, Sprung vom 3. Stockwerk auf die Straße.)

Torsionsfrakturen (z. B. Skilauf); diese sind meist im mittleren oder
oberen Schaftabschnitt lokalisiert. Die durch Torsion entstandenen
Spiralfrakturen sind charakterisiert durch außerordentlich steile und
spitz auslaufende Fragmente. — Infraktionen und Fissuren sind selten;
dagegen ist der Oberschenkelschaft nicht selten Sitz einer pathologischen Fraktur (infolge Tumormetastase, Sarkom, Cysten, Gumma u.a.).

Die *klinische Erscheinungsform* ist gekennzeichnet durch die meist
erhebliche Verkürzung des Beines, die hervorgerufen wird durch den
Zug der umgebenden kräftigen Muskulatur; sie wird begünstigt
durch die in der Regel schräge Form der Bruchflächen, die sich keinen
Halt bieten. So kommt es bisweilen zu Verkürzungen von 10—12 cm.
Nur in seltenen Fällen kommt es zur Verzahnung der Fragmente;

dagegen kommt es durch gleichzeitig bestehende Verkürzung und seitliche Abweichung gelegentlich zum „Reiten der Fragmente".

Die *Dislokation* stellt sich durch die Art der Auswirkung des Muskelzuges je nach dem Sitz der Fraktur verschieden ein. Bei den Frakturen im *oberen Drittel* wird das obere Bruchstück durch Zug des Iliopsoas und der Glutäen gebeugt, abduziert und außenrotiert, während das

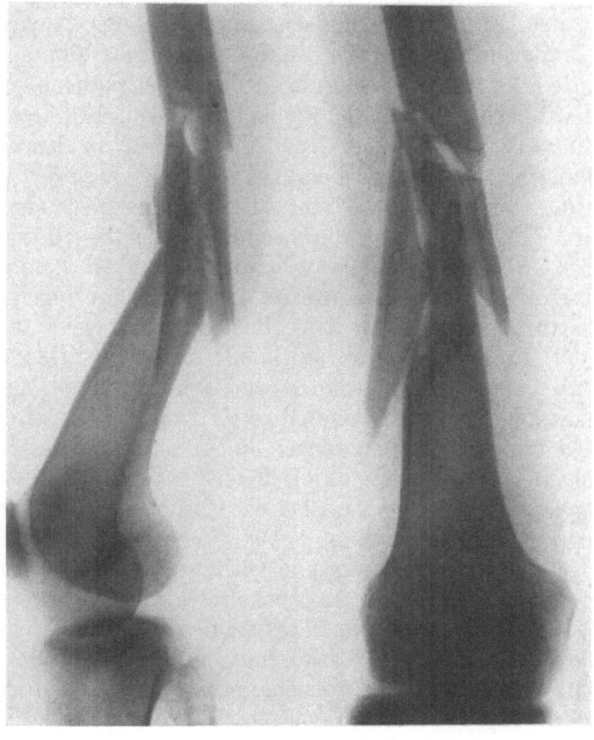

a   b

Abb. 93a u. b. Zertrümmerungsbruch rechter Oberschenkel. (45jähriger Mann, bei Abbrucharbeiten durch herabstürzende Mauer- und Gerüstteile verschüttet.)

untere durch die Wirkung der Adduktion nach aufwärts und innen verschoben wird. Dadurch entsteht ein nach außen und vorn vorspringender Winkel. — Im *mittleren Drittel* verschiebt sich das obere Fragment vor das untere und außerdem nach außen, wenn der Bruch nahe dem oberen Drittel liegt. Befindet er sich unterhalb des Ansatzes der Adduktoren, so wird durch diese das obere Bruchstück nach vorn und innen gezogen; das untere steht nach außen und hinten rotiert. — Diese Verschiebung ist noch ausgeprägter im *unteren Drittel*, wo das obere Fragment weit nach vorn gelangt und bisweilen unter der Haut fühlbar ist, während das untere an der Hinterseite nach oben verzogen ist.

Die beschriebenen Dislokationen geben neben der meßbaren Verkürzung meist so charakteristische Anzeichen, daß die *Diagnose* leicht zu stellen ist. Der genaue Sitz der Fraktur ist wegen der starken umgebenden Muskulatur und Weichteilschwellung meist nicht sicher zu bestimmen. Das Fehlen von Crepitation kann durch Weichteilinterposition und starke Dislokation bedingt sein. Entscheidend ist das Röntgenbild in 2 Ebenen, das auch über Splitterung und Absprengung von Knochenstücken Auskunft gibt.

Nebenverletzungen treten bei Schaftbrüchen selten auf. Die Arteria femoralis ist durch Muskelmassen gegen den Schaft abgepolstert; auch im Bereiche des Adduktorenkanals ist sie durch den M. vastus med. geschützt. Immerhin wurde traumatische Aneurysmenbildung an dieser Stelle beschrieben. Auch Schädigungen des N. ischiadicus sind selten. STERNBERG beobachtete 3 Fälle (vollständige Durchtrennung, Quetschung, Callusverwachsung), bei denen die Fraktur an der Grenze des mittleren und unteren Drittels lokalisiert war.

Die *Prognose* ist bei den modernen Behandlungsmethoden günstig; die knöcherne Heilung erfolgt durchschnittlich in 8—10 Wochen, bei Kindern in 4—6 Wochen. Bei Ausbleiben derselben kommt es zur Pseudarthrosenbildung, deren Frequenz nach MATTI geringer ist als bei Oberarmschaftbrüchen. Sie wird begünstigt durch sehr starke Verschiebung der Fragmente und Muskelinterposition. Das Heilungsergebnis kann beeinträchtigt werden durch hochgradige Verkürzung, Versteifung des Kniegelenkes und Muskelatrophie. Bei alten Leuten besteht die Gefahr der hypostatischen Pneumonie und des Decubitus, bei Fettleibigen Komplikation durch Fettembolie.

Die *Behandlung* der Oberschenkelschaftbrüche gilt mit Recht als Prüfstein der Frakturbehandlung. Die Reposition der dislozierten Fragmente gelingt um so sicherer, je frühzeitiger diese vorgenommen wird, wegen der sonst einsetzenden Muskelretraktion. In tiefer Narkose oder Lumbalanästhesie wird bei Fixation des Beckens durch Zug am Unterschenkel und Fuß die Verkürzung und Achsenknickung ausgeglichen, bis Längsachse der Großzehe, innerer Kniescheibenrand und Spina iliaca ant. sup. in einer Linie liegen. — Die unblutige Einrichtung gestaltet sich oftmals schwierig, so daß bei renitenten Frakturen die operative Behandlung vorgeschlagen wurde. Um diese zu vermeiden, verwendet KLAGES besonders für die schwierig einzustellenden Querbrüche das Verfahren der Benutzung des Flaschenzuges auf dem Extensionstisch, der schon von AMBROISE PARÉ in die Chirurgie eingeführt wurde (DE QUERVAIN). — Die Retention der Fragmente erfolgt im Beckengipsverband, der besonders bei Jugendlichen unter 20 Jahren angezeigt ist.

Für alle Frakturen mit starker Verkürzung oder mit Neigung zu solcher ist die *Drahtextension* unter Semiflexion des Hüft- und Kniegelenkes das souveräne Verfahren, wobei das untere Fragment in die verlängerte Längsachse des oberen eingestellt wird. Der Draht wird oberhalb der Femurkondylen angelegt, oder bei Frakturen im unteren Drittel durch die Tuberositas tibiae. Durch korrigierende Querzüge werden seitliche Verschiebungen ausgeglichen. MATTI schlägt Anbandagierung von Gips- oder Holzschienen vor, um einen ausreichenden

reponierenden Druck auf die seitlich verschobenen Fragmente auszuüben. Von besonderer Wichtigkeit ist die Beseitigung einer Achsenknickung durch entsprechende Änderung der Zugrichtung unter Röntgenkontrolle. Böhler und Slang haben bei einer Achsenknickung
von mehr als 10° eine Schädigung für das Kniegelenk im Sinne arthrotischer Veränderungen und Meniscusschädigung festgestellt. — Um
Becken und Bein gleichmäßig stillzustellen, hat Westhues die Becken-
beinlagerungsschiene eingeführt, die in ihrer Wirkungsweise einem
schalenförmig aufgeschnittenen Beckengips gleicht.

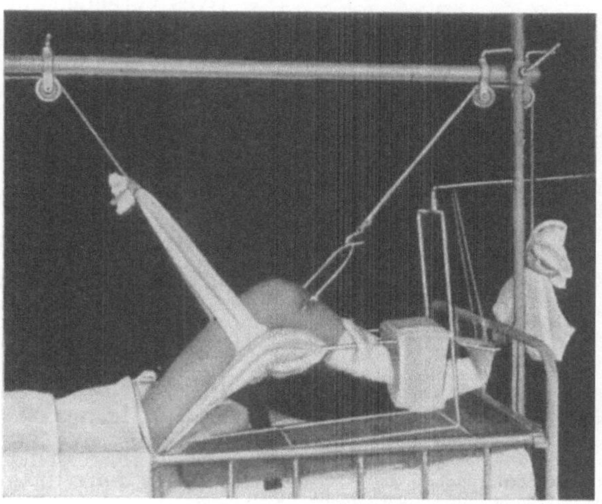

Abb. 94. Extension einer Fraktur des unteren Drittels der Femurdiaphyse mit Drehung des unteren Fragmentes nach der Kniekehle hin. Entspannung der Mm. gastroncemii durch starke Beugung des Kniegelenks.
Querzug von Beugeseite des Oberschenkels zur Streckseite. (Nach Matti.)

Die Drahtextension kann 6—8 Wochen in Anwendung bleiben oder
früher als II. Phase der Behandlung durch einen Beckengipsverband
ersetzt werden. Dieses Verfahren wird vielfach angewendet, um durch
eine völlige Ruhigstellung der Gefahr einer Pseudarthrosenbildung zu
begegnen; ein einfacher Beingipsverband ohne Einschluß des Beckens
ist nicht ausreichend. Eine Belastung des verletzten Beines soll vor
Ablauf von 10 Wochen nicht vorgenommen werden. Primäre und
sekundäre Belastungsschäden wirken sich aus an Gelenken und Muskulatur.

Die Nachbehandlung mit Bewegungsübungen, Massage und Elektrisieren ist energisch durchzuführen und sorgsam zu überwachen.

Die Behandlung der *Oberschenkelschaftfraktur bei Kindern* muß der
Fähigkeit des kindlichen Organismus zum Knochenumbau Rechnung
tragen. Auch wenn keine befriedigende Stellung erzielt wird, können
ausgezeichnete Spätresultate festgestellt werden. Bei Kindern handelt
es sich meist um Schräg- oder Torsionsbrüche des mittleren oder oberen
Drittels. Die Behandlung erfolgt durch Heftpflasterextension mit leichter
Abduktion und geringer Beugung im Kniegelenk oder Gipsverband,

der nach 4—6 Wochen entfernt wird. Drahtextension ist nicht gleichgültig wegen Gefahr einer Infektion an der Durchbohrungsstelle sowie Wachstumsstörungen. — Für Säuglinge und Kleinkinder bis zum 3. Lebensjahr empfiehlt sich die SCHEDEsche Suspension. Diese ist auch bei Geburtsfrakturen angezeigt. Zur Erleichterung der Pflege und Ernährung des Säuglings empfiehlt OBADALEK die Benutzung eines für das Kind angefertigten Gipsbettes, an dem der Extensionsrahmen anmodelliert ist; Verschiebung des Körpers ist in diesem unmöglich und der ständige Zug in vertikaler Richtung gewährleistet (s. Abb. 95).

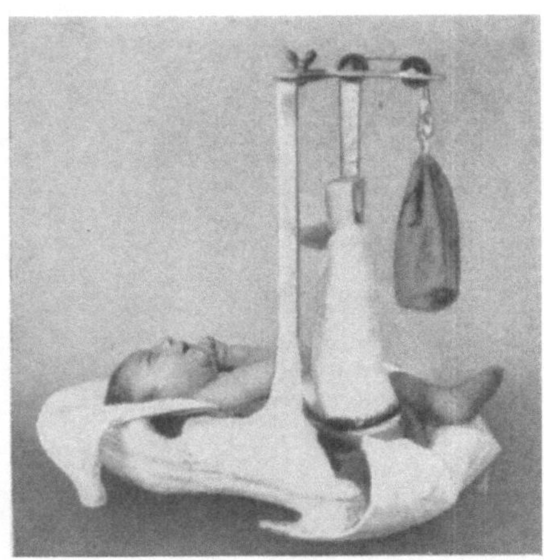

Abb. 95. Vertikale Suspension bei kindlicher Oberschenkelfraktur. Säugling mit Geburtsfraktur des rechten Oberschenkels im Extensionsgipsbett. (Nach OBADALEK.)

Bei *Pseudarthrosen* ist operatives Vorgehen angezeigt. Nach Excision des Narbengewebes erfolgt Knochenvereinigung durch Naht, Schienung oder Verklammerung.

4. Frakturen am unteren Ende.

a) Supracondyläre Fraktur.

Die Frakturen am unteren Femurende stehen an Häufigkeit gegenüber den Diaphysenfrakturen zurück. Sie bringen Gefahren mit sich durch die unmittelbare Nähe des Kniegelenkes.

Die *supracondyläre Fraktur* entsteht meist als Biegungsbruch durch Fall auf das gebeugte Knie. Sie hat die Form eines Queroder Schrägbruches. Selten sind Frakturen durch direkte Gewalteinwirkung. Das untere Bruchstück steht nach hinten und wird durch den Zug des M. gastrocnemius gegen die Kniekehle gebeugt, wodurch die A. poplitea und die beiden Nervenstämme gefährdet werden können.

Das Bein kann nicht aktiv bewegt werden; es besteht starke Schwellung und abnorme Beweglichkeit oberhalb der Condylen, besonders in seitlicher Richtung. Das obere Fragment steht nach vorn und unten, das untere oberhalb der Kniekehle nach hinten.

b) Traumatische Epiphysenlösung.

Diese Verletzung ist bei Jugendlichen im Alter von 14—18 Jahren, bei denen die Wachstumslinie noch nicht knöchern überbrückt ist, nicht selten. Die Entstehung erfolgt meist durch indirekte Gewalteinwirkung (Hyperflexion oder -extension des Kniegelenkes bzw. Drehung des Unterschenkels bei gestrecktem Knie), selten auf direktem Wege. Das untere Fragment wird wie bei der supracondylären Fraktur nach hinten disloziert oder nach vorn. Auch hierbei besteht die Gefährdung der Poplitealgefäße und Nerven der Kniekehle. Da der Epiphysenknorpel sich hinten im Bereich des Kapselraumes befindet, so besteht immer eine Mitverletzung des Kniegelenkes.

Die klinischen Erscheinungen entsprechen den in vorstehendem Abschnitt beschriebenen. Bei starker Verschiebung kann eine Luxation des Kniegelenkes vorgetäuscht werden; bei fehlender oder geringer Dislokation ist Verwechslung mit Kontusion oder Distorsion möglich. Das Röntgenbild sichert die Diagnose.

c) Condylenfraktur.

Der Abbruch beider Oberschenkelcondylen wird durch starke Gewalteinwirkung hervorgerufen, durch direkten Stoß oder Fall auf das gebeugte Knie, z. B. im Bergwerkbetrieb durch Aufschlagen von Kohlenmassen gegen das Knie, auf indirektem Wege durch Fall aus erheblicher Höhe auf die Füße bei gestrecktem Knie. In leichten Fällen kann eine Verschiebung der Fragmente fehlen. Gewöhnlich endet die Bruchlinie in der Fossa intercondylica sowie oberhalb der Epicondylen, der nachwirkende Oberschenkelschaft sprengt die Condylen auseinander; so kommen die sog. T- und Y-Frakturen zustande. Köstler erwähnt eine Entstehungsart, die ausschließlich bei Bergleuten beobachtet wird; durch Verschüttung oder Auffall von Kohlenmassen im Rücken wird der Verletzte in Kauerstellung gebracht mit äußerster Kniebeugung, wobei die gesamte Druckübertragung vom Oberschenkel auf den Unterschenkel über die hinteren Rollenanteile erfolgt, die durch Überbeanspruchung

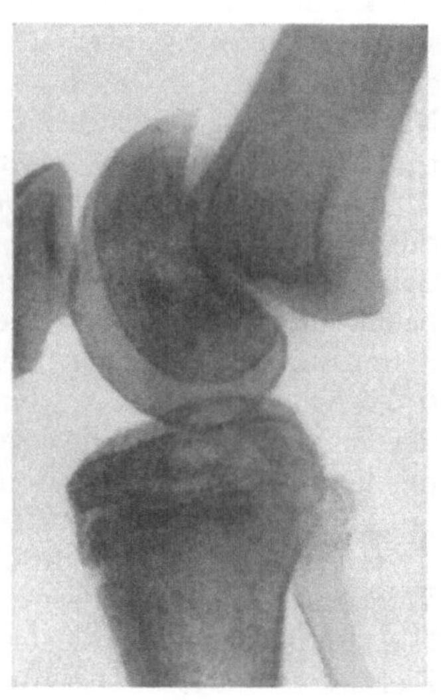

Abb. 96. Epiphysenlösung bei einem 16jährigen Verletzten. (Nach Köstler.)

abbrechen („Meißelbruch"). — Der abgebrochene Condylus verschiebt sich nach aufwärts, so daß beim Abbruch des äußeren eine Valgus-, des inneren eine Varusstellung entsteht.

Bei der selteneren isolierten Fraktur eines Condylus ist der äußere häufiger betroffen als der innere, was Matti auf die physiologische Valgusstellung des Kniegelenkes zurückführt sowie häufig forcierte Abduktionswirkung im Augenblick der Gewalteinwirkung. — Von geringer praktischer Bedeutung sind die Abrißfrakturen einer Corticalisschale durch Anspannung des Seitenbandes bei seitlicher Abknickung des Kniegelenkes. Von Stieda wurde eine Absprengung des oberen Abschnittes des Epicondylus med. fem. beschrieben, die durch eine schräg von unten innen nach oben außen wirkende Gewalt zustande kommt. Hiervon zu unterscheiden ist Verknöcherung in der Sehne des M. adductor magnus oder nach Periostabriß, die nach Knieverstauchungen einige Wochen später auftreten kann.

Die *Symptome* erweisen meist starken Kniegelenkerguß; die Condylengegend ist verbreitert. Es besteht lokaler Bruchschmerz und Verschieblichkeit des abgebrochenen Condylus. Bei passiver Bewegung lassen sich abnorme seitliche Bewegungen feststellen. — Die *Prognose* dieser schweren Gelenkverletzung ist quoad functionem stets ernst.

Die *Behandlung* der *supracondylären Fraktur* besteht in Reposition; diese ist bei Verschiebung des unteren Fragments nach der Kniekehle schwierig. Es wird eine Drahtextension durch die Tuberositas tibiae unter Lagerung des Beines auf BRAUNscher Schiene angelegt für 8 bis 10 Wochen. — Besteht Gefahr für die Poplitealgefäße durch das untere Fragment, so kommt operative Umschlingung oder Verschraubung in Frage.

Bei der *Epiphysenlösung* gelingt bei starker Dislokation die Reposition häufig nur schwer. Dann muß diese auf operativem Wege durchgeführt werden. Die Fixation erfolgt nach MATTI mit temporärer Nagelung oder Verschraubung schräg nach unten und innen. Wachstumsstörungen werden selten beobachtet.

Frakturen beider Condylen werden bei nicht erheblicher Verschiebung mit Gipsverband behandelt, der von den Zehen bis zur Hüfte reicht. Sobald die Stellung der Fragmente auseinanderweicht, ist Extensionsbehandlung vorzuziehen; Neigung zu seitlicher Abknickung ist durch Seitenzug in entsprechender Richtung zu bekämpfen. Nach 4 bis 6 Wochen erfolgt aktive Übungsbehandlung; eine Belastung muß wegen der Gefahr nachträglicher seitlicher Abknickung noch längere Zeit vermieden werden. Ideal ist die temporäre Anwendung eines Schienenhülsenapparates.

Bei stärkerer Dislokation gelingt die Reposition auf unblutigem Wege meist nicht, sondern es muß operativ vorgegangen werden. Nach NELLER ist dabei die Wiederherstellung des normalen Gelenkreliefs das Ziel der Operation. Diese wird, da es sich um eine intraartikuläre Verletzung handelt, als Gelenkoperation durchgeführt. Die Fixation erfolgt durch Schrauben mit hohem Gewindegang und flachem kleinen Kopf. Danach wird für 5 Wochen ein Gipshülsenverband angelegt und Übungsbehandlung angeschlossen, wobei die Belastung vorsichtig und sukzessive erfolgen soll.

5. Frakturen und Luxationen am Kniegelenk.

a) Kniegelenksluxation.

Die eigentlichen Kniegelenksverrenkungen kommen nicht häufig vor. Nach einer Statistik KRÖNLEINs wird das durchschnittliche Vorkommen auf 1% der Luxationen berechnet. Dabei wurde festgestellt, daß diese im 6.—7. Lebensdezennium fast doppelt so häufig waren als im 2.—4., wobei die Luxationen 8mal seltener als Frakturen waren.

Die Verschiebung des Unterschenkels kann nach vorn, hinten, seitlich und in Form einer Drehungsverrenkung erfolgen. Die Entstehung erfolgt in der Regel dadurch, daß bei feststehendem Unterschenkel eine starke Gewalt direkt oder indirekt auf den Oberschenkel einwirkt. So werden Luxationen beobachtet durch umstürzende Bäume sowie beim Sturz aus großer Höhe, Verschüttung, Maschinen- und Autounfällen. In der Mehrzahl der Fälle tritt eine kombinierte Verschiebung nach 2 Richtungen ein. Bei den vollständigen Luxationen kommt es zu einer Zerreißung der Kapselanteile und Bänder. Es sind aber auch Fälle beobachtet worden, wo trotz hochgradiger Verrenkung die Zerreißungen des Halteapparates geringeren Ausmaßes waren und

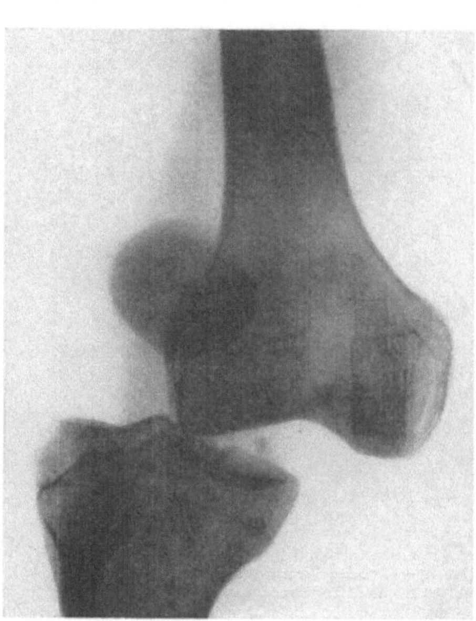
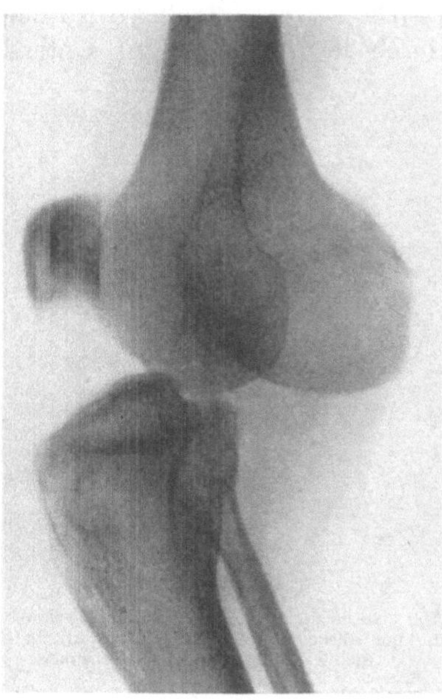

a   b

Abb. 97a u. b. Kniegelenksluxation. Luxation der Tibia nach vorn-lateral, Außenrotation des Unterschenkels, Luxation der Patella nach lateral. a a. p. Aufnahme. b seitliche Aufnahme. (Nach Waschulewski.)

die Kreuzbänder erhalten blieben (Gross). Hierbei handelt es sich aber wohl um Ausnahmen von dem gewöhnlichen Entstehungsmechanismus.

Komplikationen treten auf durch Gefäß- und Nervenverletzungen (Vasa poplitea sowie N. tibialis und peroneus). Diese Gefahr besteht besonders bei Luxation nach hinten. Krömer führte jedoch den Nachweis, daß auch nicht selten Gefäßzerreißungen bei Luxation nach vorn eintraten, und daß ferner Randabbrüche von den Gelenkenden und Ausrisse an der Eminentia intercondyloidea vorlagen. Nervenschädigungen wurden besonders bei Luxation nach vorn beschrieben.

Die *Diagnose* ist wegen des ausdrucksvollen klinischen Bildes nicht schwierig. Die Femurcondylen sind an ihrer abnormen Lage abzutasten. Das Röntgenbild sichert die Differentialdiagnose gegenüber Epiphysenlösung und Condylenfraktur.

Für die *Behandlung* wurde gegenüber sofortigen operativen Maßnahmen von Böhler der Erfolg der konservativen Methode hervorgehoben:

„Die erste Aufgabe der Behandlung ist, das Gelenk sobald als möglich auf schonende Weise einzurichten und dann so lange in zweckmäßiger Lage, das ist in einer Beugestellung von 170⁰, ununterbrochen ruhigzustellen, bis die zerrissenen Bänder fest und tragfähig miteinander verwachsen sind, um gute Standfestigkeit zu erzielen und außerdem durch planmäßige Übungen während der notwendigen Dauer der Ruhigstellung dafür zu sorgen, daß die Muskeln kräftig bleiben, damit die Beweglichkeit in möglichst großem Umfange wiederhergestellt wird."

Die *vordere Luxation* wird nach KRÖMER am schonendsten reponiert durch leichten Zug am Unterschenkel unter langsam zunehmender

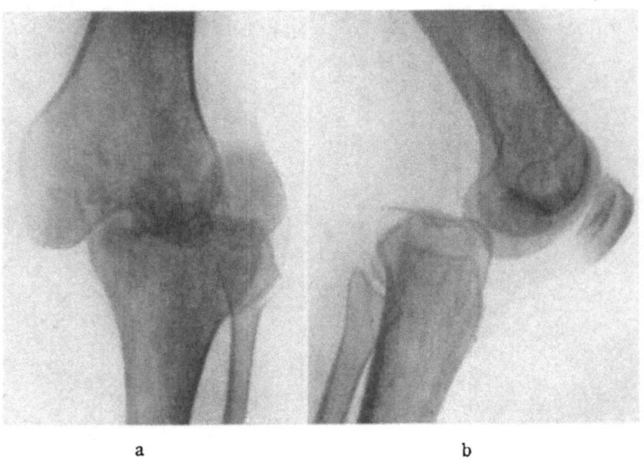

a   b

Abb. 98a u. b. Kniegelenksluxation. Verrenkung der Tibia um vollständige Gelenkbreite nach hinten und um nahezu halbe nach lateral, wobei die Patella mitverrenkt wurde. Zwangsbeugebildung von 50⁰ und leichte Adduktion des Unterschenkels. Die Poplitea ist nicht zerrissen. (Nach KRÖMER.)

Beugung im Kniegelenk. Gleichzeitig ist ein Druck auf den vorspringenden Gelenkteil im Sinne einer Parallelverschiebung ausgeübt.

Die *Luxation nach hinten* ist leicht reponierbar durch Beugung und Zug im Sinne einer Parallelverschiebung nach vorn. Bei den lateralen Luxationen kann ein Repositionshindernis durch Verlagerung der Beugesehnen in die Fossa intercondyloidea entstehen. In diesen Fällen empfiehlt BÖHLER, das Knie über 90⁰ zu beugen und dann den Unterschenkel nach innen zu schieben.

Für die Nachbehandlung wird das Bein im Gipsverband, der von den Zehen bis zum Hüftgelenk reicht, ruhiggestellt. Die Fixationsdauer wird von KRÖMER auf 3—4 Monate angegeben, wodurch die Entstehung eines Schlotterknies sowie von Arthrosis deformans, Kapsel- und Muskelverkalkungen am besten vermieden wird.

Von anderer Seite (MAGNUS, WETTE, PAAS) wird über gute Erfolge bei primärer Naht des zerrissenen Band- und Kapselapparates berichtet. Im allgemeinen ist die Schlußfolgerung zu ziehen, daß auch hier eine individuelle Behandlung angezeigt ist. Es wird in einzelnen Fällen bei Repositionshindernis (Einklemmung von Meniscus oder Weichteilen) die offene Rücklagerung angezeigt sein.

Durch eine anschließende aktive Übungsbehandlung wird eine zunehmende Funktion und Festigkeit des Kniegelenkes zum Ziel gesetzt.

Bei einer *Popliteaverletzung* muß die Gefäßnaht versucht werden; gelingt diese nicht, so erfolgt die Ligatur. Wenn die Zirkulation sich nicht wiederherstellt, so ist Amputation angezeigt.

Im Hinblick auf die starke Gewalteinwirkung, die zum Zustandekommen der Kniegelenksluxation gehört, ist es verständlich, daß es sich nicht selten um eine *offene Verletzung* handelt. Hierbei ist nach den allgemeinen Grundsätzen bei der Behandlung komplizierter Frakturen zu verfahren.

b) Patellarluxation.

Die Verrenkung der Kniescheibe gehört zu *seltenen* Verletzungsformen. Die normale Lage derselben in der Sehne des Quadriceps ist bei gestrecktem Bein derart, daß sie mit ihrer breiteren Facette dem Condylus lat. fem. eng anliegt; die Kniescheibenspitze liegt in Höhe des Kniegelenkspaltes. Bei Kontraktion des Oberschenkelstreckmuskels steigt der untere Rand der Patella höher, so daß diese auf den Oberschenkelschaft zu liegen kommt; bei Muskelentspannung steigt sie wieder hinab („Patellarspiel", PAYR). Die Befestigung der Kniescheibe ist keine starke, so daß Lageabweichungen nicht selten bestehen, ohne daß funktionelle Störungen auftreten. Am häufigsten findet sich nach BLUMENSAAT die vertikale Lageabweichung; dieser Hochstand, der angeboren und erworben sein kann, stellt eine gewisse Disposition zum Zustandekommen von Luxationen dar neben anderen anatomischen Abnormitäten (Abflachung der Femurcondylen, Schwäche des Bandapparates, Genu valgum-Stellung).

Der Entstehung nach wird die Patellarluxation in angeborene und erworbene unterschieden, nach der Form die seitliche, vertikale, Umdrehungs- und Horizontalluxation. Die **seitliche Verrenkung** nach außen stellt die häufigste Form dar. Sie entsteht direkt durch eine von außen auftreffende Gewalteinwirkung oder indirekt durch Muskelkontraktion bei leichter Beugestellung und Einknickung des Kniegelenkes nach innen. Eine mediale seitliche Verrenkung kommt nur selten vor. Die Luxation ist vollständig, wenn die Verbindung der Gelenkflächen aufgehoben und die Patella ganz auf die Seitenfläche des lateralen Condylus gerückt ist.

Die *Diagnose* der seitlichen Luxation ist leicht bei der oberflächlichen Lage der Kniescheibe, die an abnormer Stelle zu tasten ist. Die Reposition macht in der Regel keine Schwierigkeiten. Durch Streckung des Kniegelenkes und Beugung des Hüftgelenkes wird der Quadriceps erschlafft und durch Händedruck die Patella in die normale Lage zurückgebracht. BÖHLER nimmt die Reposition am liegenden Verletzten vor, indem das im Kniegelenk gestreckte Bein stark in der Hüfte gebeugt wird; er legt dann den Fuß auf die eigene Schulter, und durch leichten Druck mit dem Finger springt die Kniescheibe ein.

Bei der **vertikalen Luxation** ist die Patella um die eigene senkrechte Achse um 90° gedreht, so daß die Kante zwischen den beiden Femurcondylen liegt. Sie entsteht durch direkte Gewalteinwirkung von vorn und seitlich. Dabei kann die knorpelige Gelenkfläche nach innen oder außen gerichtet sein. Es kann bei der vertikalen Luxation auch zu einer Drehung um 180⁰ kommen (Inversionsluxation), bei der die Knorpelfläche nach vorn sieht und die Vorderfläche der Trochlea aufliegt. Nach BLUMENSAAT sind die Torsionsluxationen immer traumatisch; angeborene derartige Verrenkungen sind nicht bekannt.

Die **horizontale** oder **Einklemmungsluxation** (KÜTTNER) ist die seltenste Form. Dabei wird die Patella in den Gelenkspalt zwischen Femur und Tibia eingekeilt. Die Erkennung ist meist nicht schwierig. Das Kniegelenk ist in Beugestellung gesperrt, während das Kniescheibenlager leer ist. Oft gelingt es, die Spitze oder auch die Basis am vorderen Gelenkspalt als scharfe Kante zu tasten. Auch der Nachweis des Strecksehnenrisses des Quadriceps oder des Lig. patellae proprium ist meist möglich (BLUMENSAAT). Die unblutige Reposition (forcierte Beugung, Vordrängen und Einwärtskreiselung des Unterschenkels) gelingt nach SCHÜTTEMEYER häufig nicht. Da die Luxation meist mit einer Verletzung des Bandapparates einhergeht, ist ein operativer Eingriff angezeigt. Die Wiederherstellung der Funktion ist von den begleitenden Bänderverletzungen abhängig.

In der *Nachbehandlung* muß das Kniegelenk für einige Wochen ruhiggestellt werden durch Schienen- oder Gipsverband. Danach erfolgt Übungsbehandlung wie bei der Patellarfraktur (S. 181). In vielen Fällen empfiehlt sich das Tragen einer Kniekappe oder Schutzhülse. BLUMENSAAT weist darauf hin, daß man bei der Nachbehandlung gerade frischer Kniescheibenverrenkungen nicht außer acht lassen darf, daß bei zu früher Beendigung oder unzweckmäßiger Durchführung der Nachbehandlung die Gefahr der Reluxation und damit der Dauerluxation durch Kapselerschlaffung droht.

Für die Ausbildung einer *habituellen Luxation* der Patella sind die erwähnten anatomischen Abweichungen, wie sie sich bei der kongenitalen Form häufig finden, ursächlich zu bewerten. Der äußere Anteil der Gleitfurche ist in diesen Fällen flacher als der innere. KRÖMER hat ferner nachgewiesen, daß die Form der Patella bei Fällen von habitueller Luxation verändert ist; sie zeigt eine nur mit dem lateralen Anteil der Facies patellaris kongruente Form, als Zeichen der nur auf den lateralen Anteil der Gelenkfläche beschränkten Funktion. Bei dieser Formabweichung springt die Patella bei jeder Beugung über 90⁰ aus und kehrt beim Strecken wieder zurück.

Für die *Behandlung* der rezidivierenden und habituellen Patellarluxation wird jetzt allgemein die operative Methode angewendet. Durch Weichteiloperationen wird versucht, die Patella zu fixieren. In leichteren Fällen wird die Einpflanzung eines Fascienstreifens als mediales Halteband empfohlen, in anderen werden Muskelplastiken oder auch am Knochen angreifende Operationen angewendet.

c) Patellarfraktur.

Die in der Endsehne des M. quadriceps eingelagerte Patella ist nicht selten traumatischen Einwirkungen ausgesetzt. Nach HELFERICH machen

Patellarfrakturen 1,4% aller Knochenbrüche aus. Vorwiegend betroffen sind Männer zwischen dem 30. und 50. Lebensjahr. Nach der Form unterscheidet man Schräg-, Längs-, Quer- und Splitterbrüche. Bei schweren Gewalteinwirkungen können als

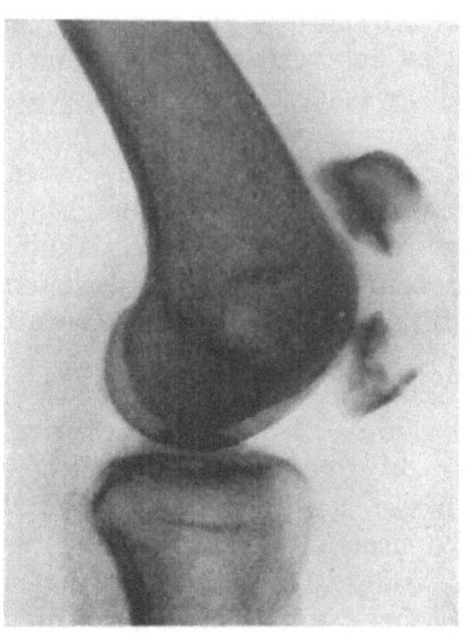

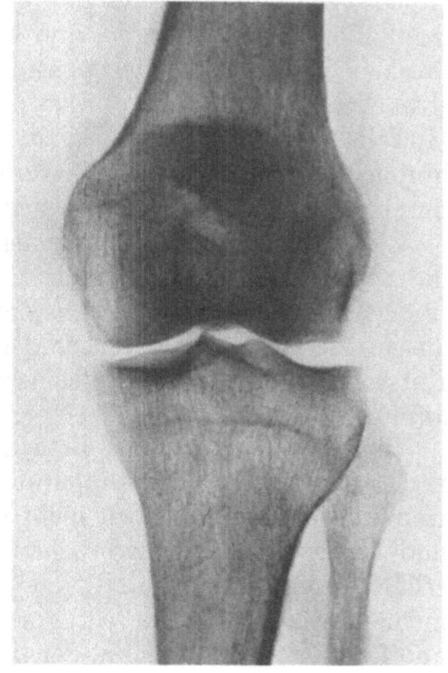

a   b

Abb. 99a—c. a Patellarfraktur mit starker Diastase der Fragmente. (60jährige Frau, Fall bei Glatteis auf das rechte Knie). b a-p-Aufnahme. c post operationem. Bruchstücke der Patella durch Callusbildung miteinander verbunden.

Nebenverletzungen Infraktionen an Femur oder Tibia sowie Abrisse der Ligg. cruciata bestehen. Bei den häufig vorkommenden Querfrakturen verläuft die Bruchlinie meist in der unteren Hälfte der Kniescheibe, etwas unterhalb der Mitte, so daß das untere Fragment erheblich kleiner ist; bei bestehender Dislokation ist dieses häufig nach vorn um die Querachse gedreht.

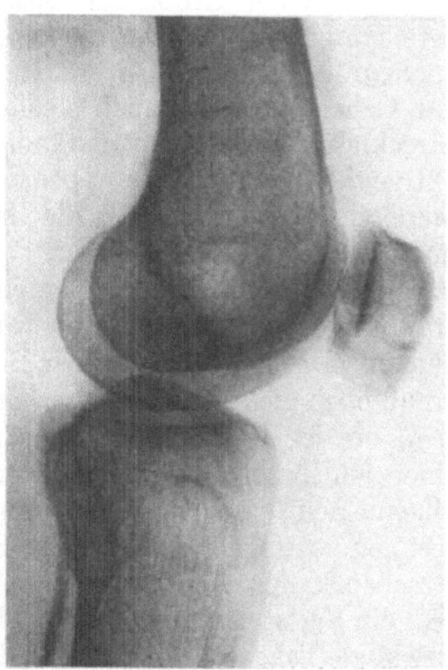

c

Nach der *Entstehungsweise* unterscheidet man die direkte und indirekte Art. Erstere kommt durch stumpfe Gewalteinwirkung auf die Patella von der Vorderfläche aus zustande, wie Fall auf harten Boden oder z. B. bei Autounfällen, wenn der Wageninsasse mit gebeugtem Knie gegen eine scharfe Wagenkante oder die Steuersäule geschleudert wird. Diese Brüche zeigen oft hochgradige Zertrümmerung, bisweilen die Form der sog. *Sternfraktur*. Die einzelnen Fragmente, die sich mehr oder weniger radiär stellen, bleiben meist miteinander in Berührung.

Dagegen entstehen auf indirektem Wege, nach KÄSTNER in 28,7% der Fälle, die *Rißfrakturen*, und zwar durch Überspannung des Streckmuskels in leichter Kniebeugestellung. Der Mensch macht, sobald er strauchelt, bewußt oder unbewußt eine Abwehrbewegung gegen das Hinfallen; er kontrahiert den Streckmuskel und wirft den Rumpf nach hinten. Die hierbei auf die Patella einwirkende Zugspannung wird durch mäßige Flexion des Kniegelenkes noch erhöht.

Zu den selteneren Bruchformen sind die *Längsfrakturen* zu rechnen, die nach A. MEYER sich meist im lateralen Drittel der Kniescheibe finden, da die äußere Seite einer stärkeren direkten Muskelwirkung ausgesetzt ist. Sehr selten sind die doppelten Querbrüche, für deren Entstehung MATTI eine gleichzeitige direkte und indirekte Gewalt annimmt.

Es ist von wesentlicher Bedeutung, daß neben der Quadricepssehne noch ein seitlicher Streckapparat besteht, so daß bei Zusammenhangstrennung der Patella noch nicht die Streckverbindung zwischen Ober- und Unterschenkel unterbrochen ist. Dieser sog. *Reservestreckapparat* erhält seinen Muskelanteil von den Extensoren, besonders M. vastus med. und lat. sowie M. rectus femoris. Von dem Einriß des medialen und lateralen Retinaculum, der besonders bei den indirekten Frakturen in Erscheinung tritt, ist der Grad der Fragmentdiastase abhängig.

Die *klinischen Erscheinungen* sind verschiedenartig; sie sind abhängig von der Größe der Dislokation der Fragmente bzw. der Mitbeteiligung des Reservestreckapparates. Ist dieser wie bei der subaponeurotischen Fraktur erhalten, so sind die Symptome geringfügig; das Gehen ist, wenn auch erschwert, noch möglich, ebenso die aktive Streckfähigkeit. Bei vollständiger Fraktur besteht Aufhebung der aktiven Streckfähigkeit; ebenso ist Hebung des gestreckten Beines unmöglich. Da die Patella die Gelenkhöhle begrenzt, so handelt es sich um eine reine Gelenkfraktur.

Die *Diagnose* ist im allgemeinen nicht schwierig. Bei jedem Bluterguß im Kniegelenk muß man an die Möglichkeit einer Patellarfraktur denken. Die Verschiebung der Bruchstücke ist tastbar, sofern der Bluterguß noch nicht erheblich ist. Schwierig kann jedoch die Entscheidung sein, ob der Reservestreckapparat zerrissen ist. Der bloße Nachweis einer fehlenden Diastase der Bruchstücke genügt hierfür nicht. Im allgemeinen kann man mit einer Beteiligung der Retinacula dann rechnen, wenn der Verletzte in Seitenlage das Kniegelenk nicht aktiv strecken kann. Allerdings kann es vorkommen, wie KÄSTNER betont, daß ein Verletzter in den ersten Tagen es nicht strecken kann, während er einige Tage später dazu in der Lage ist. Dies ist darauf zurückzuführen, daß die Streckunfähigkeit in den ersten Tagen nach dem Unfall zum Teil auf dem Verletzungsschmerz beruht, zumal bei wenig energischen Verletzten. — Wesentlich ist der Röntgenbefund. Neben der seitlichen Aufnahme empfiehlt sich eine weitere Aufnahme im schrägen Durchmesser von hinten außen nach vorn innen (M. A. Meyer, Kuchendorf), da so der laterale Abschnitt der Patella zum Teil außerhalb der Femurcondylen fällt.

Differentialdiagnostisch ist die Abgrenzung gegen konstitutionell begründete Spaltbildung (Patella partita) wichtig. Diese tritt in verschiedenen Formen auf. Am häufigsten findet sich der meist bogenförmig verlaufende Spalt am äußeren oberen Quadranten. Die Unterscheidungsmerkmale der Patella partita gegenüber einer Fraktur sind nach Schaer folgende: Regelmäßigkeit von Form und Verlauf der Spaltlinie, Fehlen der klinischen Fraktursymptome, wie Bluterguß, Crepitation, Schwellung, falsche Beweglichkeit und Dislokation der Fragmente, geringe und meist nur flüchtige subjektive Erscheinungen. Da die Patella partita nicht selten doppelseitig auftritt, so empfiehlt sich in jedem Zweifelsfalle, ein Röntgenbild des unverletzten Knies hinzuzuziehen. Auch bei einseitigem Auftreten läßt das Röntgenbild in der Regel eine Verwechslung ausschließen, insbesondere durch Fehlen einer gezackten Bruchlinie. Für die Unfallchirurgie ist jedoch die Beobachtung von Bedeutung (Schaer, Zoblen), daß die Patella partita keine harmlose Nebenerscheinung ist, sondern eine organische Minderwertigkeit in sich schließt; derartige Kniegelenke reagieren schon auf geringfügiges Trauma stark und lang dauernd.

Die *Prognose* der Patellarfraktur ist abhängig von der Schwere der Verletzung und der Behandlungsart. Die direkten Frakturen zeigen in der Regel eine bessere Prognose. Bei zurückbleibender Einbuße der Beweglichkeit des Kniegelenkes sind Berufe mit körperlicher Arbeit naturgemäß stärker beeinträchtigt. Die knöcherne Vereinigung der Fragmente gibt noch keine Gewähr für gute Funktion. Nach Helferich wird es bei keinem Knochenbruch mehr beobachtet als bei Patellarfraktur, daß mit großer Diastase geheilte Fälle trotzdem eine recht befriedigende Funktion zeigen können; andererseits werden Fälle mit guter Lage der Bruchstücke beobachtet, die eine Funktionsbeeinträchtigung des Kniegelenkes zurückbehalten. Maßgebend ist hierbei das Verhalten des M. quadriceps. Bisweilen zeigt dieser Muskel Erscheinungen einer hochgradigen Atrophie, auch bei leichterer Verletzung, was sich für die Prognose auswirkt.

Die *Behandlung* richtet sich nach der Ausdehnung der Fragmentdiastase und der Beteiligung des Reservestreckapparates. Subaponeurotische Frakturen, Sternfrakturen, sowie solche, bei denen die Diastase gering ist und eine Verletzung des Streckapparates ausschließen läßt, werden *konservativ* behandelt. Der Bluterguß wird durch Punktion entleert und das verletzte Bein in Streckstellung mit einem Kissen unter der Kniekehle oder auf Braunscher Schiene gelagert. Je nach Verletzungsart kann nach 4—5 Tagen eine Gipshülse angelegt werden. Die Dauer der Ruhigstellung ist auf etwa 3—4 Wochen zu bemessen, wobei jedoch die Kräftigung der Oberschenkelmuskulatur nicht vernachlässigt werden darf. Bei Verletzten, denen wegen ungünstigem Allgemeinzustand eine operative Behandlung nicht zugemutet werden kann, werden redressierende Verbände angewendet. Als solcher wird der Heftpflasterverband nach ROSSI benutzt, der in Achtertouren angelegt wird, die sich in der Kniekehle kreuzen und eine konzentrische Annäherung bewirken. KÄSTNER empfiehlt folgendes Verfahren: Der Oberschenkel wird durch zentrifugal gerichtete Bindentouren gewickelt, um der Retraktion des Quadriceps entgegenzuarbeiten. Das Bein wird auf VOLKMANNsche Schiene gelagert. Am oberen und unteren Bruchstück werden Heftpflasterstreifen so angebracht, daß sie in Achtertouren die Schiene umgreifen und die Fragmente einander nähern.

Für alle Fälle mit größerer Dehiszenz der Fragmente und Zerreißung des Streckapparates ist die *operative Behandlung* das Verfahren der Wahl. Für die Durchführung der Patellarnaht wurde früher allgemein Silberdraht verwendet; dieser brachte vielfach den Nachteil vorzeitigen Zerreißens mit sich oder verursachte Beschwerden. Er wird daher durch den rostfreien Stahldraht ersetzt; viele Chirurgen verwenden auch dicke Seidenfäden. Bei der Nahttechnik wird die früher übliche knochendurchbohrende Methode im allgemeinen nicht mehr angewendet, sondern die Umschnürungsnaht der Bruchstücke (Ringnaht); ebenso bewährt sich die U-förmige Naht nach PAYR (Abb. 100). Es empfiehlt sich, mit der Naht des Nebenstreckapparates zu beginnen, weil dadurch die Patellarfragmente schon erheblich genähert werden. Interponierte Weichteile werden entfernt und danach die Bruchstücke mit Knochenhaken aufeinandergestellt.

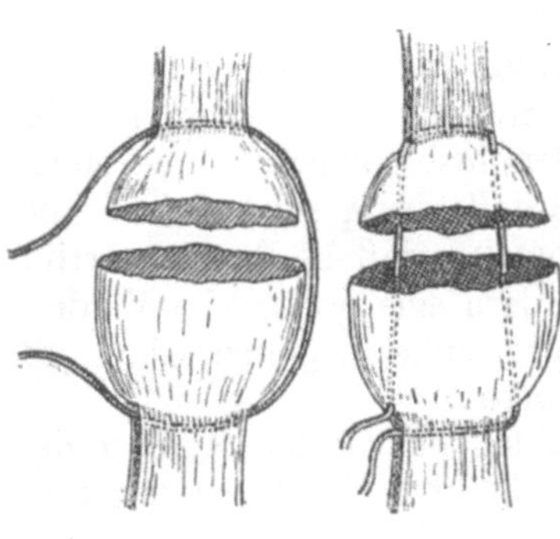

a   b

Abb. 100a u. b.   Patellarnaht. (Nach PAYR.)

Handelt es sich um eine *komplizierte Patellarfraktur*, so ist wegen der Infektionsgefahr zu entscheiden, ob eine primäre Versorgung mit Verschluß der Gelenkhöhle durch Naht der Patella und Kapselanteile durchgeführt werden kann. Die Entscheidung wird abhängig sein von dem lokalen Befund sowie dem Zeitpunkt, wann der Verletzte zur Behandlung kam. BÖHLER empfiehlt in jedem Fall offener Fraktur zweizeitiges Vorgehen; zuerst wird nur die Haut genäht und eine Gipshülse angelegt, die sofort gespalten und gefenstert wird. Wenn die Wunde geheilt und die Haut wieder vollständig rein ist, also nach 2—4 Wochen, wird, wenn notwendig, die Naht der Patella und des Streckapparates ausgeführt.

Nicht selten werden *Refrakturen* beobachtet, die im Anschluß an ein geringfügiges Trauma entstehen können. Es handelt sich meist um Fälle mit nur bindegewebiger Verbindung oder partieller Verknöcherung der alten Frakturstelle; bei ersterer kommt es vielfach nicht zu einer eigentlichen Kontinuitätstrennung, sondern nur zu sekundärer, allmählicher Dehnung der Bindegewebsbrücke (KÄSTNER). Die Behandlung ist nach Möglichkeit eine operative. Die gleichen Regeln gelten auch für die Behandlung der *Pseudarthrosen*, die häufig mit starker Funktionsstörung einhergehen.

Die *Nachbehandlung nach Patellarnaht* ist von großer praktischer Bedeutung. „Die zweckmäßigste Nachbehandlung ist, die Naht so auszuführen, daß eine Nachbehandlung nicht notwendig wird" (SCHANZ). Zur Erreichung des Zieles einer möglichst baldigen und vollständigen Wiederherstellung der Funktion des Kniegelenkes läßt sich auf Grund einer ausgedehnten wissenschaftlichen Aussprache[1] das übliche Vorgehen dahin zusammenfassen, die funktionelle Beanspruchung so früh wie möglich und in so schonender Weise wie nötig zu gestalten. Das Bein wird in VOLKMANNscher Schiene mit leichter Beugestellung des Kniegelenkes für etwa 1 Woche ruhiggestellt. Bei störungsfreiem Verlauf und Ausbleiben größerer Schmerzen wird alsdann die Beugestellung vergrößert und mit Übungsbehandlung begonnen (Bewegungen des Beines mittels Schlaufe, die den Oberschenkel umgreift und vom horizontal über dem Bett befindlichen Längsbalken herunterhängt, wobei sie über eine Rolle geht; dazu Heißluft, Quadricepsmassage, Elektrisieren zur Förderung der Zirkulation, Resorption und Verhütung von Muskelatrophie, ferner aktives Patellarspiel). Nach 2 Wochen erfolgt Sitzen am Bettrand und aktive Übungstherapie, alsdann erste Gehversuche, wobei in der ersten Zeit eine elastische Umwicklung des Kniegelenkes ratsam ist. Das Tempo, in dem dieser Behandlungsplan zur Durchführung kommt, muß sich nach den individuellen Eigenschaften des einzelnen Falles richten (H. RICHTER). Langsames Zurückgehen der Schwellung sowie stärkere Schmerzen mahnen jedoch zur Zurückhaltung.

d) Meniscusverletzung.

Die der Schienbeingelenkfläche aufliegenden faserknorpeligen Bandscheiben, Menisci, zeigen häufig Schäden, deren klinische Bedeutung ebenso wie Fragen der Begutachtung in den letzten Jahren einen ausgedehnten wissenschaftlichen Meinungsaustausch hervorrief. Zum Verständnis der bisweilen schwierig zu klärenden Zusammenhänge seien einige *anatomische Vorbemerkungen* vorangeschickt. Nach v. LANZ-WACHSMUTH[2] wurzeln die Menisci, die keilförmigen Querschnitt besitzen, binnenständig in dem knorpelfreien Zwischenfeld des Tibiakopfes; die breite Außenkante ist mit der Gelenkkapsel verwachsen. Die tibiale (innere) Zwischenscheibe ist halbmondförmig, nahe ihrem Hinterende am breitesten und vorn dünner. Die fibulare (äußere) Zwischenscheibe schließt sich fast völlig zum Ring, der nur durch die Eminentia intercondylica unterbrochen wird. Sie ist überall ziemlich breit und auch gleichmäßig dick. Bei Bewegungen des Kniegelenkes werden die Menisci auf der Schienbeingelenkfläche verschoben, und zwar bei Streckung nach vorn, bei Beugung nach hinten. — Die Erfahrungstatsache, daß der innere Meniscus 20mal häufiger geschädigt wird wie der äußere, ist im anatomischen Bau begründet. Während der äußere

---

[1] Chirurg 1929/30.
[2] Praktische Anatomie, Bd. I. Berlin: Springer 1938.

gleichmäßig stark und sehr beweglich ist, hängt der innere zwischen weit auseinandergezogenen Befestigungspunkten und besitzt einen schwachen vorderen Sichelrand; die überwiegende Zahl der Verletzungen betrifft auch entweder das Vorderhorn selbst oder eine Verankerung.

Nach der *Entstehung* der Meniscusverletzungen hat die früher geltende Auffassung über die rein traumatische Einwirkung eine grundsätzliche Prüfung erfahren. Die Ergebnisse histologischer Meniscusuntersuchungen brachten eine Bestätigung der schon früher von Klinikern festgestellten Bedeutung konstitutioneller Verhältnisse, wofür PAYR die Bezeichnung der „Gelenkschwächlinge" prägte. Er rechnet hierzu das Bestehen einer abnorm kleinen Patella und eines schmalen Tibiakopfes. BRUNS führt ferner an: geringe Festigkeit der Insertion des Meniscus sowie große Exkursionsweite bei der Rotation im Knie. Außerdem wird als prädisponierend Kapselerschlaffung und habituelle Lockerung angegeben (DEMMER).

Schon vor mehreren Jahrzehnten wurden entzündliche *Veränderungen am Meniscus* beschrieben (ROUX, PANRAT u. a.), und in der Folgezeit beschäftigten sich viele Forscher mit den pathologischen Befunden entzündlicher und degenerativer Natur. Nach diesen kann es nicht mehr zweifelhaft erscheinen, daß chronische Traumen degenerative Veränderungen am Meniscus auslösen können, die Reizzustände und eine dauernde Schwächung mit sich bringen („Rißbereitschaft" nach EFSKIND). Das Grundsätzliche des pathologischen Problems wird von H. BURCKHARDT dahin zusammengefaßt, daß jeder Meniscusschaden Folge einer mechanischen Überbeanspruchung ist.

Die degenerativen Vorgänge am Meniscus sind häufig und sollen bereits um das 15. Lebensjahr einsetzen. Nach einigen Untersuchern (TOBLER, BURMANN, SUTRO) finden sich nach dem 35. Lebensjahr selten ganz normale Knorpelscheiben. Eine eingehende pathologisch-anatomische Untersuchung an reichhaltigem Material wurde von CEELEN durchgeführt, der aus seinen Ergebnissen eine Unterscheidung von Meniscusschäden und -verletzungen ableitet. Als *Meniscusschäden* werden angeführt: 1. Begleiterscheinungen allgemeiner Erkrankungen oder örtlicher Kniegelenkserkrankungen, 2. Berufsschäden durch übermäßige funktionelle Beanspruchung, 3. angeborene Bildungsfehler. Diesen ursächlichen Grundlagen werden gegenübergestellt die *Meniscusverletzungen:* 1. Folgen direkter Gewalteinwirkungen, 2. *Folgen indirekter Gewalteinwirkungen auf gesundes oder geschädigtes Kniegelenk,* 3. Spontanverletzungen.

Für die klinische Betrachtung ergibt sich aus der Feststellung einer pathologischen Veränderung des Meniscusgewebes die Folgerung, daß es zu einer *spontanen Zerreißung* bzw. *Luxation* kommen kann. Hierbei kann naturgemäß ein Trauma mitwirken, das aber geringfügig und häufig aus der Erinnerung entschwunden sein kann. In solchen Fällen ist die Degeneration des Meniscus das Primäre, während der Riß sekundär auf Grund der Schädigung entstand (FUSS). In diesem Zusammenhang erwähnt BIRCHER, daß nach englischen Berichten fortgesetzt sportliche (Fußballspiel) oder berufliche Betätigung (Grubenarbeiter, Gärtner) des Kniegelenkes zu einer Schwächung führt, so daß ein relativ harmloses Ereignis wie Treppensteigen, Erheben aus Knie- oder Hockstellung, Übertreten an der Bordschwelle zu einer Läsion führe. Auch Böhler erwähnt die Häufigkeit einer Meniscusverletzung beim Fußballspiel, und Weisbach hat aus seinem operativen Material von 374 Fällen festgestellt, daß 79% der Verletzungen beim Fußballsport eintraten, 9% bei anderen Sportarten und 12% bei außersportlichen Gelegenheiten. Eingehende Untersuchungen haben auch Andreesen zur Annahme einer Schädigung im Sinne des Sport- und Arbeitschadens geführt. Aus der Häufung derartiger Beobachtungen ist die Änderung unserer Anschauungen von der Genese der Meniscusverletzung abzuleiten, was zu der allgemeinen Bezeichnung „*Meniscusschäden*" führte, wobei die traumatische Genese nicht mehr von vornherein in sich eingeschlossen ist (Fuss).

Der *Verletzungsmechanismus* ist, von ganz seltenen Ausnahmen abgesehen, als charakteristisch indirekt aufzufassen. Bei der versteckten Lage der Zwischenscheibe bewirkt die zerdrehende Kraft Abriß oder Abscherung. Die am häufigsten vorkommende Ursache ist eine Rotationsbewegung des Unterschenkels bei fixiertem, gebeugtem Kniegelenk und gleichzeitig adduziertem Oberschenkel. Auch bei Streckstellung kann nach Martina eine gewaltsame Außenrotation zu einer Abreißung des medialen Vorderhorns führen, während Innendrehung des Unterschenkels einen Riß des äußeren Meniscus auslöst. Böhler nimmt die Entstehung eines Risses an, wenn sich bei mehr oder weniger starker Beugung im Kniegelenk der Oberschenkel auf dem festgestellten Unterschenkel bei voller Belastung des Kniegelenkes durch das Körpergewicht plötzlich unvorhergesehen dreht. Steinmann weist ferner darauf hin, daß bei der Auswärtsdrehung des Beines bei flektiertem Knie der innere Meniscus angespannt wird und in den durch den Condylus femoris und die Fläche der Tibia gebildeten Spalt hineinzugleiten sucht, wodurch er eine starke Kompression erleidet und zerreißt. — Auch bei ganz extremer Beugung, wobei die Vorderhörner stark angespannt sind, und bei Überstreckung sowie auch Fall auf die Füße bei gestrecktem Knie wurden Meniscusrisse beschrieben.

Die häufigste *Form* ist der Längsabriß, der den ganzen Meniscus durchzieht. Bei den durch einwandfrei nachzuweisendes Trauma entstandenen Verletzungen kommen ferner Abrisse des Vorder- oder Hinterhorns vor. Teilweise Längsrisse werden nach Böhler seltener gefunden als die vollständigen mit und ohne Verrenkung.

Die *Diagnose* einer Meniscusschädigung ist im Anfangsstadium schwierig. Aus den geschilderten Erwägungen ergibt sich, daß nicht die Voraussetzung einer erheblichen Gewalteinwirkung schlechthin wesentlich ist als vielmehr *die Prüfung des Entstehungsmechanismus*. Anamnestische Erhebungen sind jedoch aus psychologischen Gründen stets mit Vorsicht zu verwenden. Bircher warnt mit Recht vor der Suggestion auf die eigene Meinung und weist ferner darauf hin, daß die Verletzten selten in der Lage sind, genaue Angaben über Stellung und momentane Funktion des Kniegelenkes zu geben. Da die für Meniscusverletzungen bedeutungsvolle Rotationsbewegung kein erhebliches Ausmaß zu besitzen und auch dem Verletzten nicht zum Bewußtsein zu kommen pflegt, so muß man sich bisweilen vor unrichtigen Schlußfolgerungen in negativem Sinne hüten.

Das Kniegelenk ist mäßig geschwollen, aber ein Gelenkerguß besteht in der Regel nicht. Der Druckschmerz über dem Gelenkspalt ist kein sicheres Zeichen, da er auch bei Distorsion und Seitenbandverletzung besteht. Dagegen läßt es einen wichtigen diagnostischen Rückschluß zu, wenn der abgerissene Meniscusteil im Gelenkspalt als flacher und druckempfindlicher Körper fühlbar ist; dieser pflegt bei Streckung des Kniegelenkes hervorzutreten und bei Beugung zurückzuschnappen. Diese Beobachtung ist jedoch nur gelegentlich zu machen. Häufiger besteht bei Verrenkung des abgelösten Stückes eine Streckbehinderung des Kniegelenkes von etwa 20°, die bei länger bestehender Verletzungsfolge plötzlich ohne vorhergehendes Trauma eintreten kann mit heftiger Schmerzauslösung. Eine Lösung dieser Einklemmungserscheinung erfolgt durch pendelnde Bewegungen des Unterschenkels, meist unter hörbarem Einschnappen. Die Differentialdiagnose gegen Einklemmung aus anderer Ursache (z. B. Gelenkmaus bei Osteochondritis dissecans) ist durch die Röntgenuntersuchung zu stellen. — In manchen Fällen besteht das sog. STEINMANNsche *Symptom*, wonach bei leichtgebeugtem Kniegelenk durch Rotationsbewegung am betroffenen Gelenkspalt ein umschriebener Schmerz auszulösen ist. Eine *Röntgenaufnahme* des Kniegelenkes in zwei Ebenen ist in jedem auf Meniscusverletzung verdächtigen Fall heranzuziehen. Sie ist zwar negativ, aber für spätere Begutachtungen wichtig. Erst wenn nach längerer Zeit durch die traumatisch bedingte Zirkulationsstörung eine Verkalkung des Zwischenknorpels herbeigeführt ist, ist dieser röntgenologisch darstellbar. In frischen Fällen kann durch die Methode der Pneumoradiographie vollständiger Riß des Meniscus sowie Lageabweichung festgestellt werden; vielfach ergeben sich hierbei auch keine sicheren Anhaltspunkte.

Die Frage der *Behandlung* der Meniscusverletzung erfordert eine genaue Abwägung des Gesamtbildes und der pathologisch-anatomischen Grundlage. Es ist erwiesen, daß Rißverletzungen geringeren Ausmaßes in kurzer Zeit ausheilen können. Durch Ruhigstellung des Beines mit leichter Beugestellung des Kniegelenkes auf die Dauer von 2—3 Wochen und anschließender Übungsbehandlung läßt sich völlige Wiederherstellung erzielen. BÖHLER empfiehlt Bettruhe nur für einige Tage, danach Anlegen eines Zinkleimverbandes von den Zehen bis zum Knie sowie elastische Wickelung um die Knie. Eine Einklemmung wird durch Dreh- und Beugebewegungen beseitigt, wobei als zweckmäßig empfohlen wird, den Verletzten auf einem Tisch sitzen und die Beine herunterhängen zu lassen.

Die Anzeige zur *operativen Behandlung* ist besonders streng zu stellen. Es ist naturgemäß abzugrenzen, wieweit die Entfernung des geschädigten Meniscus, die Arthrotomie als solche sowie andere Schäden, die das Kniegelenk erlitten, von ursächlicher Bedeutung sind. Die Dauerheilung entscheidet den Wert einer Operationsmethode. Es ist dabei nicht angängig, von einer Heilung zu sprechen, wenn die Funktion des Kniegelenkes wiederhergestellt und das Bein voll gebrauchsfähig ist. Vielmehr ist die Entscheidung wesentlich, ob und in welchem Ausmaß nach einer größeren Zeitspanne eine Disposition für degenerative Knorpelveränderungen im Sinne einer Arthrosebereitschaft durch die Meniscusoperation geschaffen wird. Dabei muß ausgegangen werden von anatomischen Überlegungen über den *Ausfall des Zwischenknorpels*, der einen idealen Puffer für zwei in verschiedenen Richtungen wirkende Kräfte darstellt. Der Gedankengang ist naheliegend, daß die Entfernung dieses Knorpels für Bau und Funktion des Kniegelenkes nicht bedeutungslos ist. Die vielfach verbreitete Annahme, daß die Meniscusentfernung für die Statik des Kniegelenkes keine nachteiligen Folgen habe, ist nicht gerechtfertigt. EFSKIND verweist auf die Reduktion des Knochenabstandes, die bei Röntgenuntersuchung in aufrechter Stellung mit voller Gelenkbelastung festzustellen ist. Er konnte ferner in einzelnen Fällen einen leichten Grad von Dislokation der Femurcondylen nachweisen, und zwar im Verhältnis zum Tibiaplateau nach derjenigen Seite, wo der Meniscus entfernt ist, und wo seine Funktion als Bremsblock wegfällt. WEISBACH hebt hervor, daß der Ausfall der Bandscheibe, die die Scharnier- und Drehbewegung ausgleicht, anatomische und funktionelle Gelenkstörungen nach sich zieht. Eine weitere Beleuchtung der Auswirkung der Entfernung des Knorpelkeiles auf statische Veränderungen für die Femurcondylen ergeben BÖHLERs Untersuchungen, wonach eine Knickung von mehr als 10^0 sich schädigend auswirken kann.

Diese Überlegungen sind naturgemäß nicht ohne Rückwirkung auf die *Operationstechnik* geblieben. Die Frage, ob Totalexstirpation oder Resektion des zerrissenen Meniscus angezeigt ist, wird verschieden beurteilt. KLAPP kommt zu dem Schluß, daß partielle Exstirpationen zu verwerfen sind, während andere Operateure für Erhaltung des gelenkschonenden Knorpels eintreten. BÖHLER empfiehlt, die Basis des Meniscuskeiles zu erhalten, wodurch die Verschmälerung des Gelenkspaltes und die zur Bildung arthrotischer Wülste führende Reizwirkung ausgeschaltet wird. — Nach eigener Überprüfung der Spätergebnisse ist bei einer großen Anzahl von Meniscusoperierten eine Arthrosis deformans nachzuweisen, deren Entstehung auf statische Veränderung des Kniegelenkes zurückzuführen ist.

Die Forderung einer strengen Indikation und *schonenden Operationsweise* muß demnach als Voraussetzung für ein günstiges Heilungsergebnis angesehen werden. Der Zeitpunkt der Operation wird von vielen Chirurgen erst nach längerer Beobachtungszeit gewählt, während BÖHLER nach gesicherter Diagnose sogleich operiert. Es muß auch hierbei jede schematische Einstellung vermieden werden, und die Erfahrung des einzelnen Operateurs für die gegebenen Verhältnisse den Ausschlag geben. Bei bestehendem Erguß wird eine Ruhigstellung des Kniegelenkes vorangeschickt. Bei der Operation wird das Gelenk mit Schrägschnitt über den vorderen Gelenkspalt eröffnet. Bei gebeugtem Kniegelenk läßt sich der Meniscus meist in ganzer Ausdehnung darstellen. Gegebenenfalls werden Rotations- und Abduktionsbewegungen ausgeführt (KLEINSCHMIDT). Bei vollständigem Riß wird der Meniscus mit scharfen Häkchen herausgezogen und abpräpariert. Bei teilweisen Abrissen muß *von Fall zu Fall entschieden werden, ob eine Totalexstirpation oder Resektion vorgenommen werden soll.* Wichtig ist es, die Naht des seitlichen Bandapparates und der Kapsel sehr sorgfältig auszuführen. Nach der Operation wird das Bein in VOLKMANN-Schiene ruhiggestellt, und nach 8 Tagen wird mit Bewegungsübungen und Massage der Streckmuskulatur begonnen. Nach 14 Tagen läßt man den Operierten aufstehen; die aktive Übungsbehandlung muß je nach den individuellen Voraussetzungen mehrere Wochen durchgeführt werden.

Die *unfallrechtliche Bedeutung* erfordert bei Meniscusverletzung, wo äußere Einwirkung und pathologische Veränderung bisweilen schwer voneinander zu trennen sind, besonderes Interesse. In Übereinstimmung mit BURCKHARDT halten wir die Anerkennung der Meniscusschäden als Berufskrankheit nicht für begründet. Ein Gutachter, der mit den neueren Ergebnissen vertraut ist, muß durchaus zu einer kritischen Umgrenzung des Einzelfalles in der Lage sein. Es ist stets zu berücksichtigen, ob die besonderen Umstände auf eine gewaltsame Schädigung schließen lassen, oder ob sie auf einer langen Entwicklung beruht, und die endgültige Absprengung eines vorher schon geschädigten Meniscus wohl die Vollendung, aber nicht die wesentliche Ursache im Rechtssinne darstellt.

6. Unterschenkelfraktur.

a) Tibiakopffraktur.

Von dieser Bruchform wird vorwiegend das 4.—6. Lebensjahrzehnt betroffen. Die Entstehung erfolgt in der Regel auf *direkte* Weise, ferner *indirekt* durch starke Gewalteinwirkung auf die Längsachse des Körpers. Durch Fall auf die Füße aus beträchtlicher Höhe wird der Schienbeinschaft in den Gelenkabschnitt hineingetrieben, wobei es zu Trennungs- oder Einkeilungsfrakturen sowie Mischformen kommt. Insbesondere wird diese Entstehung beobachtet bei Absprung vom Gerüst, hoch beladenen Wagen, ferner durch Herabsausen eines Fahrstuhles oder Förderkorbes, wobei die Insassen stehend den Sturz auffangen. Häufiger kommt die *direkte* Einwirkung vor, so als typische Motorradverletzung durch Anfahren mit gebeugtem Knie an das Straßengeländer.

Es handelt sich um Spaltbrüche der Gelenkfläche, einseitige oder doppelseitige Schrägbrüche der Condylen mit oder ohne Verschiebung, ferner Querbrüche am oberen Schienbeingelenkteil und Kompressionsbrüche des Schienbeinkopfes sowie in seltenen Fällen um traumatische Epiphysenlösung.

Die *isolierten Condylenabbrüche* gehören zu häufigen Verletzungsfolgen, der äußere bricht häufiger ab. In der Regel weicht der abgebrochene Condylus nach unten und hinten ab. Die selteneren kombinierten Condylenfrakturen zeigen eine Y- oder V-förmige Bruchebene. R. KLAPP weist auf die besondere Form des *Spaltbruches* hin, der entsteht, „als wenn ein Keil auf die Mitte der Tibiagelenkfläche angesetzt und in den

Tibiakopf eingeschlagen wäre." Als Entstehungsmechanismus wird neben dem Stoß gegen eine Seite des Knies auch das seitliche Einknicken desselben bei stehendem und belastetem Fuß angegeben.

Die seltene *infracondyläre Fraktur* entsteht direkt durch Stoß oder indirekt durch Stauchung. Es handelt sich um Quer- oder Schrägbrüche unterhalb der Condylen, wobei das Gelenk meist beteiligt ist. Im jugendlichen Alter kann bei schwerer Kontusion des oberen Schienbeinabschnittes eine Epiphysentrennung eintreten, wobei die Gefahr einer Wachstumsstörung besteht.

Der *Kompressionsbruch* entsteht durch plötzliche starke Stauchung des Tibiakopfes durch den gegenüberliegenden Condylenabschnitt des Oberschenkels. Je nach dem Grad der Gewalteinwirkung kommt es zu subcorticalen Einbrüchen des Tibiakopfes bis zu schwerster Zertrümmerung desselben.

Das *klinische Bild* ist, da es sich meist um eine intraartikuläre Verletzung handelt, besonders durch den Bluterguß gekennzeichnet; die Kniescheibe ist abgehoben („Tanzen der Patella"). Es besteht starke örtliche Druckschmerzhaftigkeit sowie Funktionsstörung des Kniegelenkes. Bei Verschiebung des abgebrochenen lateralen Condylus kommt es zur Genu valgum-, bei Bruch des medialen zur Genu varum-Stellung des Knies. Bisweilen läßt sich über

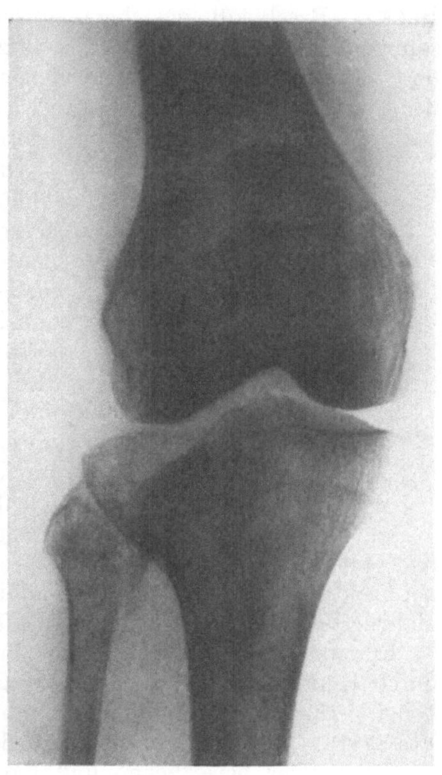

Abb. 101. Stauchungsbruch des Tibiakopfes. Absprengung des Condylus lat. und Fraktur des Fibulaköpfchens. (51jährige Frau, Sturz von einer Stehleiter auf den rechten Fuß.)

dem Fragment Crepitation und abnorme Beweglichkeit nachweisen; ebenso besteht seitliche Wackelbewegung. Das obere Schienbeinende ist verbreitert. — Durch Röntgenaufnahme in beiden aufeinander senkrecht stehenden Ebenen erfolgt Aufklärung über die Art des Bruches.

Bei *Abriß der Eminentia intercondyloidea*, der Ansatzstelle der Ligg. cruciata, besteht häufig bei Entspannung der Seitenbänder abnorme Beweglichkeit des Schienbeinkopfes gegen den Oberschenkel in der Richtung vor- und rückwärts (sog. Schubladenphänomen).

Abriß der Tuberositas tibiae kommt im jugendlichen Alter, jedoch selten, vor. Die Entstehung erfolgt indirekt durch Muskelzug (Abwehrbewegung gegen Rückwärtsfallen), wobei häufig Patellarfraktur oder

Riß des Lig. patellae eintritt. Es handelt sich um eine Apophysentrennung mit meist erheblicher Dislokation, die durch Muskelzug nach oben bedingt ist. Es besteht Aufhebung der aktiven Streckung des Unterschenkels im Kniegelenk. Das Fragment ist unter der Haut tastbar und nach allen Richtungen frei beweglich.

Die *Behandlung* jeder dislozierten intraartikulären Tibiakopffraktur muß zum Ziele haben, die Verschiebung der Bruchstücke auszugleichen. BECKER (Basel) faßt das therapeutische Vorgehen folgendermaßen zusammen: Wiederherstellung der richtigen Achse des Beines, um Valgus- und Varusabknickung zu vermeiden, und möglichst genaue Reposition der Tibiagelenkfläche, um die Entwicklung einer schwereren Arthrosis deformans zu verhüten.

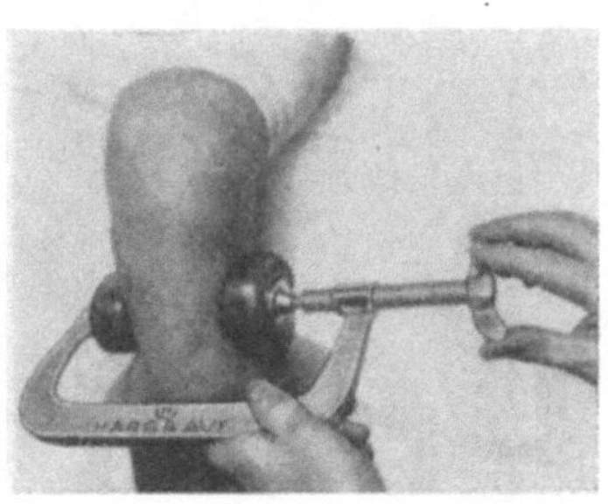

Abb. 102. Kompression des Tibiakopfes zwischen beweglicher und fixierter Pelotte. (Nach FORRESTER.)

Diese Forderungen sind in der Mehrzahl der Fälle auf konservativem Wege zu erreichen. Die Einstellung der Fragmente nach Entleerung des Blutergusses wird zunächst durch die Wirkung eines Zugverbandes (Drahtextension am Calcaneus) zu erreichen versucht. Dabei wird durch Druck auf die Fragmente eine möglichst günstige Stellung hergestellt. Da der abgesprengte Condylus durch den Bandapparat des Kniegelenkes festgehalten wird, so läßt sich durch die Extension meist eine ausreichende Reposition durchführen. Dabei wird der Unterschenkel bei Fraktur des äußeren Condylus adduziert, sowie bei innerem Abbruch abduziert eingestellt, wobei das Kniegelenk in Streckstellung bleibt.

Ein weiteres Vorgehen besteht im *Zusammenpressen der Condylen* durch Klammer oder Schraubenzwinge. Voraussetzung ist dabei, daß keine Verhakung der Fragmente und keine Zwischenlagerung vorliegt. FORRESTER verwendet das Prinzip der Kompression des Tibiakopfes zwischen einer beweglichen und fixierten Pelotte. Diese Redression wird etwa 10 Tage nach dem Unfall vorgenommen. Auch Nagel- oder Drahtfixation der abgesprengten Knochenteile läßt sich mit Erfolg durchführen. R. KLAPP bezeichnet bei der Behandlung von Spaltbrüchen die starke Seitenkompression als wichtigsten Teil, am besten mit dem Quengel ausgeführt.

Die erreichte Stellung der Condylen wird durch Gipsverband fixiert. Eine Belastung soll im allgemeinen vor Ablauf von 7—8 Wochen nicht vorgenommen werden.

Wenn die Röntgenkontrolle keinen einwandfreien Ausgleich ergibt, so muß auf *operativem Wege* die Hebung der eingedrückten Gelenkfläche erfolgen. Das Repositionsergebnis wird festgehalten durch Spanunterschiebung nach LEXER (ohne Gelenkeröffnung) oder durch Befestigung der Fragmente mittels Drahtumschlingung oder Schraube. Ein Vorteil der operativen Behandlung besteht in der Möglichkeit, die funktionelle Nachbehandlung frühzeitig zu beginnen.

Bei *Abrißbruch der Eminentia inter-condyloidea*, dem Ansatzpunkt der Kreuzbänder, wird von BÖHLER frühzeitige operative Freilegung durch vorderen medialen Längsschnitt oder Querschnitt vorgeschlagen. Durch Druck mit dem Elevatorium wird das bewegliche Knochenstück in sein Bett zurückgedrückt, wo es von selbst durch Streckung haften soll, oder es wird durch zwei Bohrkanäle durch die Tibia mit zwei Seidenfäden fixiert.

Die Behandlung des Abrißbruches der Tuberositas tibiae erfolgt wie bei der Patellarfraktur durch Ruhigstellung in Streckstellung oder Nagelung des Fragments.

b) Unterschenkelschaftfraktur.

Die Brüche beider Unterschenkelknochen kommen häufig vor (etwa 15%). Nach der Lokalisation ist die Grenze des mittleren und unteren Drittels bevorzugt, entsprechend dem anatomischen Bau des Schienbeinschaftes, der an dieser Stelle den geringsten Querschnitt darstellt und eine mangelnde Widerstandsfähigkeit hat („Wetterwinkel" des Unterschenkels). Nebenverletzungen durch Gefäß- und Nervenschädigung sind nicht selten; am meisten gefährdet ist die A. tibialis anterior.

Die *Entstehungsweise* ist meist auf direkte Gewalteinwirkung zurückzuführen (Überfahren, Stoß, Auffallen schwerer Lasten). Auf indirekte Weise erfolgt der Knochenbruch meist durch Drehbewegung (Torsion) bei fixiertem Fuß, wobei gewöhnlich die Tibiafraktur meist entsteht und die Fibula infolge der Körperbelastung sekundär einen etwas höher gelegenen Biegungsbruch erleidet.

Nach der *Bruchform* unterscheidet man *unvollständige* und *vollständige*. Erstere kommen in Form von Biegungs- oder Spiralbruch besonders im

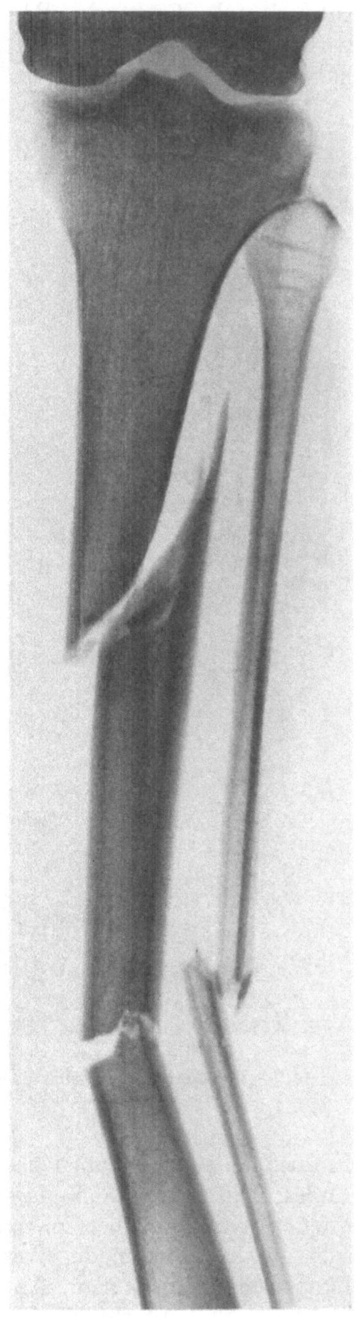

Abb. 103. Schräg- und Querfraktur der Tibia, Fraktur der Fibula. (24jähriger Mann. Linker Unterschenkel vom Motorrad überfahren.)

Kindesalter vor, mit Erhaltung des widerstandsfähigen Periosts (sog. subperiostale Fraktur). Bei der vollständigen unter direkter Einwirkung entstandenen Fraktur zeigen die Fragmente meist eine annähernd quere Verlaufsform mit der Fibulaverletzung in gleicher Höhe: Splitterbrüche, mehrfache Brüche, Heraussprengung eines dreiecksförmigen Knochenstückes und Zermalmungsbrüche werden durch schwere Gewalteinwirkung ausgelöst. Bei Schußverletzungen handelt es sich um mittel- und großsplitterige Frakturen. Nicht selten imponieren sie als atypische Schmetterlingsbrüche; von den beiden Flügeln ist der eine zerstückelt und nur der andere, medial gelegene erhalten (BRAGARD). Bei den übrigen indirekten zeigt die Bruchebene eine schräge Verlaufsform, von oben außen nach unten innen. Dabei liegt die Spitze des oberen Bruchstückes an der vorderen Tibiakante (sog. Flötenschnabelbruch), wobei es leicht zu einer Durchspießung der der Tibiakante straff anliegenden Haut kommen kann.

Die *Diagnose* ist meist nicht schwierig wegen der eindeutigen klinischen Erscheinungsform. Die durch das Frakturhämatom bedingte Schwellung ist meist so erheblich, daß die Haut stark gespannt ist, und Blasenbildung entsteht. Die Inspektion läßt häufig erkennen, daß der Unterschenkel peripherwärts von der

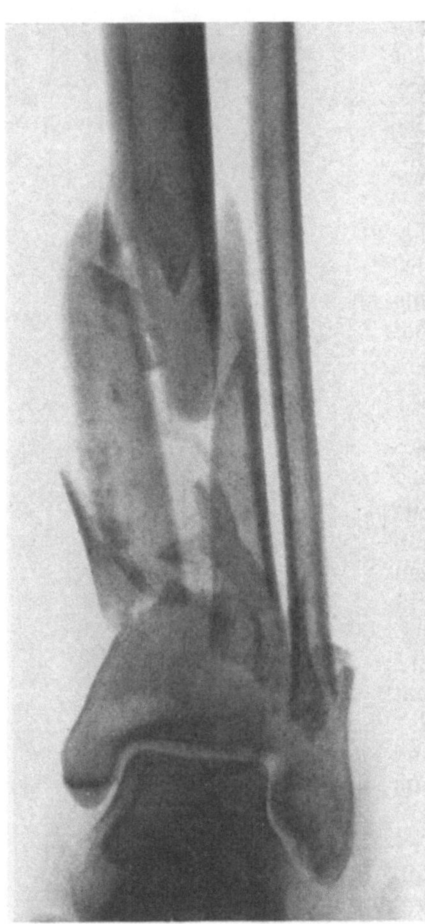

Abb. 104. Schwere Zertrümmerungsfraktur des unteren Teils der Unterschenkelknochen.

Frakturstelle nach außen gedreht ist, bedingt durch das Gewicht des Fußes. Die Achsenknickung erfolgt in der Regel mit einem nach vorn offenen Winkel, seitlich in Abduktionsstellung. An der Bruchstelle läßt sich durch Abtasten der vorderen Schienbeinkante ein umschriebener Druckschmerz feststellen. Abnorme Beweglichkeit wird durch Umfassen oberhalb und unterhalb der Bruchstelle und vorsichtige Bewegungen geprüft.

Dislokation fehlt bei Infraktionen und subperiostalen Frakturen. In allen anderen Fällen ist sie meist stark ausgeprägt. Bei der typischen

Lokalisation an der Grenze des unteren und mittleren Drittels ist das obere Fragment nach dem Verlauf der Bruchebene nach vorn unten, der untere nach hinten oben verschoben. Querfrakturen zeigen gelegentlich eine Verzahnung der Fragmente ohne stärkere Dislokation; diese erfolgt sonst in Richtung der einwirkenden Gewalt. Bei den selteneren Biegungsbrüchen im oberen Drittel steht das untere Tibiafragment vorn, wenn die Bruchebene von vorn oben nach hinten unten verläuft. Dagegen wird bei Querbrüchen an dieser Stelle das obere Fragment durch die Extensoren des Kniegelenkes nach vorn disloziert (MATTI). — Eine exakte *Röntgenuntersuchung* in der Ebene von vorn nach hinten sowie seitlich ist unerläßlich, sie muß auch in genügender Ausdehnung erfolgen, um eine zweite Frakturstelle nicht zu übersehen. Im Verlaufe der Behandlung ist die Röntgenkontrolle meist richtunggebend.

Die erwähnten Gefäßverletzungen können zu lebensgefährlichen Blutungen führen, die bisweilen erst einige Tage nach dem Unfall eintreten und schnelles Eingreifen erforderlich machen.

Die Anschauungen über die zweckmäßigste Art der *Behandlung* sind keineswegs einheitlich. Dies hängt einmal mit der häufig auftretenden Schwierigkeit der Reposition zusammen, wobei sich vor allem Verkürzung, Rotation und Rekurvation ungünstig auswirken. Ferner lehrt die Erfahrung, daß es auch bei gut erzielter Bruchstellung häufig nicht gelingt, diese trotz Fixierung im kunstgerecht angelegten Gipsverband zu erhalten. Nach BERGK geben Resorption des Bruchhämatoms und beginnende Muskelatrophie den Fragmenten so viel Spielraum zu seitlichem Abweichen, daß infolge des Muskellängszuges eine Verkürzung ohne weiteres erfolgen kann. Schrägbrüche knicken wieder ab, Torsionsbrüche rollen sich wieder auf. — Die knöcherne Konsolidation ist jedoch, wenn auch der röntgenologisch festgestellte anatomische Befund nicht überschätzt werden soll, gerade bei Unterschenkelfrakturen in hohem Maße abhängig von der Stellung der Bruchstücke, zumal die Querbrüche die Gefahr einer Pseudarthrose in sich schließen. Bei diesen ist die Heilungsdauer auch langwieriger als bei Schräg- und Spiralbrüchen. Bei ungünstiger Stellung der Fragmente wird die doppelte oder dreifache Behandlungszeit benötigt gegenüber gut reponierten Frakturen. MATTI weist darauf hin, daß die Konsolidationstendenz ganz besonders schlecht ist, wenn die Fragmente nur seitlichen Kontakt haben. In solchen Fällen kann es Monate dauern, bis sich ein zuverlässiger Callus ausgebildet hat, es sei denn, daß Tibia und Fibula kreuzweise verwachsen oder sich durch Knochenbrücken verbinden.

Im Verlaufe der Behandlung ist ferner zu berücksichtigen, daß eine knöcherne Vereinigung der Fibulafraktur meist früher eintritt als die der Tibia. Dabei kann die geheilte Fibula als Sperrknochen die Konsolidierung der Tibiafragmente vereiteln (s. isolierte Fraktur der Tibia).

Frakturen ohne oder mit geringer Dislokation werden mit Gipsverband behandelt, der nach Abklingen der Schwellung angelegt wird. Bei den übrigen muß die *Reposition* genau und möglichst bald ausgeführt werden. Diese erfolgt in Narkose durch Zug am Fuß und

Gegenzug am rechtwinklig gebeugten Knie sowie manuelle Einwirkung an der Bruchstelle selbst. Dabei ist zu achten auf Ausgleich der Verkürzung, Rekurvation, Varus- und Valgusstellung sowie Außenrotation. Da die Visierlinie (Spina iliaca ant. sup., Innenrand der Patella, Großzehe), häufig irreführend ist, empfiehlt HELFERICH, bei völlig horizontaler Patella die Stellung des Beines zu prüfen und je nach Form und Richtung des anderen, gesunden Unterschenkels die Stellung des gebrochenen Beines zu fixieren. So wird namentlich eine Dislocatio ad peripheriam vermieden.

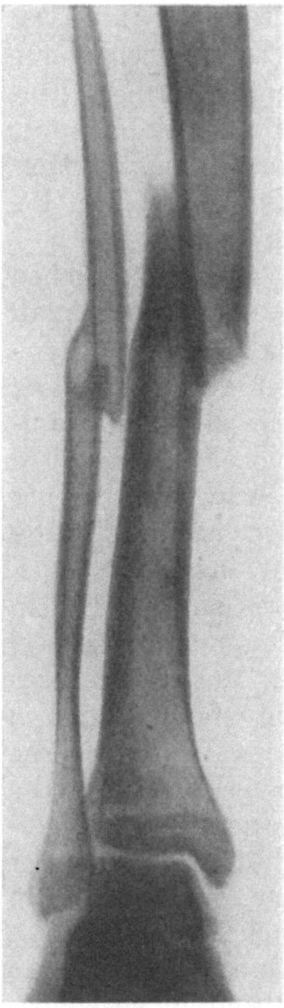

Zur Retention einer günstigen Fragmentstellung kommen folgende Verfahren zur Anwendung: 1. primäre Fixierung im Gipsverband; 2. Extension; 3. operative Behandlung.

Die *primäre Fixierung* durch Gipsverband, die naturgemäß bei offenen Brüchen und ausgedehnter Weichteilbeteiligung kontraindiziert ist, ist zwar für den Verletzten schonender; sie bringt aber die Gefahr mit sich, daß die nach manueller Reposition erzielte günstige Fragmentstellung sich sekundär verschlechtert, so daß es sogar wieder zu einem Abgleiten kommen kann. Deshalb sind neben den nicht dislozierten Frakturen für diese Methode nur bestimmte Formen von Querbrüchen geeignet. Nach DEUTICKE und MARTYS sind auszuschließen: Querbrüche mit vollkommen glatten Bruchflächen, die keinen Halt aneinander finden, und solche, bei denen ein Biegungskeil besteht, der die halbe Schaftbreite überschreitet. Auch wenn sich die Fragmente verzahnen lassen, sind die Kontaktflächen zu klein, und es kommt leicht zum sekundären Abrutschen. — Die Torsionsfrakturen eignen sich nicht für die primäre Fixierung, auch wenn anfangs die Bruchstücke eine sehr günstige Stellung hatten; es kommt jedoch häufig zu Lageabweichung, und zwar Längs- und Seitenverschiebung.

Abb. 105. Fraktur beider Unterschenkelknochen, geheilt mit gabeliger Verschränkung der Fragmente. (Nach MATTI.)

Das *Extensionsverfahren* bietet bezüglich Ausgleich einer Verkürzung und Erhaltung günstiger Fragmentstellung viele Vorteile, zumal die Lagerung durch Seitenzüge zweckmäßig gestaltet werden kann; außerdem ermöglicht sie eine sachgemäße Durchführung der Behandlung von Weichteilverletzungen. Andererseits kann sich die Bettruhe bei älteren Verletzten ungünstig auswirken; ferner ist mit der Zugbehandlung je nach der Bruchform eine Verzögerung der Bruchheilung verbunden, besonders bei Querbrüchen. Es ist daher zweckmäßig, die Extension nur so lange durchzuführen, bis eine Konsolidierung der Fragmente in dem Maße erreicht ist, daß eine sekundäre Verschiebung nicht mehr befürchtet werden muß. Danach wird bei noch bestehender Extension eine U-förmige Gipsschiene bzw. ein Gehgipsverband angelegt.

Die *kombinierte Extensions- und Gipsverbandbehandlung* nach Böhler eignet sich besonders für Unterschenkelfrakturen. Es wird unter örtlicher Anästhesierung der Bruchstelle ein Nagel- oder Klammerzug am Fersenbein angelegt. Dann erfolgt Lagerung des verletzten Beines im Schraubenzugapparat (Abb. 9), der eine fortdauernde Extension zuläßt, wobei auch die anderen Verschiebungen sich ausgleichen oder durch Druck von außen beseitigt werden können. Nach erfolgter Reposition wird ein ungepolsterter Gipsschienenverband angelegt. Nach Röntgenkontrolle wird der Gipsverband längs gespalten, und die Extensionsvorrichtung am Fersenbein mit einem Gewicht von 3 kg belastet. Nach

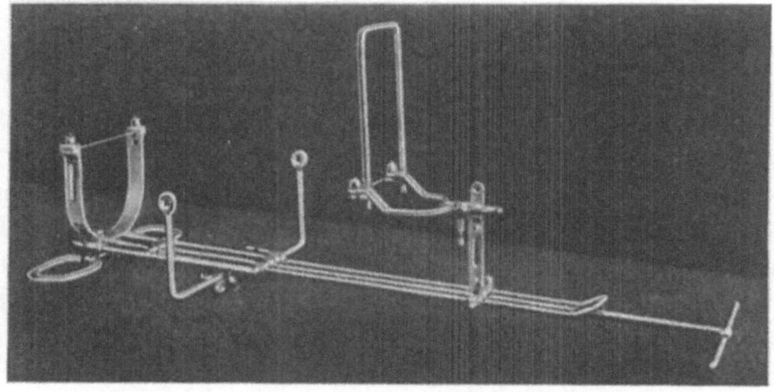

Abb. 106. Distraktionsapparat in Grundstellung. Seitenstützen für die Querzüge, Fußrahmen und Drehschlüssel sind aufgesetzt. (Nach v. Petz.)

3 Wochen, bei schweren Stauchungsbrüchen nach 5—6 Wochen, wird der kombinierte Verband entfernt und durch einen Gehgipsverband ersetzt.

Um Längsverschiebung sowie auch andere Dislokationen der Bruchstücke im zirkulären Gipsverbande auszugleichen, wurden verschiedenartige Methoden eingeführt. Neben den Hackenbruchschen Distraktionsklammern sind Distraktionsapparate in Gebrauch, die auf dem Prinzip eines schon im Jahre 1517 von v. Gersdorff konstruierten Schraubapparates beruhen. Eine Konstruktion von v. Petz (Abb. 105) besteht aus zwei kräftigen Stahlbügeln, von denen der proximale Bügel fest, der distale verschiebbar ist; für die Querzüge sind Seitenstützen angebracht, und zwischen den Schienen befindet sich eine drehbare Schraubenwelle. Der Unterschenkel wird mit zwei Drähten am Schienbeinkopf und Fersenbein durchbohrt, die in der üblichen Weise mittels eines Drahtspannschlüssels eingespannt werden; zum Ausgleich der Seitenverschiebungen werden die mit Flügelschrauben versehenen Seitenstützen in Höhe der Fraktur angelegt und festgeschraubt, die in der Höhenrichtung durch Anordnung einfacher Gewinde verlängert oder verkürzt werden können, um die Öse der Stützen in die erforderliche Höhenlage bringen zu können.

Wird durch die geschilderten Maßnahmen keine befriedigende Stellung der Fragmente erreicht, so empfiehlt sich *operatives Vorgehen.*

Bei Spiral- und Schrägbrüchen wird vielfach ein Mittelweg gewählt, um die dauernde Versenkung fixierender Fremdkörper zu umgehen. Das Verfahren besteht in der *temporären percutanen Drahtfixation.* Dabei wird ein Draht so eingeführt, daß er senkrecht auf die Bruchebene gerichtet ist und möglichst genau das Zentrum beider Bruchflächen der Tibia trifft (BERGK). Durch Benutzung eines für die operative Schenkelhalsbruchbehandlung angegebenen Drahtgitters läßt sich unter dem Röntgenschirm feststellen, ob der Bruchspalt sich schließt (HONECKER).

Bei Durchführung einer operativen Freilegung der Frakturstelle werden Schrägbrüche durch Drahtumschlingung (Cerclage) fixiert, während man bei Querbrüchen eine Verschraubung mit Metallplatte unter Ausgleich der Diastase anwendet, die nach eingetretener Konsolidation entfernt werden. Der Gedanke, daß sie so nahe an der Hautoberfläche eine Reizwirkung ausüben, liegt nahe (F. KÖNIG).

Die Behandlung der *komplizierten Unterschenkelschaftfraktur* richtet sich nach den allgemeinen Grundsätzen. Kleine Durchstechungswunden werden sofort geschlossen und Reposition durchgeführt. DEUTICKE und MARTYS berichten über einwandfreie Bruchheilung in 85 % der Fälle. BÖHLER stellte Wundstörungen in 6 % seiner 127 Fälle fest. Bei eingetretener Infektion muß die Wunde breit offengehalten und der Unterschenkel ruhiggestellt werden, am besten mit Gipsschale. Handelt es sich um Zertrümmerung des Knochens und Gangrän, so soll die Amputation rechtzeitig erfolgen, um einer Komplikation durch Sepsis oder Gasbrand vorzubeugen.

c) Isolierte Fraktur der Tibia.

Es ist zweckmäßig, die isolierten Brüche der Unterschenkelknochen von den allgemeinen Schaftfrakturen zu trennen. Wenn auch die Entstehung unter den gleichen Einwirkungen erfolgt, so ist bei der isolierten Fraktur die Heilungsdauer und das Endergebnis in erheblichem Maße günstiger.

Die selten vorkommenden isolierten Tibiafrakturen sind in ihrer Erscheinungs- und Verlaufsform den leichten Unterschenkelbrüchen vergleichbar. Die Entstehung ist indirekt oder direkt; es werden Quer-, Schräg- und Torsionsfrakturen beobachtet. MATTI verweist auf eine typische Verletzung durch Hufschlag, die gewöhnlich im oberen Drittel liegt und queren, zackigen Verlauf zeigt; sie ist häufig durch eine durchgehende Quetsch-Rißwunde kompliziert.

Zu stärkeren Dislokationen kommt es im allgemeinen nicht, weil die intakte Fibula gewissermaßen als natürliche Schiene wirkt. Schwierig ist die Diagnose des Querbruches ohne seitliche Verschiebung. In Ermangelung anderer Zeichen ist dann nur ein gewisses Knacken bei forciertem Bewegungsversuch nebst Druck- und Stoßschmerz vorhanden (HELFERICH).

Bei den Frakturen im mittleren und unteren Drittel mit ausgesprochener Verschiebung, wobei die unverletzte Fibula als Sperrknochen wirkt, ist die Frage von praktischer Bedeutung, ob eine *operative*

Verkürzung des Wadenbeines angezeigt ist. Hierüber besteht keine einheitliche Auffassung. Von einigen Chirurgen wird primäre Durchtrennung der Fibula vorgeschlagen, um das Repositionshindernis zu beseitigen; andere entschließen sich zu dieser Maßnahme erst bei verzögerter Knochenbruchheilung. Auch hier empfiehlt es sich, den Mittelweg zu beschreiten und meist abzuwarten, ob knöcherne Konsolidierung eintritt. Wenn für das Ausbleiben derselben das Auseinanderstehen der Bruchstücke erkannt ist, oder eine Knochenaussprengung (HELLER) vorliegt, so

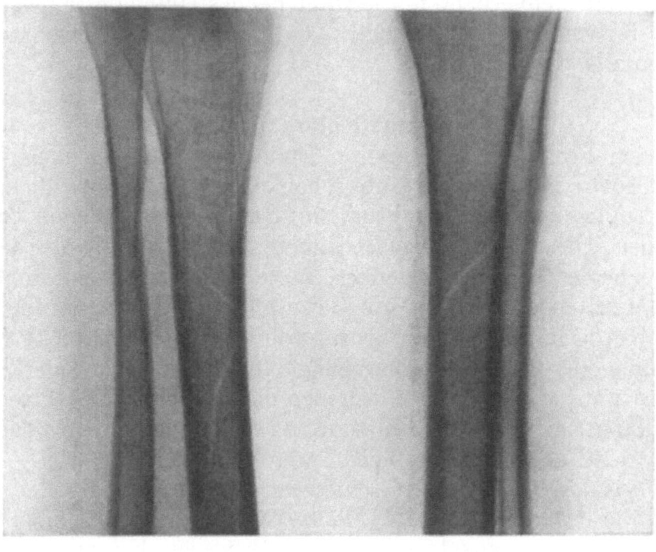

a   b

Abb. 107a u. b. Subperiostale Spiralfraktur der Tibia. (40jährige Frau, auf Treppe gestrauchelt und mehrere Stufen hinuntergefallen.)

wird die Fibula verkürzt. Eine unblutige Frakturierung ist nicht ratsam, da sie Splitterung verursacht. Am besten bewährt sich die *schräge Osteotomie*. F. KÖNIG empfiehlt, diese subperiostal mit der rotierenden Kreissäge vorzunehmen, oder bei gehöriger Feststellung des proximalen und distalen Schaftteiles mit scharfem Meißel oder Stichsäge. — Bei größerer Diastase der Tibiafragmente wird die Resektion eines 2 cm langen Knochenstückes aus der Fibula vorgenommen. Ein gut sitzender Gips- oder Schienenverband wird zur Retention angeschlossen.

d) Isolierte Fraktur der Fibula.

Dieser Bruch erfolgt meist durch direkte Gewalteinwirkung und zeigt queren oder schrägen Verlauf; da die unverletzte Tibia als Schiene wirkt, kommt es in der Regel nicht zu stärkerer Dislokation. Die Fibulaschaftbrüche werden häufig übersehen, da die Gehfähigkeit nicht aufgehoben ist. — Die *Fraktur am Fibulaköpfchen oder -hals ist von praktischer* Bedeutung wegen Gefährdung des N. peroneus. Dieser liegt breit auf dem Skelet, nur von dünner Haut und Fascie bedeckt. Dazu kommt,

13*

daß dieser Skeletpunkt sehr exponiert im äußeren Umriß des Kniegelenkes liegt, also an sich sehr gefährdet ist (v. LANZ u. WACHSMUTH). Der Nerv kann durch Knochensplitter gequetscht oder durchtrennt bzw. sekundär durch Callusdruck in Mitleidenschaft gezogen werden. —

Die Fraktur am oberen Ende der Fibula wird häufig als Begleitverletzung von Kompressionsbrüchen der Tibiakondylen beobachtet (MATTI). Ferner kann sie als Rißfraktur entstehen bei starker Adduktion des Unterschenkels durch Kontraktion des M. biceps femoris, wenn dieser bei gestrecktem Knie passiv gedehnt ist. — Die Behandlung besteht in Schienenverband mit leichter Beugestellung des Kniegelenkes oder operativer Reposition und Drahtnaht oder Verschraubung, gegebenenfalls Nervennaht.

e) Supramalleoläre Fraktur.

Von den Frakturen am unteren Ende des Unterschenkels ist der supramalleoläre Bruch beider Unterschenkelknochen hervorzuheben, der mit der supracondylären Fraktur am Humerus und Femur zu vergleichen ist. Dieser liegt einige Zentimeter bis Handbreit oberhalb der Gelenkfläche des Talocruralgelenkes, in die er in der Regel durchbricht. Er *entsteht* seltener durch direkte Gewalt (Schlag, Überfahrung usw.), dagegen häufig indirekt durch Sturz, wobei der Fuß umknickt. Durch Adduktions- oder Supinationsbewegung entsteht ein Quer- oder Schrägbruch des unteren Tibiaendes, seltener durch Abduktion (Pronation). Ebenso kann bei fixiertem Fuß durch Drehung eine Torsionsfraktur oberhalb des Fußgelenkes ausgelöst werden.

Die *Form des Bruches* ist verschiedenartig. Er verläuft quer, schräg oder spiralig. Die Fraktur der Fibula ist häufig höher, im mittleren Drittel des Unterschenkels lokalisiert. Bisweilen kommt es zu Absprengungen an der vorderen oder hinteren Schienbeingelenkfläche, ebenso zu Einkeilungen der Fragmente.

Die *Erscheinungsform* ist wechselnd und ausgeprägt. Entsprechend der meist erheblichen Dislokation entsteht eine Verbreiterung des Fußgelenkes, häufig eine Verdrehung im Sinne der Pronation oder Supination. Wegen der starken Schwellung ist die *Diagnose* schwierig und erfordert exakte Röntgenuntersuchung. Differentialdiagnostisch ist eine seitliche Luxation auszuschließen.

Die *Prognose* ist nicht günstig, zumal häufig eine Kombination mit einer Fußgelenkverletzung vorliegt. Die Heilung erfordert gewöhnlich lange Zeit, und wegen der erschwerten Reposition bleiben vielfach eine erhebliche Funktionsstörung, Deformität des Sprunggelenkes und Versteifung zurück.

Die *Behandlung* erfordert zunächst, eine exakte Reposition herbeizuführen, die infolge des kurzen peripheren Fragments meist schwierig ist. Dabei ist eine Überkorrektion der Stellung zu vermeiden. Bei gelungener Reposition wird ein zirkulärer oder Gipsschienenverband angewendet. Wegen der ausgesprochenen Neigung zu sekundärer Dislokation ist auch Drahtextension am Calcaneus, kombiniert mit seitlichen Zügen, angezeigt. Die Retention im Gips- oder Streckverband wird

auf 5—6 Wochen ausgedehnt. — Bei operativen Maßnahmen wird eine
Eröffnung des Fußgelenkes nach Möglichkeit vermieden. Drahtnaht
oder Verschraubung der Fragmente führen in geeigneten Fällen zum

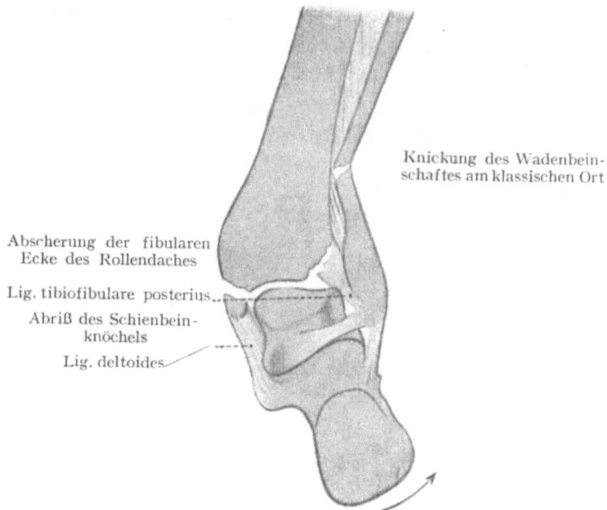

Abb. 108. Pronationsbruch, zustande gekommen durch übertriebene pronatorische Bewegung des Fußes
oder durch Knicken des Unterschenkels nach außen. (Nach v. Lanz-Wachsmuth.)

Ziele. — Die funktionelle Nachbehandlung ist bei dieser Verletzungsform
besonders sorgsam zu überwachen, um eine frühzeitige Belastung zu
vermeiden.

Die *Epiphysenlösung* am unteren Tibiaende bei Kindern kommt
selten vor. Sie läßt sich meist ohne Schwierigkeit reponieren. Ruhigstellung, eventuell mit Extension werden zur Verhinderung sekundärer
Verschiebungen durchgeführt.

f) Malleolarfraktur.

Die Malleolarfraktur gehört zu der häufigsten Bruchform des Unterschenkels. Da es sich um einen Gelenkbruch handelt, so sind die anatomischen Beziehungen am Fußgelenk und der Entstehungsmechanismus
der Fraktur von besonderer praktischer Wichtigkeit. Das proximale
Talocruralgelenk ist ein Scharniergelenk mit quergestellter Achse. Es
besteht aus der Talusrolle und beiden Malleolen, die gabelförmig das
Sprungbein umfassen. Neben der Gelenkkapsel dienen zur Festigung
starke Bandmassen, die bei der Entstehung des Knochenbruches eine
wichtige Rolle spielen. Am inneren Knöchel entspringt das Lig. deltoides, das am hinteren Talushöcker ansetzt. An der Außenseite setzt
sich die Bandführung aus drei selbständigen Einzelbändern zusammen
(Lig. calcaneo-fibulare und talo-fibulare ant. und post.). Außer diesen
Seitenbändern erhält die Bandfuge am distalen Ende des Unterschenkels
die Widerstandsfähigkeit der Knöchelgabel. Diese stellt nach v. Lanz

und WACHSMUTH eine unmittelbare Fortsetzung der Membrana interossea dar und verläuft schräg vom Schienbein zum Wadenbein. Nach
außen steigen von der Epiphysenzone des Schienbeines zum äußeren
Knöchel straffe Bänder ab (Lig. tibiofibulare ant. und post.). Bei
Sprengung der Knöchelgabel durch Verdrehung der Sprungbeinrolle
wird selten ein Bandeinriß hervorgerufen, sondern Einriß oder Abknickung des Knochens.

Die *Entstehung* der Malleolarfraktur ist nur selten auf direkte Gewalt
(Schlag oder Stoß) zurückzuführen, wobei es zu isoliertem Bruch eines

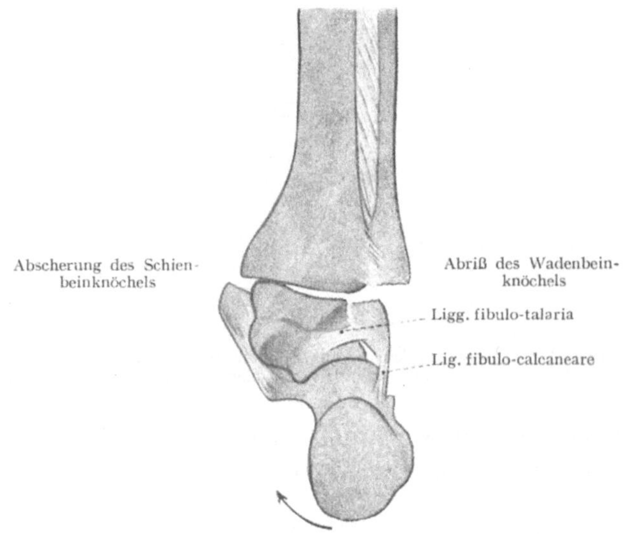

Abb. 109. Supinationsbruch, zustande gekommen durch übertriebene supinatorische Bewegung des Fußes
oder durch Knicken des Unterschenkels nach innen. (Nach v. LANZ-WACHSMUTH.)

Knöchels kommt. In der überwiegenden Mehrzahl der Fälle liegt eine
indirekte Einwirkung vor, wenn der Fuß auf unebenem Boden, bei
Sprung oder Sturz, umkippt, oder wenn bei fixiertem Fuß der Körper
seitlich, nach vorn oder hinten umfällt. — Nach anatomischen Gesichtspunkten unterscheidet man: 1. die isolierte Malleolarfraktur (innere
oder äußere), 2. die kombinierte (bimalleoläre Fraktur ohne oder mit
Verlagerung des Talus). Bei Heraussprengung des Talus aus einer Gelenkverbindung wird nach STROMEYER die Bezeichnung ,,*Luxationsfraktur*'' angewandt; sie ist häufig mit Abbrüchen an der vorderen
oder hinteren Tibiagelenkfläche verbunden.

Der Mechanismus der Bruchentstehung ist in der Regel auf kombinierte Einwirkung zurückzuführen (MATTI), nämlich forcierte Abduktion mit Pronation oder Adduktion mit Supination und gleichzeitiger
Rotation des Fußes um die Längsachse des Unterschenkels.

Die häufigste Form ist die **Abduktionsfraktur** (sog. ,,typischer
Knöchelbruch'' oder DUPUYTRENsche Fraktur). Sie entsteht durch
Umkippen des Fußes nach außen. Hierbei kommt es zu starker

Anspannung des inneren Seitenbandes und Abriß des Malleolus internus, in der Regel nahe seiner Basis. Durch die weiter wirkende Gewalt wird der Fuß gegen den äußeren Knöchel gedrängt, was eine Abknickung der Fibula auslöst, am häufigsten an ihrer schwächsten Stelle, d. h. 5—6 cm oberhalb der Spitze des äußeren Knöchels.

Diese Form der Malleolarfraktur ist nun häufig kompliziert durch Zerreißung der tibiofibularen Bandverbindung oder, falls diese der

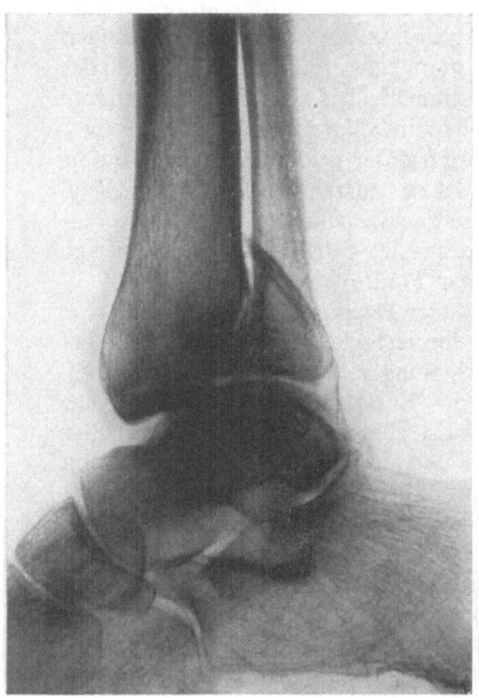 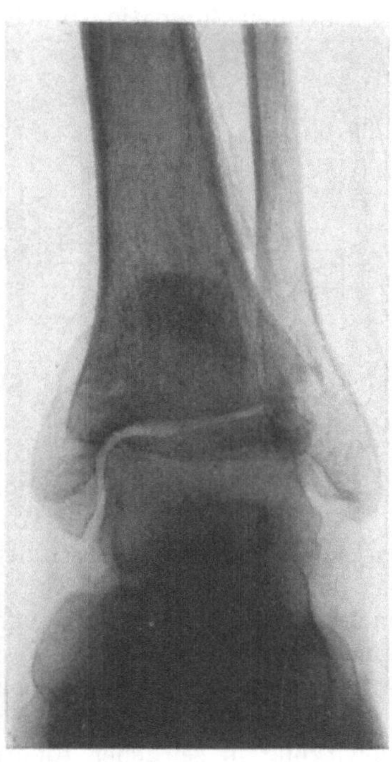

a   b

Abb. 110a u. b. Linkes Sprunggelenk in 2 Ebenen. Fraktur des Malleolus int., Abbruch des VOLKMANN-schen Dreiecks. Stufenbildung der Tibiagelenkfläche. (32jähriger Mann, Umknicken des Fußes durch Fixierung im Erdloch beim Fußball.)

starken Zugwirkung standhält, Abriß eines dreieckförmigen Knochenstückes aus der Tibia (VOLKMANNsches Dreieck).

Die **Rotationsfrakturen** kommen zustande durch Sprengung der Malleolargabel infolge starker Außenrotation der Fußwurzel, z. B. bei Einklemmung des Fußes und gleichzeitiger Drehbewegung des Körpers (Skiverletzung, Hängenbleiben des Fußes im Steigbügel bei Sturz vom Pferde). MATTI beschreibt diese Frakturform als typische Rodelverletzung, wenn der Stoß eines Hindernisses die mediale Fußkante in ihrem vorderen Abschnitt trifft, besonders beim Spreizen der Beine stark seitwärts zum Bremsen. Die distalen Fragmente werden mit dem Fuß nach außen disloziert, und der Talus kann bis 90° um seine vertikale Achse gedreht sein. Selten sind die *Rotationsbrüche nach innen*, wenn der Fuß um die vertikale Achse einwärts gedreht wird. Häufiger kommt es hierbei zu einer Bandzerreißung des CHOPARTschen Gelenkes oder des Lig. talofibulare.

Die **Adduktionsfraktur** kommt nicht häufig vor. Sie entsteht durch Umknicken des Körpers bei fixiertem Fuß nach innen. Durch starke Anspannung der Seitenbänder entsteht ein querer Bruch an der Insertionsstelle des Malleolus ext., während bei fortwirkender Gewalt der nach innen vordrängende Talus eine Abknickung des Malleolus int. hervorruft. Nach M. BORCHARDT verläuft die Bruchlinie an der Fibula auch bei den Supinationsbrüchen häufig schräg von hinten oben nach vorn unten, zum größten Teil oberhalb der Gelenklinie. Bei Dislokation der Fragmente entsteht eine Varusstellung des Fußes.

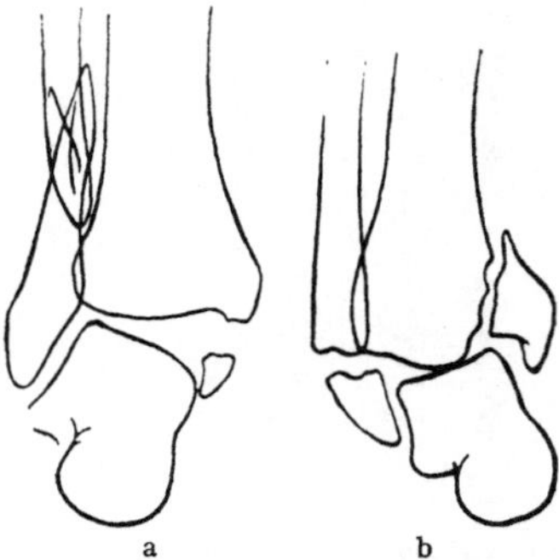

Abb. 111a u. b. Malleolar-Luxationsfraktur. a Luxation nach außen; b Luxation nach innen. (Nach COTTON und BERG.)

Abrißfraktur beider Malleolen kommt nach PAYR zustande durch plötzliche gleichzeitige Anspannung des Lig. deltoides und des Lig. calcaneo-fibulare infolge stärkster Plantarflexion des Fußes.

Isolierte **Fraktur des äußeren Malleolus** durch forcierte Adduktion wird z. B. bei Skiverletzungen beobachtet. MATTI erklärt die Entstehung dadurch, daß der äußere Knöchel weiter hinten liegt als der innere, und deshalb bei Einwärtsrotation des Sprungbeines am frühesten einer Einwirkung des hinteren Abschnittes der lateralen Talusfläche ausgesetzt ist; dabei wirkt auch ein Zug des Lig. talo-fibulare mit. — Der Form nach handelt es sich um eigentlichen Bruch des äußeren Knöchels oder einen solchen oberhalb desselben, während ein Abbruch der Spitze des Malleolus ext. selten beobachtet wird.

Die **Luxation des Talus** nach außen oder innen wird durch Gewalteinwirkung in seitlicher Richtung ausgelöst. Findet noch eine Einwirkung im Sinne der Flexion oder Extension statt, dann ist die Fraktur zeitweilig mit einer Luxation nach vorn oder hinten verbunden, wobei häufig ein Stück der vorderen oder hinteren Tibiakante abgerissen wird (TIETZE).

Die *klinischen Erscheinungen* sind je nach der Bruchart sehr wechselnd. Die typische Malleolarfraktur zeigt außer der Aufhebung der Belastungsfähigkeit und dem umschriebenen seitlichen Druckschmerz einen ausgeprägten Bluterguß, der auch das Gelenk einbezieht. Bei fehlender Dislokation der Bruchstücke kommt gelegentlich eine Verwechslung mit einer Distorsion vor, zumal in manchen Fällen die Verletzten noch aufzutreten vermögen. Ein stärkerer Bluterguß muß jedoch stets den Verdacht einer Fraktur nahelegen. — Bei der Luxationsfraktur wird die Formveränderung des Fußes hauptsächlich durch den Grad der Lageabweichung des Talus bestimmt. Die häufige Abduktionsfraktur zeigt eine Verbreiterung der Knöchelgabel durch Dislokation des äußeren Knöchels nach außen bei lateraler Talusverrenkung (Pes valgus traumat cus). Das obere Bruchstück der Tibia springt vor, so daß die bedeckende Haut stark gespannt ist. An der Außenseite besteht oberhalb des Malleolus ext. eine charakteristische Abknickung, die infolge der Zerreißung der Bandfuge am unteren Ende der Tibia und Fibula entsteht. Noch auffälliger ist die Formveränderung bei Verschiebung des Talus nach hinten (MATTI); die Ferse zeigt eine abnorme Ausladung nach hinten, während die vordere Tibiakante auf dem Fußrücken

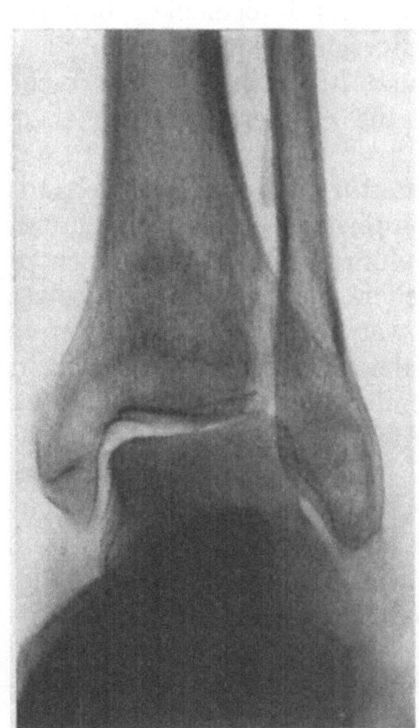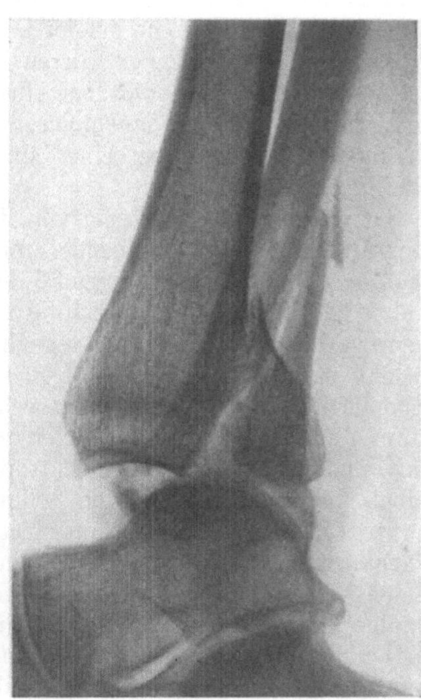

Abb. 112a u. b. Malleolar-Luxationsfraktur. Infraktion des Malleolus int., Fraktur der Fibula oberhalb des Malleolus ext., Absprengung des VOLKMANNschen Dreiecks, Subluxation des Talus nach dorsal. (66jährige Frau, auf Eis ausgeglitten und nach rückwärts gefallen.)

einen Vorsprung bildet, und der Fuß gleichzeitig in fixierter Plantarflexionsstellung steht.

Bei starker Auswärtsdrehung des Talus steht der Fuß seitwärts gedreht, während bei der seltenen Adduktionsfraktur eine eingetretene Verschiebung eine Varusstellung hervorruft.

Für die *Diagnose* ist neben der Inspektion die Feststellung des Bruchschmerzes richtunggebend. Neben der lokalen Druckempfindlichkeit läßt sich auch durch Abtasten von Schien- und Wadenbein von oben nach abwärts häufig ein örtlicher Schmerz an der Frakturstelle auslösen. Der abgebrochene innere Knöchel läßt sich bei Betastung verschieben; an der Fibula ist meist bei nicht zu starker Schwellung das obere vorstehende Fragment fühlbar. Von ausschlaggebender Bedeutung ist die Röntgenuntersuchung. In jedem Falle sind zwei Aufnahmen in zueinander senkrecht stehenden Ebenen erforderlich. BÖHLER empfiehlt, den Fuß etwa um 10⁰ nach außen zu drehen, um von vorn den inneren Gelenkspalt vollständig zu übersehen. Für die seitliche Aufnahme wird der Fuß leicht einwärts gedreht, damit der Sprunggelenkspalt überall gleich breit erscheint. Bei Schmerzhaftigkeit sollen die Röntgenaufnahmen in Lokalanästhesie durchgeführt werden.

Für die *Differentialdiagnose* gegen Distorsion ist die Funktionsstörung nicht entscheidend. Dagegen spricht der lokalisierte Druckschmerz im Bereich des inneren sowie oberhalb des äußeren Knöchels für eine Fraktur, während bei der Distorsion eine diffuse Druckempfindlichkeit an dem ganzen vorderen Umfang des Fußgelenkes besteht. Demel betont ferner, daß bei einer Distorsion die Schmerzen nach dem Trauma ständig zunehmen und auch bei völliger Ruhe nicht nachlassen, während bei einer Fraktur die Schmerzen in Ruhelage bald zurückgehen.

Die *Prognose* ist abhängig von der Frakturform und dem Behandlungsergebnis. Zurückbleibende Funktionsstörungen oder Deformitäten sind die Folge einer unsachgemäß durchgeführten Reposition. Auch zu frühzeitige Belastung zieht häufig nachteilige Folgen nach sich, selbst wenn vorher die Dislokation ausgeglichen war. Leichtere und schwerere Gelenkveränderungen sind Folgen einer deformen Heilung. Bei nicht reponiertem Talus kommt es zu weitgehender Obliteration des Kapselraumes und zu vollständiger Gelenkversteifung. — Es ist unverkennbar, daß auch Ödeme und Muskelatrophien, Verbreiterung der Knöchelgabel, immer wiederkehrende Schmerzen im Gefolge einer Malleolarfraktur die Arbeitsfähigkeit lange Zeit oder auch dauernd beeinträchtigen. Felsenreich stellte fest, daß zwar das Röntgenbild vielfach ein normales Gelenk zeigt, daß aber sich dahinter Schlottergelenke verbergen, die infolge ihrer gestörten Statik die Ursache der Beschwerden darstellen.

Diese Erkenntnis ist für die Durchführung der *Behandlung* maßgebend. Es ist in erster Linie frühzeitig eine sorgfältige Reposition durchzuführen, um die Zersprengung der Malleolengabel und Fehlstellung des Talus zu beseitigen und dadurch einer späteren Verlagerung des Körperschwergewichtes vorzubeugen. Erst wenn durch Röntgenkontrolle festgestellt ist, daß der Talus wieder richtig achsengemäß liegt und eine Wiederherstellung der Malleolengabel erreicht ist, kann die Reposition als gelungen betrachtet werden. Zur Durchführung derselben ist eine genügende Muskelentspannung Voraussetzung (Lokalanästhesie oder Narkose). Die Einrichtung erfolgt bei rechtwinklig gebeugtem Kniegelenk zur Entspannung des M. gastrocnemius. Unter Gegenzug am Unterschenkel wird mit einer Hand die Ferse, mit der anderen der Vorderfuß umfaßt und die Verschiebung des Fußes nach der Seite sowie nach vorn oder hinten ausgeglichen. Kräftige Zugwirkung ist erforderlich, um Verkürzungen oder Einkeilungen auszugleichen. Durch starken Druck auf den äußeren Knöchel wird dieser und der luxierte Talus reponiert. Vor allem muß der hintere Fußabschnitt mit der Knöchelgabel richtig zum Unterschenkel eingestellt und Drehung oder seitliche Verschiebung desselben reponiert werden. Der Knickungswinkel an der Fibula soll sich völlig ausgleichen. Bei den Pronationsfrakturen ist zu widerraten, den Fuß in forcierte Supinationsstellung als Ausgleich gegen Valgusstellung zu bringen, weil alsdann eine seitliche Verschiebung zurückbleiben kann.

Für die Ruhigstellung eignet sich für eine große Zahl von Knöchelbrüchen der zirkuläre *Gipsverband* oder ein Gipsschienenverband. Die *Fixation* der ausgeglichenen Stellung muß *ausreichend* sein, da sonst eine Neigung zur Reluxation besteht. Muskelzug und Schwere des Fußes sind die im Körper wirksamen Kräfte, die dem erreichten Repositionsresultat entgegenwirken. Ihnen muß eine in anderem Sinne wirkende und kontinuierliche Kraft entgegengesetzt werden (MATTHAES). Es wird deshalb die Anlegung eines ungepolsterten Gipsverbandes empfohlen,

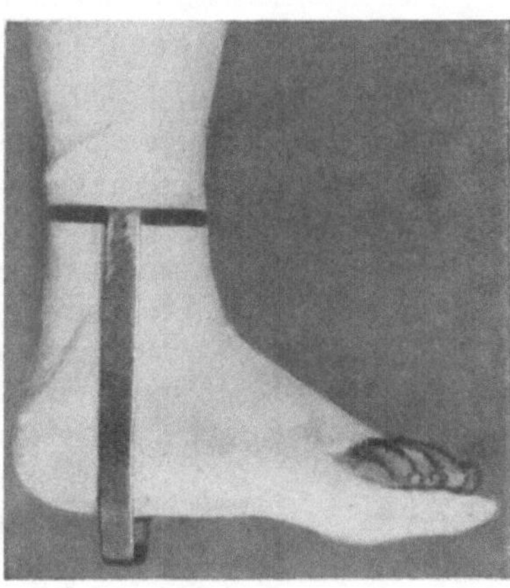

Abb. 113.   Abb. 114.

Abb. 113. Gipsverband bei Malleolarfraktur. Oben vorn Begrenzung in der Höhe der Tuberositas tibiae, hinten am Ansatz der Bicepsschiene, so daß die Beugung am Knie bis zum rechten Winkel leicht möglich ist. Sprunggelenk 10° plantar gebeugt. Zehen an der Sohlenseite unterstützt, an der Streckseite bis zu den Zwischenzehenfalten frei. (Nach BÖHLER.)

Abb. 114. Gehbügel. (Nach BÖHLER.)

der gut anmodelliert und nachher zu ganzer Ausdehnung aufgeschnitten wird (BÖHLER, MATTI, GNEITING, TIETZE). Erfahrungsgemäß setzt die Technik des ungepolsterten Gipsverbandes eine besondere Übung und Aufmerksamkeit voraus; BÖHLER verwendet sehr zweckmäßig eine Gipsschiene, die auf der Hinterseite des Unterschenkels und der Fußsohle von der Kniekehle bis zu den Zehenspitzen angelegt wird. Diese wird mit einer Metallbinde festgewickelt, und darüber werden noch drei zirkuläre Gipsbinden gelegt. Durch kräftiges Pressen der Knöchel und Druck gegen die Außenseite des Fußes wird einer erneuten seitlichen Verrenkung entgegengewirkt, bis der Gips hart geworden ist.

Sehr zweckmäßig ist die Anlegung eines Gehbügels, der genau in der Achse des Unterschenkels und zwei Querfinger weit von der Ferse entfernt anzulegen ist. — Das Prinzip, der Reluxation entgegenzuwirken,

wird auch in der von Payr angegebenen „Keulenschiene" (Abb. 115)
verwirklicht, wobei der Unterschenkel auf einem gepolsterten Holzbrett

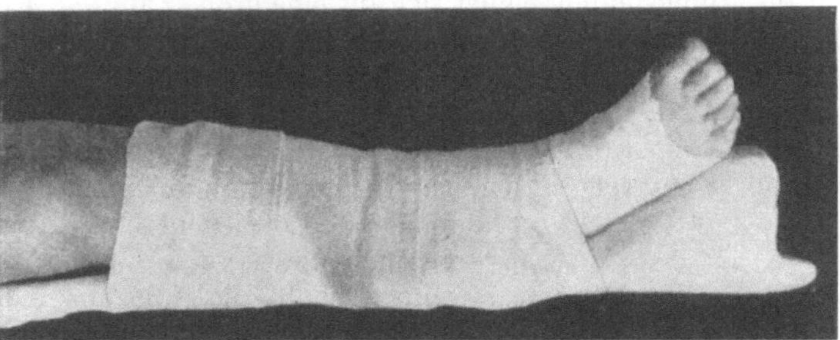

Abb. 115. Extremität mit lateral angewickelter Keulenschiene fertig zur Lagerung auf die Volkmann-Schiene.
(Nach Tietze.)

gelagert wird, an dessen Ende durch mehrfach übereinandergelegte
Zellstofflagen ein Wulst angebracht ist, auf den die laterale Seite des
Fußes angewickelt wird, um ein Zurückgleiten des Sprungbeines zu verhindern; danach erfolgt Lagerung auf einer Volkmann-Schiene (Tietze).

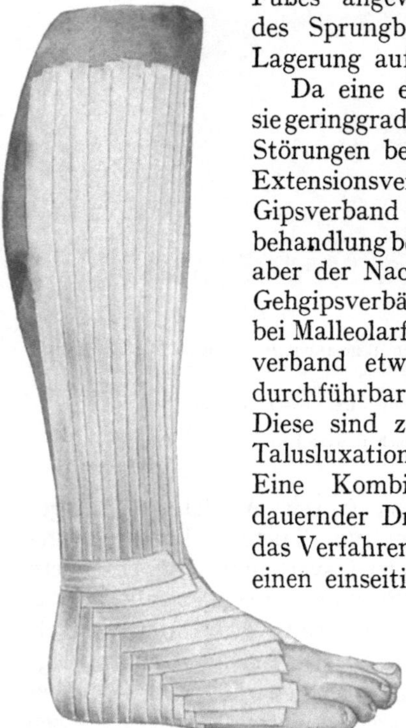

Da eine erneute Talusverschiebung, auch wenn sie geringgradig eintritt, von erheblichen funktionellen Störungen begleitet sein kann, so wird auch das Extensionsverfahren angewandt, das gegenüber dem Gipsverband den Vorteil hat, frühzeitig mit Übungsbehandlung beginnen zu können. Andererseits besteht aber der Nachteil längerer Bettruhe gegenüber den Gehgipsverbänden. Deshalb wird das Zugverfahren bei Malleolarfraktur nur angewendet, wenn der Gipsverband etwa wegen Weichteilverletzungen nicht durchführbar ist, oder bestimmte Anzeigen vorliegen. Diese sind z. B. bei den Fällen gegeben, wo eine Talusluxation nach vorn oder hinten vorliegt. — Eine Kombination der Gewichtsextension und dauernder Druckwirkung auf die Fragmente stellt das Verfahren von Matthaes dar; dabei wird durch einen einseitig an der Außenseite angelegten Heftpflasterstreifen die Zugrichtung schräggestellt, um einer Verschiebung nach lateral entgegenzuwirken. (s. Abb. 117).

Bei den Abrißfrakturen des *Malleolus externus* mit erhaltener Knöchelgabel und intaktem medialen Bandapparat ist eine strenge Immobilisation durch festen Verband nicht erforderlich. Frühzeitige Massage und Bäderbehandlung werden durchgeführt. Da eine seitliche Talusluxation nicht zu befürchten ist, bringt auch frühzeitige Belastung

Abb. 116.   Gibneyscher Heftpflasterverband.
(Nach Hoffa und Grashey.)

keinen Schaden. Besonders bewährt sich der GIBNEYsche Heftpflasterverband (Abb. 116), der vielfach sofortige Gehfähigkeit gewährleistet.

Der abgebrochene *Malleolus internus* zeigt nicht selten die Neigung
zur Verlagerung bzw. Verkantung. Diese wird bedingt durch den Zug
des Bandapparates nach unten. Die Reposition gelingt oft deswegen
nicht, weil Teile des Bandapparates in den Frakturspalt hineingezogen
sind (ANDREESEN), dadurch besteht die Neigung zur Bildung einer
Pseudarthrose. Diese bereitet oft keine Beschwerden, wenn der Talus
in der Knöchelgabel feststeht. FELSENREICH bezeichnet diese Form als
„straffe Pseudarthrosen" im Gegensatz zu der „lockeren", die stärkere

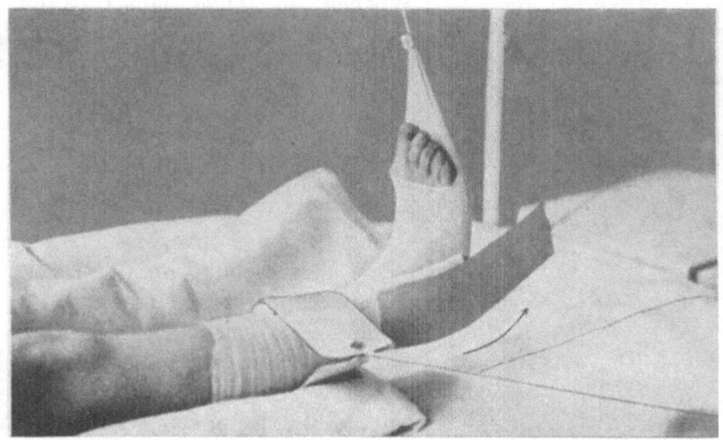

Abb. 117. Einseitige schräg gerichtete Heftpflasterextension bei einer Knöchelfraktur. (Nach MATTHAES.)

Schmerzen auslöst. Als Ursache für die letztere Form sind anzusehen
die Lage der Bruchebene, Seiten- und Rotationsverschiebungen und
fehlende Druckspannung.

Die Malleolarfrakturen, bei denen die Reposition nicht gelingt, sind
operativ zu behandeln. In vielen Fällen genügt die Beseitigung des
Repositionshindernisses, wonach die Fragmente sich aneinanderlegen
und glatt zusammenwachsen (EHALT). In anderen Fällen wird eine
Fixation des Malleolus internus vorgenommen, z. B. durch Verschraubung (MATTI, LUDLOFF, HOLLENSTEINER) oder durch eine U-förmige
Krampe (ANDREESEN). Percutane Nagelung wird von FELSENREICH
empfohlen. Bei Absprengung des VOLKMANNschen Dreiecks, die zu
einer Stufenbildung im Gelenk führen kann, wird von JORDAN empfohlen, dieses mit einer nach dem unverletzten Bein geformten Gips-
pelotte anzupressen. In manchen Fällen ist operative Entfernung des
abgebrochenen Knochenstückes zwecks Wiederherstellung der Tibiagelenkfläche erfolgreich.

Bei *veralteten Knochenbrüchen* mit Achsenfehlstellung ist eine
Osteotomie angezeigt mit Osteosynthese des inneren Knöchels. — Die
offenen Frakturen des oberen Sprunggelenkes erfordern radikale Wund-
ausschneidung und absolute Ruhigstellung im gespaltenen Gipsverband.

Es kommt häufig durch direkte Knorpelschädigung zu sekundärer Arthrose.

In der *Nachbehandlung* ist vor allem dem Gesichtspunkt Rechnung zu tragen, daß die Entlastung möglichst lange durchgeführt wird. Bei Frakturen ohne Verschiebung soll vor Ablauf von 6 Wochen nicht belastet werden; in den schweren Fällen ist die Ruhigstellung auf 10—12 Wochen, bei schweren Luxationsfrakturen bis 16 Wochen ausgedehnt worden. BÖHLER weist darauf hin, daß die Verletzten keine Schmerzen beim Gehen haben, wenn man den Gipsverband erst nach knöcherner Frakturheilung in guter Stellung abnimmt. Durch eine Ruhigstellung, die 2—4 Wochen zu lange dauert, kann man nicht schaden; aber durch eine verfrühte Aufgabe der Ruhigstellung kann ein schwerer Dauerschaden entstehen.

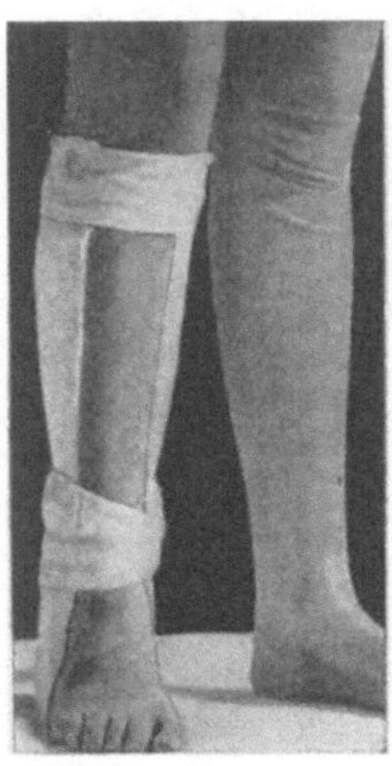

Abb. 118. DELBET-Verband bei Malleolarfraktur. Längslonguette ungepolstert, U-förmig zu beiden Seiten des Unterschenkels bis zur Tub. tibiae. Befestigung durch zwei zirkuläre Longuetten. (Nach WYMER.)

7. Fußgelenkluxation.

a) Luxation im Talocruralgelenk.

Bei der eigentlichen Fußverrenkung (Luxatio pedis) liegt eine Verschiebung im oberen Sprunggelenk vor. Diese kann in sagittaler und lateraler Richtung eintreten. Die seitlichen Luxationen sind immer mit Knöchelbrüchen verbunden. Entsprechend der Bewegungsmechanik im Talocruralgelenk erfolgt die Luxation nach vorn durch extreme Dorsalflexion, nach hinten durch übermäßige Plantarflexion.

Die **Verrenkung nach hinten** ist häufiger als die nach vorn. Sie wird dadurch hervorgerufen, daß die Gelenkkapsel vorn zerreißt und durch fortwirkende Gewalt die Tibiagelenkfläche über die Talusrolle nach vorn gleitet (z. B. Rückwärtsfallen bei fixiertem Fuß oder Hängenbleiben mit dem Fuß bei erheblicher Laufgeschwindigkeit). Häufig besteht gleichzeitig ein äußerer Knöchelbruch. Die *Symptome* sind augenfällig. Der Fuß erscheint verkürzt, und die Ferse springt nach hinten stärker vor. Auf dem Fußrücken ragt vorn die Tibia vor, die Strecksehnen sind stark gespannt. Die Knöchel sind dem Boden genähert. — Aktive Bewegungen sind aufgehoben, bei passiven fühlt man einen federnden Widerstand. — Die *Reposition* erfolgt bei gebeugtem Kniegelenk und forcierter Plantarflexion durch direkten Druck auf die Tibia nach hinten.

Die **Verrenkung nach vorn**, die seltener vorkommt, entsteht durch Anstemmen der vorderen Tibiakante gegen den Talus, wobei durch übermäßige Dorsalflexion die hintere Kapsel einreißt. Auch bei dieser Form ist die Diagnose nicht schwierig. Der Fuß erscheint verlängert. Die Talusrolle ist auf dem Fußrücken zu tasten, hinten fehlt der Fersenvorsprung. Bisweilen ist der Fuß etwas gedreht. Die *Reposition* wird wieder in der Richtung vorgenommen, die zur Entstehung der Luxation führte. Bei stärkster Dorsalflexion wird der Fuß nach hinten geschoben, zum Schluß geht man in Plantarflexion über.

Für die seitlichen Luxationen gelten die für die Behandlung der Malleolarfraktur maßgebenden Richtlinien. Die Reposition erfolgt bei gebeugtem Kniegelenk zur Entspannung der Wadenmuskulatur und in Plantarflexion zur Entspannung der Achillessehne.

Die Luxation des Fußes nach oben kommt selten zur Beobachtung. Sie entsteht durch Fall auf den Fuß, wobei der Talus zwischen Tibia und Fibula in die Höhe getrieben wird.

Die *Nachbehandlung* erfordert im Hinblick auf die Zerreißung des Bandapparates größte Sorgfalt. Ruhigstellung wird auf 2—3 Wochen ausgedehnt. Danach erfolgt vorsichtig gesteigerte Übungsbehandlung mit Massage. Für die Belastung sind noch unterstützende Maßnahmen angezeigt (elastische Wickelung, Zinkleimverband, GIBNEYscher Heftpflasterverband).

b) Luxatio sub talo.

Das untere Sprunggelenk (Art. talo-tarsalis) wird vom Sprungbein in Verbindung mit dem Fersen- und Kahnbein gebildet. Die Bewegungsmöglichkeit ergibt nach v. LANZ-WACHSMUTH eine zwangsläufige Zusammenordnung von jeweils drei auf die Orientierungsebene bezogenen Teilbewegungen. Supination des Fußes ist mit Adduktion und Plantarflexion gekoppelt, Pronation mit Abduktion und Dorsalflexion. Supination-Pronation erfolgt als Kantenbewegung um die Längskomponente der Zapfenachse, Abduktion-Adduktion um ihre Vertikalkomponente. — Diese anatomischen Beziehungen sind wesentlich, um den Entstehungsmechanismus der zu beschreibenden Verletzungsform abzuleiten, dessen Kenntnis wieder für die Reposition unerläßlich ist.

Bei der Luxation im Talotarsalgelenk tritt eine Verschiebung sämtlicher Fußwurzelknochen gegen den in seiner Verbindung mit den Unterschenkelknochen verbleibenden Talus ein. BROCA führte daher die Bezeichnung „Luxatio pedis sub talo" ein. Sie entsteht durch erhebliche Gewalteinwirkung auf das untere Sprunggelenk, wobei die kräftigen Bänder im Sinus tarsi zerreißen (Überfahrung, Verschüttung, Umknicken bei Fall aus der Höhe). Die Verrenkung kann nach vier Richtungen erfolgen, nach innen, außen sowie vorn und hinten, wobei diese naturgemäß auch kombiniert eintreten können. In vielen Fällen kommt es gleichzeitig zu Frakturen der Fußwurzelknochen und Malleolen sowie Weichteilverletzungen.

Die *Luxation nach innen* ist die häufigste Form. Sie entsteht durch forcierte Supination, wobei Talus und Calcaneus auseinanderklaffen, und der Taluskopf aus der Pfanne des Os naviculare tritt. Durch fortwirkende Gewalt wird der Talus mit dem Unterschenkel über den Calcaneus hinweggeschoben. Durch die starke Drehbewegung wird der Bandapparat zwischen Kahnbein und Sprungbein sowie im hinteren Talocalcaneargelenk zwischen Sprungbein und Fersenbein stark gespannt, und nach Zerreißen desselben erfolgt Luxation mit dem gesamten Vorderfuß. — Die *Symptome* sind sehr ausgeprägt: der Fuß steht in

Klumpfußstellung, supiniert und einwärts rotiert. Nach vorn außen ist der vorspringende Taluskopf fühlbar und unterhalb des Malleolus internus das Sustentaculum tali.

Die übrigen Verrenkungsformen sind sehr selten. Bei der Luxation *nach außen* sieht der Fuß einem hochgradigen Plattfuß ähnlich. An der Außenseite sind Fersen- und Würfelbein fühlbar und nach vorn innen der vorspringende Taluskopf. — Bei den Verrenkungen nach vorn und hinten erscheint der Fuß verlängert bzw. verkürzt.

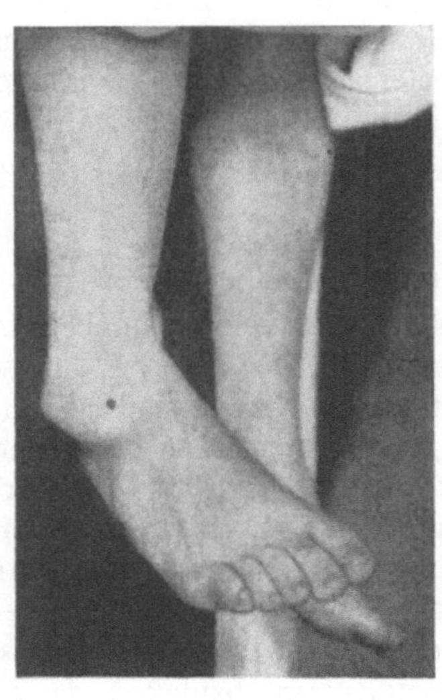 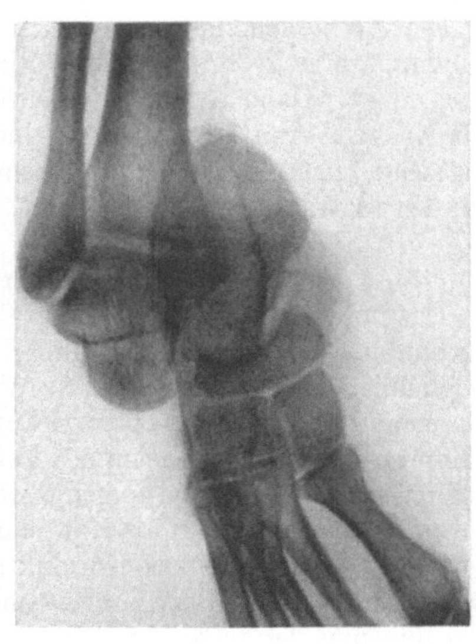

a   b

Abb. 119a u. b.   a Klumpfußstellung bei der Luxatio pedis sub talo nach innen.   b A.p.-Aufnahme
(Nach Waschulewski.)

Für die *Diagnose* ist der Nachweis normaler Beweglichkeit im Talocruralgelenk (Dorsal- und Plantarflexion) wesentlich, während Ab- und Adduktion aktiv und passiv gehemmt sind. Differentialdiagnostisch ist die Verletzung gegen die Luxatio pedis abzugrenzen durch die normale Beziehung des Talus zur Malleolengabel. Eine sichere Klärung ist durch Röntgenaufnahme in zwei Ebenen herbeizuführen.

Die *Reposition* gelingt nur bei völliger Erschlaffung der Muskulatur (Beugestellung von Hüft- und Kniegelenk) durch Steigerung der abnormen Fußstellung. Mit Plantar- bzw. Dorsalflexion wird Zugwirkung mit Drehbewegungen ausgeübt („Handgriff des Stiefelausziehens", Waschulewski). Unter Zuhilfenahme eines direkten Druckes auf den vorspringenden Talus wird die Einrichtung vollendet. Die Nachbehandlung wird wie bei Verrenkung des oberen Sprunggelenkes durchgeführt. Beim *Mißlingen der Reposition* infolge Interposition von Kapselresten, Bandmassen oder abgesplitterten Knochenstücken muß operative Reposition oder in besonders schwierigen Fällen Resektion des Taluskopfes oder Talus vorgenommen werden.

c) Isolierte Talusluxation.

Bei dieser ebenfalls seltenen Verletzung ist der Talus aus dem Gelenkzusammenhang herausgerissen. Es handelt sich also um eine gleichzeitige Luxation im oberen und unteren Sprunggelenk, wobei das Sprungbein nach einer der vier Richtungen verschoben ist, meist mit totaler Umdrehung um seine vertikale oder horizontale Achse.

Der *Entstehungsmechanismus* ist sehr kompliziert und noch nicht völlig klargestellt. Die einen Untersucher behaupten, daß die Verrenkung zuerst im Talocruralgelenk erfolgt. Die meisten Chirurgen stimmen aber darin überein, daß die Lösung zuerst im unteren Sprunggelenk erfolgt. Gröss kommt auf Grund seiner Beobachtung einer offenen totalen Talusluxation zu der Überzeugung, daß die Gelenkverbindungen im Talotarsalgelenk zuerst durchrissen werden. Man könne es sich nicht vorstellen, wie die vom Talus gelöste Malleolengabel auf diesen noch eine genügende drückende, hebelnde, rotierende Kraft ausüben soll, um die festen Bänder im unteren Sprunggelenk zu sprengen. Dagegen ließe sich bei Zerreißung der Bänder im unteren Gelenk eher ein Moment der Einklemmung bei dem komplizierten Bau der Gelenkflächen und Bänderanordnung zwischen Talus, Calcaneus und Naviculare erklären. Die weiter wirkende Gewalt überwindet die Ligamente im oberen Gelenk und vervollständigt die Verrenkung.

Das Zustandekommen der seitlichen Luxationen erfolgt durch Einwirken einer erheblichen Gewalt auf den abduzierten (pronierten) oder adduzierten (supinierten) Fuß. Häufig besteht gleichzeitige Fraktur des Talus selbst sowie der Malleolen. Der Talus, von Braus mit einer Kugel im Fahrradlager verglichen, kann nach vollständiger Luxation aus seiner Lage herausgeschleudert werden („wie ein Kirschkern zwischen den Fingern") und durch eine komplizierende Weichteilwunde nach außen treten.

Die *klinischen Erscheinungen* sind häufig durch die enorme Schwellung infolge ausgedehnter Weichteilverletzungen nicht eindeutig. Meist läßt sich aber der verschobene Talus am Fußrücken, neben der Achillessehne oder an einer Seite des Fußes palpieren. Aktive Beweglichkeit ist aufgehoben, und passive Bewegungen sind stark eingeschränkt.

Die *Reposition* ist schwierig und gelingt nur in einem geringen Teil der Fälle. Bei gebeugtem Knie- und Hüftgelenk wird die Knöchelgegend durch einen Assistenten fixiert; durch einen zweiten wird mit Umspannung von Ferse und Fußrücken ein kräftiger Zug nach unten ausgeübt. Bei der Einrenkung ist durch drehende Bewegungen die pathologische Stellung zu vergrößern, um den Widerstand zu überwinden, der die Taluslücke verkleinert; durch direkten Druck wird das Sprungbein alsdann in sein normales Lager zurückgedrängt.

Wegen der Gefahr einer Reluxation muß eine Fixierung im Gipsverband für 4—6 Wochen durchgeführt werden. Danach erfolgt heilgymnastische Nachbehandlung.

Bei *offenen Luxationen* wird nach Excision und genügender Erweiterung der Wunde die Reposition vorgenommen. Eine Nekrose des Talus ist nach den Untersuchungen von Schlatter über die

Blutversorgung nicht zu befürchten. — Auch in den Fällen, bei denen die unblutige Reposition nicht gelingt, oder die gespannte Haut eine Nekrose befürchten läßt, wird operativ vorgegangen, gegebenenfalls mit Talusexstirpation oder -resektion. Auch hierbei ist ein befriedigendes funktionelles Ergebnis zu erzielen.

8. Frakturen am Fuß.

a) Talusfraktur.

Die Fraktur des Talus kommt selten isoliert vor, sondern häufiger verbunden mit Luxationen in der Fußwurzel sowie Malleolar- oder Calcaneusfraktur. Die einzelnen Formen sind

1. Talushalsfraktur,
2. Fraktur des Taluskörpers, 3. Abbruch des hinteren Fortsatzes.

Am häufigsten ist die *Talushalsfraktur*, die durch Sturz aus bedeutender Höhe auf die Füße oder starke Gewalteinwirkung gegen die Fußsohle entsteht; seltener ist die Entstehung durch direkte Gewalt (Überfahrung, Einklemmung). Der Mechanismus gestaltet sich annähernd typisch derart, daß bei extremer Dorsalflexion der vordere Rand der Tibia sich zwischen Talushals und -körper anstemmt und den Knochen gleichsam

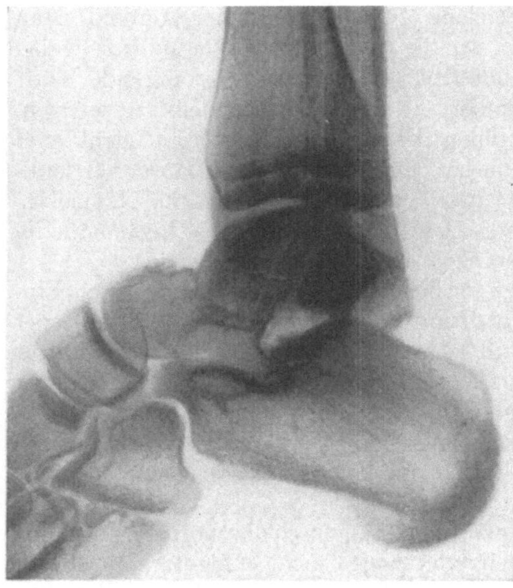

Abb. 120. Fraktur des Talushalses durch Stoß von der Fußsohle her und Dorsalextension, Verschiebung des Kopffragmentes nach oben, Plantarbeugung und Subluxation des Körperfragmentes. (Nach MATTI.)

durchschneidet (Abscherungsfraktur). Ebenso kann bei fixiertem Fuß ein Biegungsbruch hervorgerufen werden, bei gewaltsamer seitlicher Einwirkung durch Umfallen des Körpers oder bei starker Dorsalflexion bei Fall nach vorn. Eine Dislokation der Fragmente tritt häufig nicht ein, oder sie ist gering. Wenn aber durch fortwirkende Gewalt die hinteren Bandmassen zerreißen, so wird das Corpus tali mit der Trochlea aus dem Gelenk herausgerissen und keilt sich zwischen der Hinterfläche der Tibia und Achillessehne fest. Dabei tritt meist eine Drehung ein, so daß die Talusgelenkfläche nach vorn oder hinten gerichtet ist.

Durch Stoß gegen die Fußsohle werden die Abscherfrakturen des Talushalses bei Rodel- und Bobsleighunfällen beobachtet. SCHNEIDER berichtet über typische Segelflugzeugverletzung, wobei die Füße bei gestrecktem Bein sich mit ihrer Höhlung gegen den queren Holm des Leitwerkes stemmten, und beim starken Aufprallen eine Auswirkung der Körperwucht direkt auf den Talus erfolgte.

Seltener ist die *Fraktur des Taluskörpers*. Es handelt sich um Stauchungs- oder Kompressionsfrakturen. Bei Kombination eines Längsbruches mit einem solchen in frontaler Richtung kann eine T-Fraktur entstehen.

Die *Fraktur des P. post. tali* entsteht bei Stoß gegen die Fersengegend durch Abquetschung seitens der hinteren Tibiakante (SHEPHERDsche Fraktur). Vielfach handelt es sich um den Abriß einer feinen Knochenlamelle; es kann aber auch der ganze Fortsatz abgebrochen sein. Diese Abrißfraktur darf nicht mit dem Os trigonum verwechselt werden, einem selbständig bleibenden Knöchelchen, das mit dem Talus oder Calcaneus ein Gelenk bildet.

Bei fehlender Fragmentdislokation ist die *Diagnose* schwierig. Eine Unterscheidung von schweren Kontusionen und Distorsionen ist nur durch Röntgenuntersuchung möglich. Starke Schwellung, Druckschmerz der Talusgegend sowie Stauchungsschmerz in der Längsachse des Fußes sprechen für die Möglichkeit einer Fraktur. Charakteristisch ist der gesteigerte Schmerz bei Dorsalflexion, weil durch diese Bewegung der Talus in die Knöchelgabel gezwängt wird.

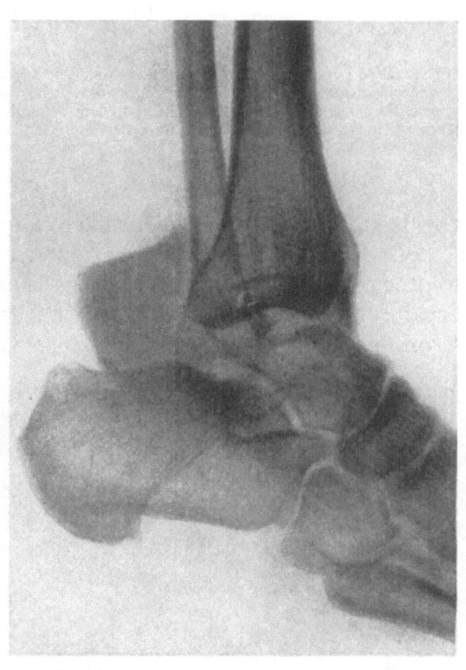

Abb. 121. Talusfraktur. Vollständige Luxation des Taluskörperfragmentes nach hinten zwischen Achillessehne und Tibia unter Vierteldrehung. Eindringen des Halsfragmentes zwischen Tibia und Calcaneus. (Nach MATTI.)

Die Erkennung ist leichter bei Frakturen mit Verschiebung der Bruchstücke. Diese sind an abnormer Stelle zu palpieren, zumal die Haut stark gespannt ist. Die Veränderung der Fußform tritt meist sehr deutlich hervor. Bei Frakturen des Talushalses ist das Fußgewölbe abgeplattet, die Malleolen treten tiefer herab. Der Fuß steht gewöhnlich in Plantarflexion und Supination. Bei Verschiebung des hinteren Fragments nach rückwärts wurde von NAUMANN darauf hingewiesen, daß die große Zehe in starker Plantarflexion gehalten wird infolge Dehnung der Sehne des Flexor hallucis longus.

Bei Abbrüchen des Processus post. tali ist differentialdiagnostisch gegen Os trigonum das Röntgenbild mit Vergleichsaufnahme des

unverletzten Fußes zu verwerten. Doppelseitigkeit spricht für Schalt-
knochen, ebenso die Abgrenzung von der rückwärtigen Talusfläche
durch einen scharf begrenzten Spalt. Dagegen ist die Fraktur durch
eine unregelmäßige, zackige Linie vom Talus getrennt.

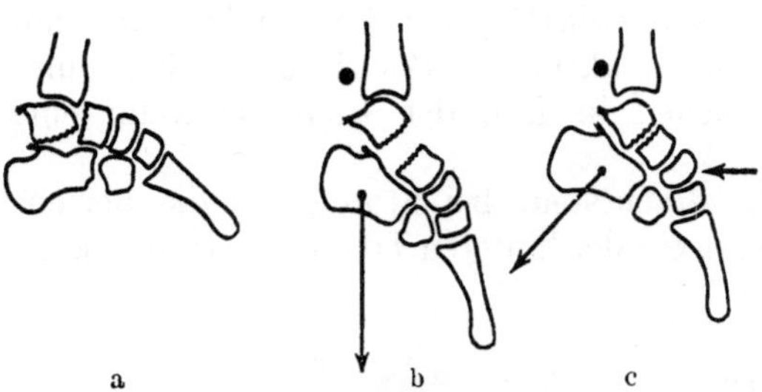

Abb. 122a—c. Reposition der Talusfraktur im Schraubenzugapparat nach Böhler, schematisch. a Plantarflexion des Rollen-
fragmentes. b Befreiung des hinteren Fragmentes durch Calcaneuszug in der Unterschenkelachse unter gleichzeitiger Plantarflexion des Fußes. c Reposition durch Zug am Fersenbein schräg
nach rückwärts. (Nach Matti.)

Die *Behandlung* bei Frakturen ohne Fragmentverschiebung besteht in Ruhigstellung im Gehgipsverband für die Dauer von 4—6 Wochen. Die Weiterbehandlung erfolgt nach den gleichen Richtlinien wie bei Malleolarfraktur. Zur Vermeidung sekundärer Formveränderung des Fußgewölbes empfiehlt sich besonders bei Talushalsfrakturen das

vorübergehende Tragen von nach Gipsabguß gearbeiteten Einlagen.
Bei Frakturen mit Dislokation der Fragmente ist unbedingt und
sofort zu reponieren; später wird die Einrichtung schwieriger, und wegen
der durch Druck der verlagerten Knochenteile hervorgerufenen Gewebs-
spannung besteht die Gefahr einer Gangrän, auch Schädigung der

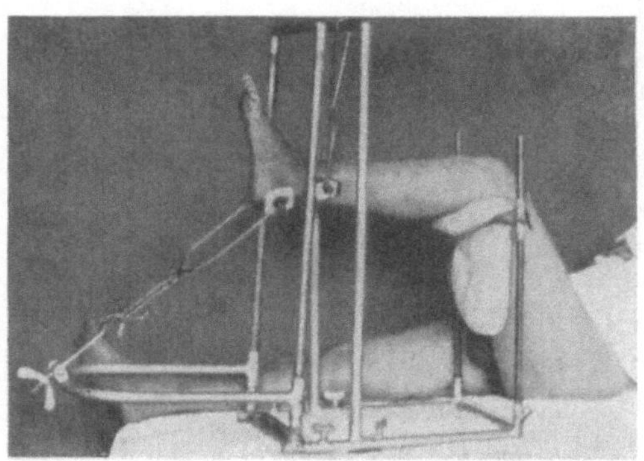

Abb. 123.
Reposition der Talushalsfraktur im Schraubenzugapparat.
(Nach Böhler.)

Sehnen. Bei *Talushalsfrakturen* erfolgt die Einrichtung durch stärkste Plantarflexion; Böhler empfiehlt, den Fuß über einen gut gepolsterten Keil abzubiegen und dann den Keil unter die Hinterseite des Sprungbeines zu legen. Gelingt auf diese Weise die Reposition nicht, so wird eine Drahtextension durch die Mitte des Fersenbeines gelegt mit durch die Tibia gelegten Nagel für Gegen

zug, und das Bein wird in den Schraubenzugapparat gelegt unter
maximaler Plantarflexion des Vorderfußes. Durch Längszug wird
die Verhakung der Fragmente gelöst und durch anschließenden Zug
am Fersenbein nach rückwärts die Verschiebung nach vorn behoben
und gleichzeitig das Talusfragment eingerenkt. Nach gelungener
Reposition verwendet Böhler ungepolsterten Gipsverband in starker
Plantarflexion, danach wird der Calcaneuszug entfernt und nach
einer Woche ein neuer Gipsverband mit Gehbügel angelegt. —
Schneider empfiehlt Drahtextension unter einer Belastung von

3—6 kg etwa für 6—15 Tage, danach Gehgipsverband. — Schwere *Zertrümmerungsbrüche* werden durch Extension am Fersenbein reponiert, wenn der Bandapparat noch so weit erhalten ist, daß die Fragmente durch ihn noch beeinflußt werden können.

In den Fällen, wo die unblutige Reposition nicht gelingt, muß *operative Behandlung* durchgeführt werden. Durch vordere Längsincision oder inneren Bogenschnitt wird die Bruchstelle freigelegt, und es gelingt unter wesentlich geringeren Schwierigkeiten als bei dem unblutigen Vorgehen (EDELMANN), das gedrehte Bruchstück unter möglichster Schonung der Kapselbrücken und Bänder an seinen Platz zurückzubringen und ohne Naht oder Verschraubung in seinem primären Bett zu halten. Die Erhaltung der Fragmente ist grundsätzlich zu erstreben, um die Statik des Fußes zu erhalten.

Bei der Nachbehandlung ist der Erkenntnis Rechnung zu tragen, daß die Talusfrakturen ungemein langsam heilen. Eine Belastung soll nicht vor 5 bis 6 Wochen erfolgen. Nach der operativen Behandlung muß naturgemäß der Kapselschrumpfung und Knochenatrophie durch aktive Übungsbehandlung entgegengewirkt werden. Im Anschluß an den Gipsverband werden noch für mehrere Monate Elastoplast- oder Zinkleimverbände zur Verhütung sekundären Ödems verwendet, bei starken subjektiven Beschwerden kommt auch vorübergehendes Tragen eines entlastenden Schienenhülsenapparates in Betracht.

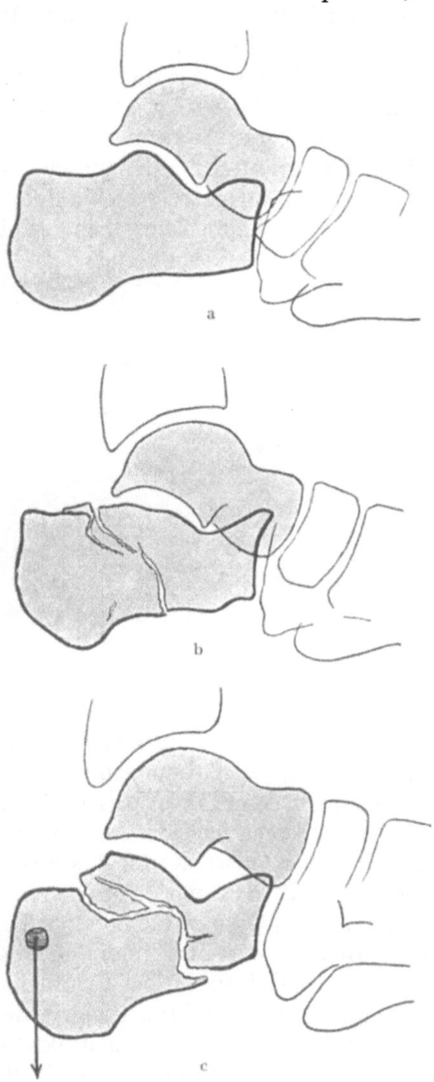

Abb. 124a—c. a Seitenansicht eines normalen Fersenbeines mit normalem Tubergelenkwinkel (35⁰) b Fersenbeinbruch mit querverlaufender Bruchlinie, Tubergelenkwinkel 0⁰. c Derselbe Fall wie in Abb. b unter Wirkung des Längszuges. Der hintere Fersenbeinanteil wird sohlenwärts gezogen, aber die normale Wölbung des Fersenbeines ist nicht hergestellt. (Nach SCHNEK.)

b) Calcaneusfraktur.

Das Vorkommen der Calcaneusfraktur ist viel häufiger als früher angenommen wurde. Vor der Röntgenära und Ausbildung der Unfallheilkunde wurde diese Verletzungsform vielfach verkannt, zumal sie häufig mit anderen Frakturen kombiniert ist (Malleolarfraktur sowie Fraktur anderer Fußwurzelknochen). Nach neueren Ergebnissen wird die Häufigkeit des Vorkommens auf 2% des Frakturmaterials geschätzt.

Die *Entstehung* ist weitaus am häufigsten auf Stauchung durch senkrechten Sturz auf die Füße zurückzuführen, wodurch sich die hohe Zahl der Unfälle bei Arbeit auf Leitern, Gerüsten, Dächern usw. erklärt. Auch ein Sturz aus geringerer Höhe kann zur Fraktur führen, die oft doppelseitig auftritt. Als typische Seekriegsverletzung wird der Fersenbeinbruch beobachtet durch schlagartiges Emporschnellen des Decks bei Explosion unter demselben. Zahlenmäßig geringer ist das Zustandekommen durch örtliche lokalisierte Gewalteinwirkung (Überfahrung, Schlag auf die Ferse).

Die weitaus häufigste *Form* ist die Kompressionsfraktur, wobei der festere und durch die Knöchelgabel mehr geschützte Talus wie ein Keil die weichere Spongiosa des Calcaneus zersprengt. In der Regel findet sich ein Längsbruch an der oberen Fläche des Knochens, in schwereren Fällen bestehen noch Querbrüche und Splitterungen. Je nach der Schwere der Gewalteinwirkungen können Disloka-

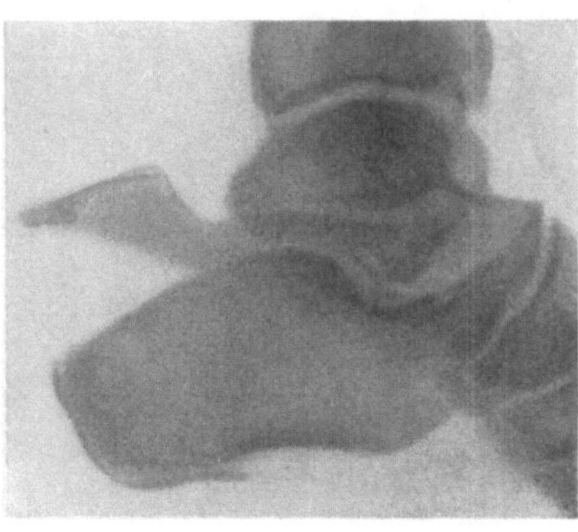

Abb. 125. Entenschnabelfraktur des Calcaneus.
(Nach SALA DE PABLO.)

tionen fehlen oder unbedeutend sein, oder es tritt eine regellose Zertrümmerung (Zermalmungsbruch) ein. Welche Teile des Calcaneus hauptsächlich von der Fraktur betroffen sind, richtet sich nach der Stellung des Fußes im Augenblick des Aufschlagens. Nach M. BORCHARDT wird vorwiegend der innere Rand, das Sustentaculum und Collum gequetscht, wenn der Fuß in Pronation auf den Boden kommt, während umgekehrt bei Supinationsfrakturen mehr der äußere Rand des Knochens leidet. Bei dorsalflektiertem Fuß findet sich der Hauptbruch an den hinteren Partien des Calcaneus, bei Plantarflexion an den vorderen Teilen. Dies gilt sowohl für die Stauchungs- wie Abscherungsfraktur.

Neben den Kompressionsfrakturen kommen isolierte Abscherungs- und Biegungsfrakturen vor sowie Bruchebenen, die schräg von unten nach vorn oben den *Processus posterior* durchsetzen. Hier handelt es sich um eine Kombination von Abscherung und Biegung (MATTI); durch den Stoß in der Achse des Unterschenkels, den der Talus überträgt, wird der vordere Teil des Fersenbeines vom hinteren, durch den Tuber am Boden unterstützten Teil abgeschert.

Seltener kommen zur Beobachtung Absprengungen des *Processus lat. inframalleolaris* (trochlearis) oder isolierte Frakturen des *Sustentaculum*, die nicht selten kombiniert sind mit innerem Knöchelbruch.

Bei der Fraktur des *Tuber calcanei* handelt es sich nicht, wie vielfach angenommen wurde, um einen Abrißbruch, der durch Muskelwirkung entsteht, sondern um einen Abscherungsbruch, wofür auch die anatomischen Verhältnisse sprechen. Die Achillessehne inseriert an der unteren Tuberrückfläche und geht in das Sehnenblatt der Fußsohle über (STRUPPLER). Erst wenn die Fersenkappe durchtrennt ist, kann sich der Tricepszug sekundär auf die Insertion am Tuber auswirken.

Auch die Abtrennung der oberen Kante des Tuber mit einer nach vorn auslaufenden Corticalislamelle (sog. *Entenschnabelbruch*) entsteht durch Längs- oder Querstauchung (zurVERTH, MATTI), wobei das Fragment scharnierartig nach oben verlagert ist.

Die Fraktur des *Processus medialis posterior* des Tuber calcanei (Tuberculum tibiale), der mit dem Boden in Berührung kommt, und auf welchem letzten Endes das Körpergewicht von der Tragfläche übertragen wird (VIDAL), entsteht durch Sturz aus der Höhe; er wird begünstigt durch die Stellung des Fußes in Pronation und Dorsalflexion.

Die *klinischen Erscheinungen* der Calcaneusfraktur sind in der Regel ausgeprägt. Beim Kompressionsbruch sowie bei kombinierten Quer- und Längsbrüchen ist die Fußwölbung vermindert oder aufgehoben. Der Calcaneus ist verbreitert und

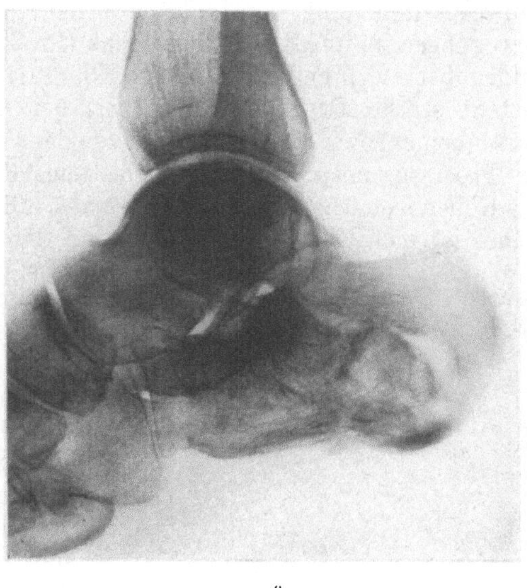

a

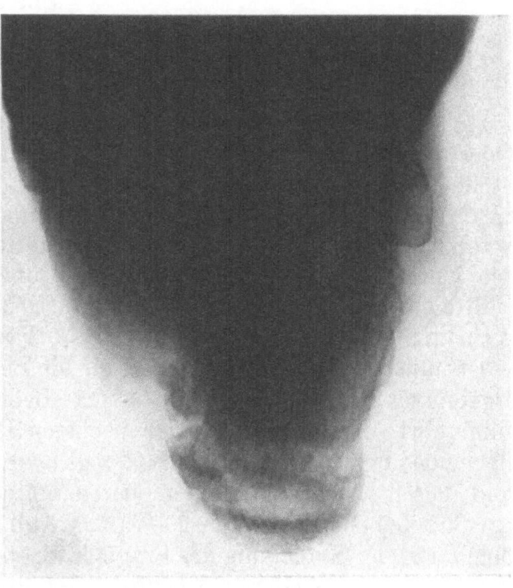

b

Abb. 126a u. b. a Zertrümmerungsfraktur des Calcaneus. Bruchspalt verläuft parallel dem oberen Knochenrande zum Talus bis in das Gelenk. (53jähriger Mann, Sturz von einer Leiter.) b Axiale Aufnahme.

verkürzt; es besteht eine Achsenabweichung in der Sagittalebene. Die Furchen zu beiden Seiten der Achillessehne sind ausgefüllt. Die

Malleolen sind infolge Abflachung des Fußgewölbes dem Boden genähert.

Für die *Diagnose* bietet die Art der Funktionsstörung einen wichtigen Hinweis. Belastung des Fußes löst heftigste Schmerzhaftigkeit aus; Bewegungen im unteren Sprunggelenk (Pro- und Supination) sind völlig aufgehoben, während Dorsal- und Plantarflexion meist frei sind. Es besteht starke Druckempfindlichkeit bei seitlicher Kompression des Fersenbeines sowie auch bei Druck von der Ferse her. — Bei der Fraktur des Processus posterior ist die Belastungsfähigkeit zwar erhalten, aber das Gehen löst erhebliche Schmerzen aus. Die untere Fläche des Fersenbeines ist nicht druckempfindlich, und die Malleolen zeigen normalen Abstand vom Boden. Bei Frakturen des Sustentaculum tali besteht Druckschmerzhaftigkeit unter dem inneren Knöchel, und der Fuß gerät in Valgusstellung, weil der Talus seinen Stützpunkt verliert.

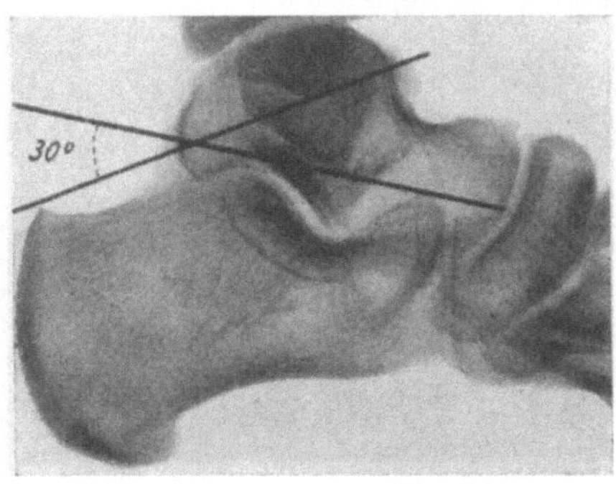

Abb. 127. Normaler Tubergelenkswinkel von 30°. (Nach EHALT.)

Von entscheidender Bedeutung ist die *Röntgenuntersuchung*, die besonders in Fällen ohne Dislokation für die Diagnose entscheidend ist und in allem anderen wichtige Hinweise für den Behandlungsplan ergibt. Für die seitliche Aufnahme wird die verletzte Ferse auf der Außenseite gelagert und der Zentralstrahl etwa einen Querfinger unterhalb der Spitze des inneren Knöchels eingestellt; diese Stelle entspricht dem Gelenkspalt zwischen Calcaneus und Talus (GOLLASCH). In jedem Fall ist eine Vergleichsaufnahme des unverletzten Fußes heranzuziehen. Störungen des Strukturaufbaues sind unverkennbar sowie Unterbrechung der Randkonturen und Abplattung der vorderen Hälfte des Fersenbeinkörpers. BODE weist auf die häufig unscharfe Begrenzung des Talocalcaneargelenkes hin. Für die Erkennung des Grades des traumatischen Plattfußes und für die Beurteilung des Einrichtungsergebnisses wurde von BÖHLER der Begriff des *Tubergelenkwinkels* eingeführt. Verbindet man den höchsten Punkt der vorderen Gelenkfläche des Fersenbeines mit der oberen Kante der hinteren Gelenkfläche und diesen wiederum mit der oberen Spitze des Tuber, so ergibt sich ein Supplementwinkel von 20—40° (s. Abb. 127). Dieser nimmt ab mit dem Grad der Stauchung der Fragmente; ebenso ist aus seiner Zunahme der Grad der Wiederaufrichtung erkennbar. Mit diesem Winkel ist auch ein jahrelang zurückliegender Fersenbeinbruch, bei dem Bruchlinien und Strukturveränderungen nicht mehr zu sehen sind, zu diagnostizieren (EHALT). Vielfach treten bei nicht zweckmäßiger Behandlung späterhin unregelmäßige Sklerosierungszonen und Aufhellungsherde hervor.

Ein weiteres diagnostisches Hilfsmittel ist die *axiale Aufnahme* des Calcaneus. Diese wird entweder in Rückenlage des Patienten bei maximaler Dorsalflexion des Fußes mit der Platte unter der Ferse hergestellt, oder bei auf der Kassette stehendem dorsalflektiertem Fuß, wobei die Projektion von hinten oben nach vorn unten erfolgt mit Einstellung auf die obere Fläche des Processus posterior. Diese Aufnahmetechnik ergibt eindeutige Vergleichsbilder (Frakturlinien, die bisweilen auf der seitlichen Aufnahme nicht erscheinen, Verkürzung und Verbreiterung des Calcaneus).

Für die *Prognose* ist Art und Ausdehnung der eingetretenen Formveränderung maßgebend. Sie ist ungünstig in Fällen mit zurückbleibender Abflachung des Fußgewölbes und Valgusstellung. Die gestörte Statik des Fußskeletes verursacht erhebliche Beschwerden. Auch bei Fällen ohne nennenswerte Deformität der Fragmente bleibt häufig lange Zeit eine Funktionsstörung und Schmerzhaftigkeit bei Belastung zurück. Die lange Dauer der Heilung wird von M. BORCHARDT als „fast pathognomonisch" bezeichnet. LUDLOFF hat durch Röntgenkontrolle Knochenatrophie jahrelang nach der Verletzung nachgewiesen. Eine weitere Spätfolge ist die Arthrosis deformans, die von WERNER in 28% der Fälle festgestellt wurde.

Die ungünstigen Heilungsergebnisse mit vorübergehender oder dauernder Invalidität haben in den letzten Jahrzehnten zu einer Wandlung in der *Behandlung der Calcaneusfraktur* geführt. Wenn auch ein einheitlicher Plan für das therapeutische Vorgehen wegen der Verschiedenheit der Frakturformen sich nicht aufstellen läßt, so wird doch allgemein der frühere Standpunkt, nicht aktiv zu behandeln, als unberechtigt angesehen. Die konservative Methode der Ruhigstellung im Schienen-, Heftpflaster- oder Gipsverband gilt als zulässig nur bei Fissuren oder einfachen Brüchen ohne Verschiebung. In allen anderen Fällen ist im Hinblick auf die funktionelle Bedeutung des unteren Sprunggelenkes die Wiederherstellung der normalen Knochenform anzustreben.

Von den zur Erreichung dieses Zieles in Anwendung kommenden Verfahren ist an erster Stelle die geschlossene Reposition zu nennen. Eine aussichtsreiche Methode hat BÖHLER eingeführt, durch die es gelingt, nach Lockerung der Fragmente die Aufrichtung des Tubergelenkwinkels zu erreichen und Achsenknickung, Verbreiterung und Verkürzung auszugleichen. Ein rostfreier Nagel wird durch das Fersenbein und ein weiterer oberhalb des Sprunggelenkes durch das Schienbein geschlagen, danach die Einrichtung im Schraubenzugapparat vorgenommen. Durch kräftigen Zug in der Unterschenkelachse wird der nach oben verschobene Tuber nach hinten gezogen, danach durch Zug in der Längsachse des Fersenbeines die Verkürzung und Verbreiterung beseitigt. Für die Wiederherstellung des Tubergelenkwinkels, von der die normale Gehfunktion abhängig ist, müssen nach SCHNEK vorderer und hinterer Calcaneusabschnitt gegeneinander abgewinkelt werden, in der Weise, daß die normale Wölbung des Fersenbeines über die scharfe Kante eines untergelegten Keils modelliert wird; die eine Hand faßt die Ferse, die andere führt am Mittel- und Vorfuß maximale Plantarflexion aus. Die erzielte Stellung wird im ungepolsterten Gipsverband fixiert und nach Entfernung des Schienbeinnagels am Calcaneus eine Gewichtsbelastung angebracht.

Die Extensionsbehandlung im Gipsverband wird 6 Wochen durchgeführt. Nicht die Reposition, sondern die Retention der Fragmente stellt die schwierigere Aufgabe dar. Wenn die Konsolidierung so weit fortgeschritten ist, daß ohne Schaden eine Belastung erfolgen kann, wird ein Gehgipsverband angelegt. Von großer praktischer Wichtigkeit ist die Frage über die *Dauer der Fixation im Gipsverband.* SCHNEK weist darauf hin, daß selbst nach idealer Einrichtung und Stellungserhaltung noch nach 8 Wochen eine erhebliche Verkleinerung des Tubergelenkwinkels ohne besondere Schmerzhaftigkeit eintreten kann, als Folge der dauernden Belastung. Deshalb wird empfohlen, je nach dem Grad der Splitterung und dem Alter des Verletzten, den Gipsverband 10—12 Wochen zu belassen.

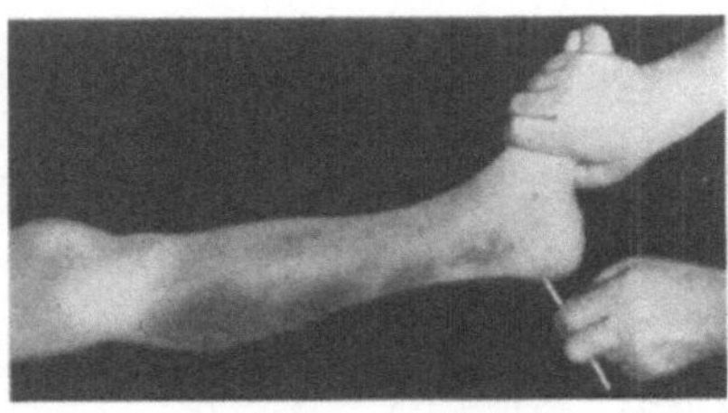

Abb. 128. Einrichten des Fersenbeinbruches nach dem Vorschlage von WESTHUES durch Plantarflexion des Nagels und des Fußes. (Nach EHALT.)

Das von WESTHUES angegebene Verfahren (Abb. 128) besteht darin, daß mit einem in der Achse des Tuber calcanei eingeschlagenen Nagel der Tubergelenkwinkel wiederhergestellt wird; durch Längszug am Nagel wird die Verkürzung und durch Druck auf den Nagel nach außen die gewöhnlich vorhandene Adduktion ausgeglichen. Diese Methode ist leicht durchführbar, aber nach EHALT nur für leichtere Fälle empfehlenswert.

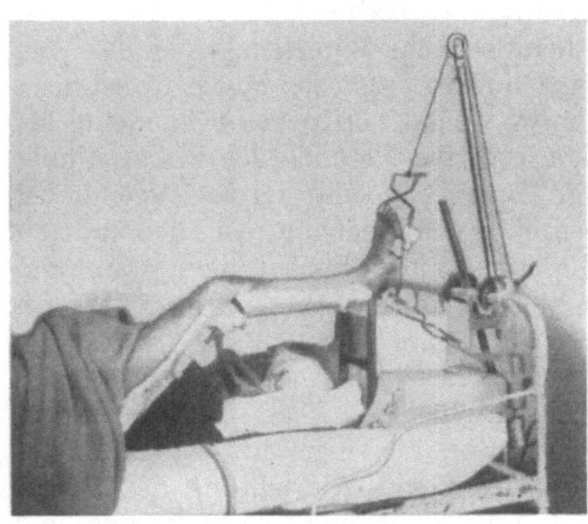

Abb. 129. Extensionsbehandlung. (Nach ARNESEN.)

ARNESEN verwendet Drahtextension am Fersenbeinhöcker; der Gegenzug wird erzeugt mit Hilfe von Drahtextension in den Metatarsalknochen und in der Längsachse des Unterschenkels durch eine hohe Schiene und Hochstellung des Fußendes des Bettes (Abb. 129).

Es ist zweifellos ein Verdienst BÖHLERs, klar hervorgehoben zu haben, von welcher Bedeutung die Lösung der Einkeilung und Wiederherstellung der Länge ist durch Ausüben einer Zugwirkung in der Längsachse des Fersenbeines und seitliches Zusammenpressen des Knochens. Die Behandlungsergebnisse mit Aufrichtung der Calcaneusfrakturen sind sicherlich besser als die der nicht aufgerichteten.

Für die *Nachbehandlung* ist zu frühe Belastung unbedingt zu vermeiden. Abgesehen von der Gefahr posttraumatischer Arthrose besteht eine Krampfneigung zum kontrakten Plattfuß bei Überbeanspruchung des noch atrophischen Knochens infolge Störung des Gelenkmuskelreflexes (FUCHSIG, FELSENREICH). Zur Vermeidung dieser Komplikationen wird nach Abnahme des Gipsverbandes eine 1—2wöchige Bettruhe durchgeführt mit aktiven Übungen der Fußgelenke. Wenn diese in befriedigender Weise möglich sind, werden Belastungsversuche mit langsamer Steigerung angeschlossen. Empfehlenswert ist die vorübergehende Verwendung von Einlagen, die nach Gipsabdruck angefertigt werden.

Für einfache frontale Frakturen wird von MATTI Verschraubung empfohlen. Bei Abbrüchen des Sustentaculum tali ist in manchen Fällen operative Fixierung angezeigt.

Bei schlecht geheilten Frakturen wird die Ursache der Beschwerden auf Schädigung des Knorpelüberzuges an der Gelenkfläche zurückgeführt, an dem durch Bewegung und Belastung schmerzhafte Reizungen ausgelöst werden. M. LANGE empfiehlt in diesen Fällen die operative Arthrodese des unteren Sprunggelenkes. RABL hat den Weg gewiesen, durch orthopädische Hilfsmittel jede Bewegung in dem verletzten Gelenk auszuschalten. Diesem Zweck dient der von ihm konstruierte Feststellungsabrollschuh (erhöhter Schaft, hohe Fersensteifkappe, Stahlschiene, Abrollkork mit größter Dicke unter der Mitte des Fußes).

c) Fraktur der kleinen Fußwurzelknochen.

Frakturen des *Os naviculare pedis* sind selten; ihr Anteil beträgt nach einer Schweizer Statistik unter den Verletzungen des Skeletsystems nur etwa $1,3^0/_{00}$ (ZIMMER). Dieses Zahlenverhältnis mag der Grund sein, daß von älteren Autoren diese Bruchform nicht erwähnt wird (BROCA, MALGAIGNE), oder daß noch vor 40 Jahren HOFFA „nichts Charakteristisches" für diese Bruchform feststellte. — Anatomische Untersuchungen haben jedoch ergeben, daß das Kahnbein für die Mechanik und Funktion des Fußes eine erhebliche Bedeutung hat. HOHMANN erkannte, daß es neben dem Talus und Calcaneus der wichtigste Knochen des Fußgefüges ist wegen seines Anteils am Talonaviculargelenk, in dem die supinatorische und pronatorische Fußbewegung vor sich geht.

Die Navicularefraktur *entsteht* meist auf indirektem Wege durch Sturz aus großer Höhe; daher kommt es zu einer Einkeilung des Taluskopfes in das Kahnbein, wenn durch Überdehnung der plantaren Bänder bei Abplattung des Fußgewölbes der höchste Gewölbeabschnitt maximal beansprucht wird. Auch beim Auftreffen mit plantarflektiertem Fuß beim Sprunge kann ein Kahnbeinbruch auftreten. Der Mechanismus wird von MATTI so gedeutet, daß zunächst die Biegung des Fußes vermehrt wird; reißen dabei die dorsalen Bänder, so erfolgt eine Dorsalluxation zwischen Talus und Naviculare, halten sie dagegen zunächst stand, so wird das Naviculare in seinen plantaren Abschnitten komprimiert. — Die direkten Frakturen (Auffallen von Lasten, Überfahrung) treten zahlenmäßig zurück; FINSTERER stellte unter 22 Kahnbeinbrüchen nur 5 durch direkte Gewalteinwirkung fest.

Die wichtigste *Form* ist die Kompressionsfraktur mit Verschiebung bzw. Stauchung der Fragmente. Ferner werden Querfrakturen und Absprengungen der Tuberositas ossis navicularis beobachtet.

Die *Symptome* machen sich geltend in Schwellung und erheblicher Störung der Gehfähigkeit (Fersengang). Aktive und passive Beweglichkeit ist stark eingeschränkt und schmerzhaft. Über der Gegend des Kahnbeines besteht lokaler Druckschmerz; ferner ist der Fersenschmerz an der Frakturstelle charakteristisch bei Druck von den Zehen her und der Achse des 1.—3. Mittelfußknochens. Bei stärkerer Dislokation sind die Fragmente am Fußrücken zu palpieren.

Für die *Diagnose* bietet die Röntgenuntersuchung eine sichere Aufklärung. Die Aufnahme in dorsoplantarer Projektion muß stets mit der Vergleichsaufnahme des unverletzten Fußes betrachtet werden; ferner ist eine tibiofibulare Aufnahme vorzunehmen. — Differentialdiagnostisch sind Varietäten des Kahnbeines und akzessorische Tarsalknochen auszuschließen. Von letzteren wird am häufigsten beobachtet das *Os tibiale externum,* das wegen seiner Lage dorsomedial der Tuberositas mit Abbrüchen des Knochenteiles verwechselt wird; es kommt oft doppelseitig vor. Das *Os supranaviculare* ist ein dreieckiges, scharf begrenztes Knochenkörperchen und liegt dorsal am Talonaviculargelenk. Es kommt nur auf der seitlichen Röntgenaufnahme zur Darstellung. — Ferner kann zu Verwechslung Anlaß geben das *Os naviculare bipartitum,* das meist doppelseitig vorkommt. Als Ursache dieser Varietät nimmt ZIMMER das Ausbleiben beider Navicularekerne zu einem einheitlichen Knochen an bzw. Abwanderung eines der Kerne. Charakteristisch ist, daß eine Volumenverminderung nicht eintritt, sondern der Knochen lediglich abgedrängt wird. Auch die KÖHLER*sche Krankheit* ist zu erwähnen, deren Ursache auf eine Entwicklungsstörung zurückzuführen ist; sie kommt im Kindesalter vor, häufig doppelseitig und ist charakterisiert durch Verschmälerung, unregelmäßige Konturierung und Strukturverdichtung.

Die *Prognose* ist abhängig von der Formveränderung des Naviculare sowie der durchgeführten Behandlung. Bei Nichterkennung der Fraktur oder fehlerhafter Behandlung ist die Entstehung eines schmerzhaften kontrakten Plattfußes häufige Folge, der eine erhebliche Gehbehinderung mit sich bringt. Ferner können durch sekundäre deformierende Arthrose Beschwerden auftreten.

Für die *Behandlung* gelten analog die in den voranstehenden Abschnitten geschilderten Richtlinien. Bei Frakturen ohne wesentliche Verschiebung wird ein Gipsverband angelegt für die Dauer von etwa 6 Wochen. — Bei Kompressionsbrüchen ist Reposition angezeigt, die möglichst frühzeitig nach dem Unfall durchgeführt wird; je länger man abwartet, desto schwieriger gestaltet sich die Entfaltung der zusammengestauchten Bruchstücke. Für die Wiederaufrichtung bewährt sich der von BÖHLER angegebene Schraubenzugapparat für den Oberarm: Einschlagen eines queren Fersennagels, für Gegenzug zweiter Nagel durch die Basis der Metatarsalia oder rostfreie Drähte an den Zehenkappen, Einhängen der Züge im Schraubenzugapparat, Anziehen der Schraube, bis der Zwischenraum zwischen Taluskopf und Keilbeinen klafft; manuelles Zurückpressen des dorsal verrenkten Naviculare (Abb. 130). Danach erfolgt Anlegung eines Gipsverbandes, der mindestens 8 Wochen belassen wird, mit anschließender heilgymnastischer Nachbehandlung. Vorübergehende Anwendung einer Plattfußeinlage ist empfehlenswert. Bei veralteten Navicularefrakturen kommt operative Entfernung des dislozierten Fragments in Frage, gegebenenfalls Arthrodese des Talonaviculargelenkes.

Frakturen des *Os cuboides* kommen noch seltener zur Beobachtung als die des Naviculare. Bei diesem sind die direkten Brüche häufiger als die indirekten. Auffallen schwerer Gegenstände auf den Fußrücken, Einklemmungen des Fußes führen meist zu Zertrümmerungsfrakturen; es kommen auch Absprengungen am lateralen Rande des Knochens vor. Bei letzteren Fällen ist eine Verwechslung mit dem *Os peroneum* zu vermeiden. Dieses ist das häufigste akzessorische Knöchelchen und sitzt am lateralen Rande des Würfelbeines in der Sehne des Peroneus longus; es kommt auch geteilt vor und ist durch die glatte Kontur gegenüber dem zackigen Verlauf bei einem frakturierten Knochenstückchen zu unterscheiden. Ferner ist das aus persistierendem Kern der Tuberositas ossis metatarsi V hervorgehende *Os vesalianum* zu erwähnen, das in dem Winkel zwischen Cuboid und Metatarsale V liegt.

Die *Symptome* einer Cuboidfraktur bestehen in Schwellung am Fußrücken, besonders dem äußeren Abschnitt. Außer dem lokalen Bruchschmerz ist meist ein intensiver Stoßschmerz in der Achse des IV. und V. Metatarsale auslösbar. Pro- und Supination sind sehr schmerzhaft. Röntgenaufnahmen in zwei Ebenen sind für die Diagnose entscheidend.

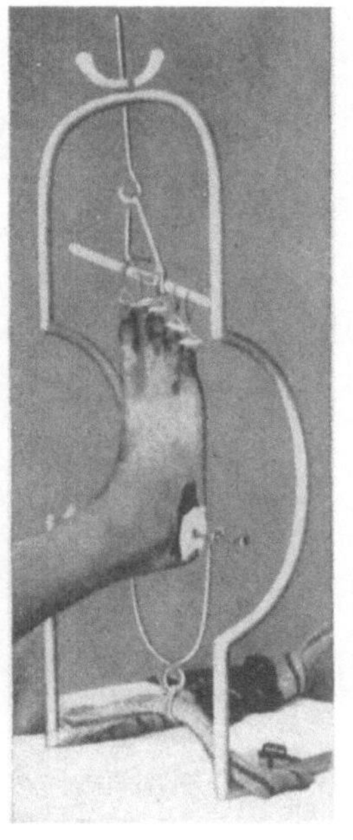

Abb. 130. Reposition der Navicularefraktur im Böhlerschen Oberarmschraubenzugapparat, Calcaneusnagel, Stahldrahtschlingen durch die Zehenkuppen. (Nach Matti.)

Die *Behandlung* besteht in Fixation des Fußes für 4—6 Wochen, oder Extension mit Suspension des Fußes analog dem Vorgehen bei Malleolarfraktur. Reposition kommt nur bei ganz schweren Kompressionsfrakturen in Betracht.

Frakturen der *Ossa cuneiformia* kommen selten isoliert vor, sondern meist als Folge direkter Gewalteinwirkung in Verbindung mit Fraktur des Talus, Naviculare sowie der Basen der Metatarsalknochen. Es besteht meist keine erhebliche Funktionsstörung, dagegen lokaler Druckschmerz und Fußrückenschwellung. Für die Behandlung ist Ruhigstellung für 6 Wochen durchzuführen, auch hier empfiehlt sich das Tragen von Schuheinlagen zur Stütze des Fußgewölbes.

d) Fraktur der Mittelfußknochen.

Die verschiedene Frakturanlage der Mittelfußknochen ergibt sich aus den anatomischen Beziehungen. Der Großzehenstrahl ist kürzer als die übrigen, aber weitaus am stärksten. Vom II.—V. Metatarsale nimmt bei gleichbleibender Länge die Stärke ab. Die hauptsächliche Belastung trägt das Köpfchen des I. Metatarsus, bei den übrigen tritt ein Abfall des Belastungsdruckes vom II. zum V. Metatarsus ein. Die geringste Widerstandsfähigkeit haben der II. und III. Metatarsus, von

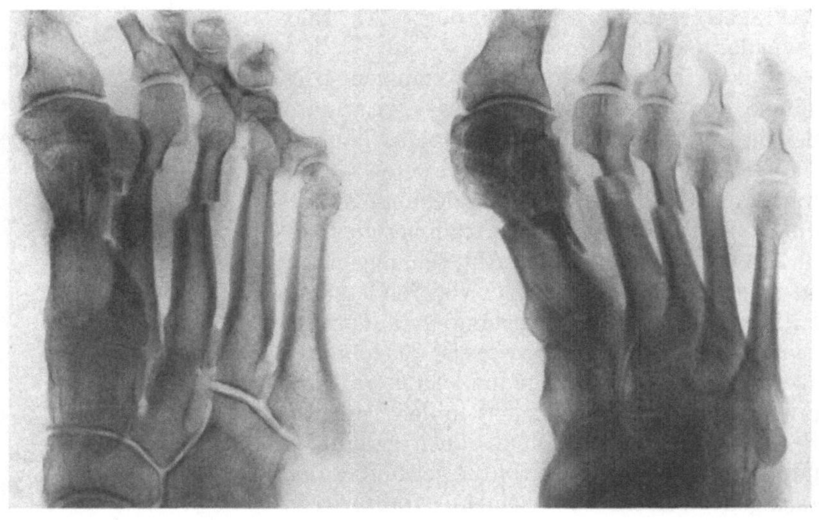

a   b

Abb. 131a u. b. Querfrakturen der I.—III. Mittelfußknochen. (66jähriger Mann, Fall eines Heizkörpers auf den rechten Fuß.)

diesen wieder besonders der II. Dieser ist dünn mit schwachen Diaphysenwandungen und ist fest im Vordertarsus zwischen den Keilbeinen mit starken Bändern verankert. Dadurch ist dieser Knochen nicht anpassungsfähig an übermäßige Belastung gegenüber dem beweglichen I. Metatarsalknochen. Ebenso besteht für den IV. und V. Metatarsus Anpassungsfähigkeit durch ihre Beweglichkeit. Diese ermöglicht ihnen, sich während der Belastung abzuflachen und zu verlängern sowie auch sich über die Stützebene der anderen Metatarsalknochen zu erheben und sich den Unebenheiten der Stützebene anzupassen (BRUNO: ,,Reserveelastizität der Fußsohle'').

Diese Verhältnisse erklären die statistischen Erhebungen, nach denen eine Fraktur am häufigsten den II. Metatarsus befällt, selten ist der III., noch weniger der IV. und V. betroffen, abgesehen von der Tuberositas des V. Metatarsus; am seltensten ist die Fraktur des Großzehenmetatarsale.

Die *Entstehung* ist am häufigsten auf direkte Gewalteinwirkung zurückzuführen (Auffallen von Lasten, Überfahrung, Fußeinklemmung). Je nach der Schwere der Gewalt kommt es zur Fraktur aller oder nur einzelner Mittelfußknochen. Die *Bruchform* gestaltet sich äußerst verschieden; es handelt sich um Quer- oder Schrägbrüche bzw. schwere Zersplitterungsbrüche. — Indirekte Frakturen können entstehen durch Fehltritt, besonders bei Plantarflexion des Fußes bzw. Supinationsablauf und zeigen meist einen schrägen Verlauf des Bruchspaltes.

Eine besondere Bedeutung hat der typische *Abrißbruch an der Tuberositas des V. Mittelfußknochens*, der nach einer Zusammenstellung von P. BODE unter den Verstauchungsbrüchen in 64,9% der Fälle vorkam. Bei den Verletzten handelte es sich in der Hauptsache um Arbeiter, die Holzpantinen mit lederner Zehenkappe trugen, wobei seitliches Abgleiten über den scharfkantigen Rand der dicken Holzsohle eine Fülle von Schäden der Kapsel- und Bandverspannungen mit sich bringt. BODE weist ferner darauf hin, daß die nach langer Arbeit stets eingetretene Abflachung des Fußgewölbes in besonderem Maße eine Seitwärtsverdrängung der Basis des V. Metatarsus hervorruft, und so die Voraussetzung für den Abrißbruch gegeben ist. Dieser erfolgt durch forcierte Einwärtsdrehung und extreme Dehnung der Sehne des M. peroneus brevis, für die der Ansatz an der Tuberositas die Stelle des geringsten Widerstandes ist.

Zu den indirekten Frakturen gehört ferner die schleichende oder *Ermüdungsfraktur*, die am häufigsten am II. und III. Metatarsus, gelegentlich auch am IV. auftritt. Diese Bruchform wurde meist bei Soldaten festgestellt und vor der Röntgenära als sog. „Fußgeschwulst" bezeichnet. Es handelt sich um vollständige oder unvollständige Knick- oder Biegungsbrüche, die durch maximale Belastung besonders bei ungeübten oder ermüdeten Personen als Folge passiver Durchbiegung eintreten („Marschfraktur"). Die Lokalisation ist meist im mittleren Drittel des Mittelfußknochens.

Die *klinischen Erscheinungen* bestehen in teigiger Schwellung des Fußrückens mit Hämatom unter der Haut sowie Belastungsschmerz. Bei Druck in der Längsachse der Metatarsen wird ein Fersenschmerz ausgelöst, ebenso auch bei Zug an der zugehörigen Zehe. Bei Fraktur der Tuberositas des V. Metatarsus ist die Belastungsschonung des äußeren Fußrandes charakteristisch.

Für die *Differentialdiagnose* ist die Erfahrungstatsache zu beachten, daß ausgedehnte Zertrümmerungsfrakturen ohne Weichteilverletzung vorkommen können, und ferner, daß Verletzte bisweilen noch umhergehen können. Besonders die basalen Mittelfußbrüche werden leicht übersehen. Eine Aufklärung schafft die Röntgenaufnahme; wenn diese trotz klinischer Anzeichen zuerst negativ ausfällt, so ist eine Wiederholung angezeigt. In vielen Fällen kann man dann nach einigen Wochen einen durch Resorption entstandenen breiten Bruchspalt erkennen. — Die Fraktur der Tuberositas oss. metatarsi V darf nicht verwechselt werden mit persistierender Wachstumsfuge (WENZEL-GRUBER).

Die *Prognose* ist abhängig von der Zahl der befallenen Knochen und der Schwere der Verletzung, die erhebliche Funktionsstörung hinterlassen kann. Bei den indirekten Formen sind die Heilungsaussichten besser. BÖHLER weist darauf hin, daß auch bei Frakturen ohne Verschiebung lang dauernde Beschwerden und hartnäckige Schwellungen zurückbleiben können infolge von Calluswucherungen; diese werden besonders stark, wenn das Periost durch Massage und fremdtätige Bewegungen ständig gereizt wird.

Für die *Behandlung* von Frakturen ohne Verschiebung werden in den ersten Tagen Ruhigstellung und Umschläge durchgeführt. Danach folgt ein gut angelegter Gipsverband, gegebenenfalls auch Heftpflaster- oder Klebroverband von der Fußwurzel bis zum Zehenansatz. Zur Vorbeugung gegen Kugelcallus und Reizperiostitiden wird empfohlen, die ausreichende Stützung des Fußgewölbes durch eine gut modellierte Gipssohle vorzunehmen; diese reicht vom Tuber calcanei bis 2 cm über die Zehenendglieder hinaus und wird mit seitlichem Randwulst versehen und durch einen Aluminiumblechstreifen verstärkt (MUSSGNUG, MÖHLENBRUCH). Bei dislozierten Fragmenten muß die Formveränderung der gebrochenen Knochen ausgeschaltet werden durch Reposition mit anschließender Extensions- oder Gipsverbandbehandlung. Die Dauer der Fixation ist auf 6—8 Wochen auszudehnen, je nach Alter des Verletzten und Schwere der Verletzung. Die Fraktur des Metatarsale I erfordert fast doppelt solange Heilungsdauer gegenüber den anderen Knochen. — Bei den Abrißbrüchen der Tuberositas wird nach 2wöchiger Ruhigstellung frühzeitig eine gut angepaßte Schuheinlage verordnet, die hierbei ein vorzügliches Schienungsmittel bildet.

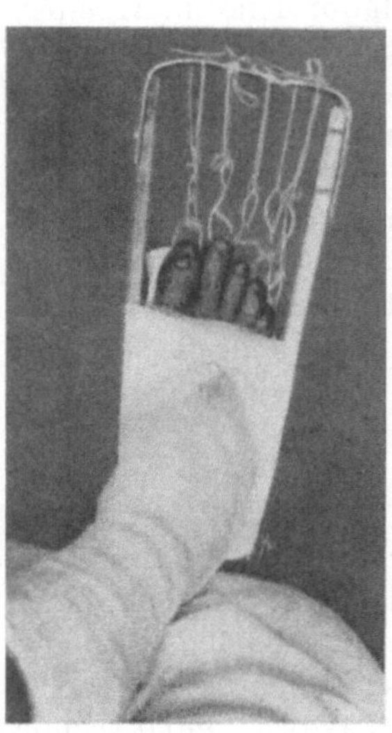

Abb. 132. Extensionsverband für die Behandlung von Frakturen der Metatarsalia und Zehenphalangen. (Nach BÖHLER.)

Bei stärker dislozierten Frakturen, besonders wenn eine Fragmentverschiebung um Knochenbreite besteht, wird die *blutige Reposition* empfohlen (Einstellung mittels Knochenhaken, gegebenenfalls Anlegen einer Drahtschiene). Diese Ergebnisse sind in diesen Fällen nach MÖHLENBRUCH besser als bei manueller Reposition. Sie ist die Methode der Wahl bei komplizierten Frakturen.

e) Fraktur der Zehen.

Die Brüche der Zehenglieder kommen häufig vor; sie entstehen meist direkt durch Auffallen von schweren Gegenständen, Überfahrung usw. Demgemäß handelt es sich oft um offene Frakturen. Es kommen vor Kompressions- und Abscherungsbrüche sowie an den Köpfchen Ablösung einzelner Condylen. Besonders wird die Großzehe entsprechend ihrem größeren Volumen betroffen.

Bei erheblicher Verschiebung der Fragmente können Gehstörungen eintreten, besonders bei Fraktur der Großzehe. Lokale Druckschmerzhaftigkeit und Schmerzen bei Zug an der Zehe sind Anzeichen für die Diagnose, die durch das Röntgenbild gesichert wird.

Bei geringfügiger Dislokation sind die Frakturen ohne besondere praktische Bedeutung. Bei Brüchen des Grundgliedes der Großzehe und stark dislozierten Frakturen wird Reposition vorgenommen sowie Schienenverband oder Extensionsbehandlung. Bei komplizierten Frakturen der II.—V. Zehe ist häufig primäre Exartikulation angezeigt; dagegen muß die Großzehe erhalten werden, um besseres Abwickeln des Fußes zu gewährleisten.

Frakturen der Sesambeine, die am Großzehengrundgelenk stets

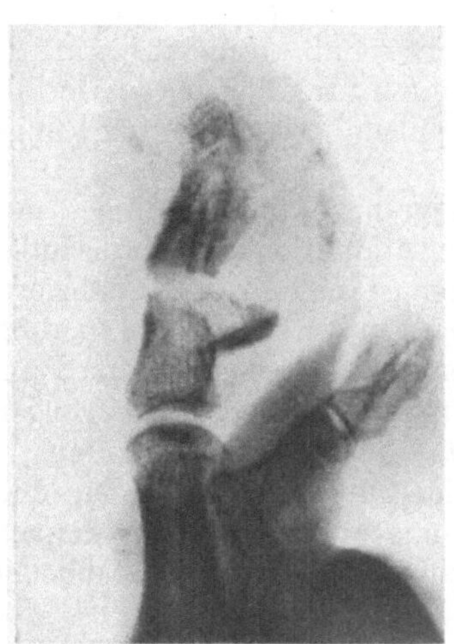
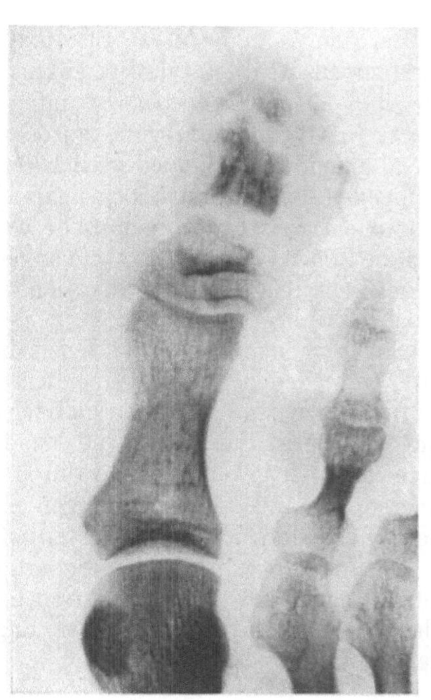

a   b

Abb. 133a u. b. Zertrümmerungsfraktur der Endphalanx der rechten Großzehe.

vorhanden sind, entstehen durch direkte Druckwirkung oder indirekt als Rißfrakturen durch starke Kontraktion des M. flexor hallucis brevis. Die Symptome bestehen in örtlichem Druckschmerz, Schwellung und Schmerzen bei Bewegungen der Großzehe. — Eine sichere Diagnose ist nur durch Röntgenuntersuchung möglich. Dabei ist differentialdiagnostisch die unregelmäßige und zackige Kontur der Frakturfragmente abzugrenzen gegen die häufig vorhandene mehrfache Teilung der Sesambeine, die auch einseitig vorkommt. Letztere wird von W. MÜLLER als Anlage zu Erkrankungen angesehen, die mit Knochennekrose verbunden lokalisierte Schmerzen auslösen können. HOHMANN hebt hervor, daß die Sesambeine durch ihre Lage und Funktion stark der Abnutzung ausgesetzt sind, wobei eine Vermehrung des Belastungsdruckes durch hohen Absatz oder dünne Sohle sehr schädigend hinzukommt.

Die Behandlung der Sesambeinbrüche besteht im Anlegen eines Gehgipsverbandes für 4 Wochen. Bei bleibenden Beschwerden ist die operative Entfernung zu erwägen.

9. Luxationen am Fuß.

a) Luxation der Vorderfußgelenke.

Vollständige Verrenkungen im CHOPARTschen *Gelenk* sind sehr selten. Subluxationen oder Kombinationen mit Frakturen entstehen durch Sturz. Die Reposition gelingt nach BÖHLER gewöhnlich leicht, wenn man den Fuß über einen Holzkeil nach unten und innen abbiegt.

Bei den *Luxationen im* LISFRANCschen *Gelenk,* die ebenfalls selten vorkommen, ist die totale Verrenkung des Metatarsus und die partielle einzelner Mittelfußknochen zu unterscheiden. Die Entstehung ist auf Sturz, Sprung, Überfahrung zurückzuführen. Die Verrenkung kann dorsal-, plantarwärts oder seitlich erfolgen. Bei der *dorsalen Luxation* springen die Metatarsalknochen als querer Wulst am Fußrücken vor, so daß ein Spitzfuß vorgetäuscht wird. Der Fuß erscheint verkürzt, und die Zehen werden durch die angespannten Strecksehnen in Dorsalflexion gehalten. Plantare Luxation wurde nach BORCHARDT nur wenige Male beobachtet.

Seitliche Luxationen, von denen diejenige nach außen häufiger auftritt, entstehen bei gewaltsamer Ab- bzw. Adduktion des Vorderfußes bei fixierter Ferse. Bei Luxation nach außen ist die Fußspitze adduziert, und am inneren Fußrand springt das I. Keilbein stark vor; die Luxation nach innen ist gekennzeichnet durch Vorspringen des Metatarsale I am inneren Fußrand. — Verrenkungen einzelner Mittelfußknochen erfolgen meist nach dorsal; am häufigsten ist das Metatarsale I betroffen.

Die *Reposition* erfolgt bei Fixierung der Fußwurzel durch Zug und entsprechende Ab- oder Adduktionsbewegungen am Vorderfuß, danach wird Gipsverband für 3 Wochen angeschlossen oder bei Gefahr der Reluxation Streckverband.

b) Luxation der Zehengelenke.

Die Luxation der Grundgelenke ist eine seltene Verletzungsform; sie kommt fast ausschließlich an der Großzehe vor und ist dorsal gerichtet. Die Entstehung ist auf extreme Dorsalflexion bei Sprung auf die Zehenspitze zurückzuführen, wobei das Metatarsalköpfchen plantarwärts gedrängt wird und die Kapsel sprengt; dabei wird die Phalanx dorsal verschoben. SONNTAG erwähnt noch für das Zustandekommen Hängenbleiben in Leitersprosse oder Steigbügel, zu kurzes Eintreten in den Steigbügel, Fall unter das Pferd, Fußtritt erteilen.

Die *Symptome* sind sehr ausgeprägt. Die Zehe ist verkürzt, im Grundgelenk überstreckt und im Endgelenk gebeugt. Die Grundphalanx steht vorspringend auf dem Köpfchen des I. Metatarsalknochen.

Die *Reposition* erfolgt unter Vermehrung der Dorsalflexion und Vorschieben der Phalanx nach vorn. Sie kann erschwert sein durch Interposition von Kapsel, Sehnen oder Sesambeinen. — Zur Fixation wird ein Heftpflaster- oder Gipsschienenverband angewendet.

Luxationen der *Interphalangealgelenke* sind ebenfalls selten und kommen fast nur an der Großzehe vor, meist dorsalwärts. Die Reposition erfolgt durch Zug und direkten Druck.

Sachverzeichnis.